毒理学前沿：基础理论

免疫毒理学前沿

庄志雄　黄海燕　主编

科学出版社

北　京

内 容 简 介

　　免疫毒理学是在免疫学和毒理学的基础上发展起来的，是毒理学领域相对较新的分支学科。随着社会发展和工业化加速，越来越多的化合物进入人类的生产和生活环境中，而免疫毒理学在化合物的安全性评估中发挥着越来越重要的作用。本书简要介绍了免疫毒理学的发展历史、免疫毒性的类型及基本机制，总结当前的免疫毒性测试与评价方法及其应用，然后分章节详细介绍了当前广泛关注的几类物质的免疫毒性和其作用机制、毒作用模式，以及针对不同物质的免疫毒性评估策略。

　　本书可作为从事毒理学教学、科研和安全性评价的人员及高等院校研究生和本科生的参考书及培训教材。

图书在版编目（CIP）数据

　免疫毒理学前沿／庄志雄，黄海燕主编.—北京：
科学出版社，2024.5
　（毒理学前沿：基础理论与新技术丛书）
　ISBN 978－7－03－078384－4

　Ⅰ.①免… Ⅱ.①庄… ②黄… Ⅲ.①免疫学－毒理
学 Ⅳ.①R392②R99

　中国国家版本馆 CIP 数据核字（2024）第 074617 号

责任编辑：闵　捷　马晓琳／责任校对：谭宏宇
责任印制：黄晓鸣／封面设计：殷　靓

科学出版社 出版
北京东黄城根北街 16 号
邮政编码：100717
http：//www.sciencep.com

南京展望文化发展有限公司排版
苏州市越洋印刷有限公司印刷
科学出版社发行　各地新华书店经销

*

2024 年 5 月第　一　版　开本：B5（720×1000）
2024 年 5 月第一次印刷　印张：15
字数：257 000
定价：110.00 元
（如有印装质量问题，我社负责调换）

《免疫毒理学前沿》
编委会

前　言

　　免疫毒理学的起源可以追溯到 17 世纪,然而,直到 18 世纪初,研究者才发现免疫系统参与疾病的发病过程。随后有研究证实,各种药物、职业和环境因素以多个层面与免疫系统的各组分相互作用而引发免疫系统乃至机体的其他系统发生结构与功能的改变,造成严重的后果,包括超敏反应、免疫抑制、自身免疫和慢性炎症,甚至形成肿瘤。目前,免疫毒性依然是机制毒理学中一个相对新的领域,同时也是毒理学中最复杂的领域之一,免疫毒性的许多问题都尚待阐明。研究外源性理化因素诱导免疫调节改变及其细胞和分子机制,筛选敏感有效和重复性高的检测方法是毒理学工作者面临的重要任务。21 世纪以来,免疫学和分子生物学取得了巨大进展,免疫毒理学的整体研究水平不断提高,广度和深度在不断加强,呈现出一派生机。因此,及时归纳总结国内外免疫毒理学的先进理论、研究成果与经验,指导毒理学工作者应用与分享这些成果无疑是一件十分有意义的工作。

　　本书共分 9 章,第 1 章对免疫毒理学的历史与发展、免疫系统的组成及功能、外源化学物的免疫毒性及免疫毒性测试与评价进行简要介绍,总结当前的免疫毒性测试与评价方法及其应用;第 2~6 章分别介绍几类不同环境、物质与职业因素包括职业性化学物质、药物、食物和金属的免疫毒性作用和机制、毒作用模式及其引发的疾病等;第 7 章和第 8 章分别对纳米材料与疫苗、佐剂的免疫毒性评估进行简要的讨论;第 9 章介绍毒理基因组学在免疫毒理学中的应用。本书的目的是介绍一个更有效识别危害和基于免疫毒性的风险评估。希望能对我国毒理学的学科发展和促进学术交流起到积极的作用。

本书的编写得到各编委所在单位的大力支持,在此表示感谢,由于编委编写时间所限,且学术水平和写作风格各异,因此,书中如存在不足之处,欢迎广大读者和同仁批评指正。

编　者

2023 年 10 月

目　录

第1章
免疫毒理学概述

1.1 引　言

免疫毒理学是在免疫学和毒理学的基础上发展起来的,是毒理学领域相对较新的分支学科,主要研究外源化学物、物理因素及生物因素对机体免疫系统的危害及其作用机制。免疫毒理学起源于免疫学。1902年,因白喉抗毒素污染导致儿童死亡事件发生后,人们逐渐认识到,与疫苗和其他生物制品相关的一些不良反应是由免疫原性污染物引起的。免疫毒理学研究始于20世纪70年代,1977年,沃斯(Vos)发表了以"与毒理学有关的免疫抑制"为题的综述,首次将外源化学物对免疫系统的影响与毒理学联系在一起。1983年,最早的免疫毒理学专著出现。1984年,国际化学品安全规划署(International Programme on Chemical Safety, IPCS)和欧洲共同体委员会(Commission of the European Communities, CEC)共同组织题为"免疫系统是毒损伤的靶"的研讨会是免疫毒理学发展的重要里程碑,此后免疫毒理学有了迅速的发展。

随着社会发展和工业化加速,越来越多的化学物质进入人类的生产和生活环境中,这些化学物质给人类健康带来了不同程度的安全隐患。研究人员发现,在开展外源化学物毒理学研究的过程中,免疫功能失调的诱发比例越来越高,这可能会导致免疫应答减弱、增加疾病感染或者肿瘤发生概率。研究还发现,某种化学物质可能并没有达到较大的毒性剂量,却对机体的免疫器官或者细胞产生了免疫毒性。除了免疫毒性外,过敏、超敏反应以及自身免疫疾病等,都属于免疫毒理学研究的范畴。免疫系统可能是许多外源化学物毒性敏感的靶器官之一,与免疫系统作用有关的物质种类多种多样,包括生产和生活环境中的化学物质、传染性物质、某些食物和食品添加剂以及治疗性药剂等。外源化学物诱导的免疫毒性有以下两种类型,一种是化学物质对免疫系统的直接毒性,经常造成免疫功能抑制和对感染的抵抗力降低;另一种是机体对化学物质过敏和产生自身免疫反应。

　　免疫系统作为化学毒物攻击的靶标,其毒性反应可使免疫活性改变。外源化学物可直接作用于不同的免疫器官、免疫细胞和免疫分子,影响正常的免疫应答,也可以通过影响神经内分泌系统的调节功能,造成免疫功能紊乱,或者继发于其他靶器官毒性而引起免疫损伤。人类免疫系统是一种极其复杂的体系,由数百种不同的细胞和分子相互协作,以保护机体免受疾病和感染的侵袭。免疫系统由一组细胞、组织和器官组成,它们发送和接收与基本免疫功能相关的信息,并维持免疫系统的稳态。

1.2　免疫系统的组成及其功能

1.2.1　免疫器官

免疫器官包括中枢免疫器官和外周免疫器官。

1.2.1.1　中枢免疫器官

中枢免疫器官或称初级淋巴器官,是免疫细胞发生、分化、发育和成熟的场所。哺乳动物的中枢免疫器官包括骨髓和胸腺。

　　(1)骨髓:是各类血细胞(包括免疫细胞)的发源地,也是人类和其他哺乳动物 B 细胞发育成熟的场所。

　　1)骨髓的结构:骨髓位于骨髓腔内,分为红骨髓和黄骨髓。

　　红骨髓具有活跃的造血功能,由造血组织和血窦构成。造血组织主要由造血细胞和基质细胞组成。基质细胞包括网状细胞、成纤维细胞、血窦内皮细胞、巨噬细胞等。由基质细胞体分泌的多种造血生长因子[白细胞介素-3(interleukin-3)、白细胞介素-4(interleukin-4)、白细胞介素-6(interleukin-6)、白细胞介素-7(interleukin-7)、干细胞因子(stem cell factor, SCF)、粒细胞-巨噬细胞集落刺激因子(granulocyte-macrophage colony stimulating factor, GM-CSF)等]与细胞外基质共同构成了造血细胞赖以生存、生长发育和成熟的环境,称为造血诱导微环境。黄骨髓主要由脂肪组织构成,即骨髓的基质细胞大量变为脂肪细胞,仅有少量幼稚细胞团,其造血功能微弱。成年人的黄骨髓能产生红细胞、粒细胞、血小板及部分淋巴细胞。

　　骨髓中的造血干细胞(hematopoietic stem cell, HSC)是具有高度自我更新能力和多向分化潜能的造血前体细胞,体内血细胞均由其分化而来。血细胞在骨髓中生长、分裂及分化的过程称为造血。人体内的造血功能首次出现于2~3周胚龄卵黄囊,在胚胎早期(第2~3个月)HSC从卵黄囊迁移至肝,继而入脾,肝脏和脾脏成为胚胎第3~7个月的主要造血器官。随后,HSC又迁移至骨髓,使骨髓成为胚胎末期直到出生后的造血器官。HSC在造血组织中所占比例极低,形态学上难以与其他单个核细胞相区别,人HSC的主要表面标志为CD34和CD117,不表达各种成熟血细胞谱系相关的表面标志。

2)骨髓的功能:① 各类血细胞和免疫细胞发生的场所,骨髓多能造血干细胞在骨髓微环境中首先分化为髓样祖细胞和淋巴样祖细胞,前者进一步分化成熟为粒细胞、单核细胞、树突状细胞、红细胞和血小板;后者则发育为各种淋巴细胞(T细胞、B细胞、自然杀伤细胞)的前体细胞。② B细胞分化成熟的场所,骨髓产生的各种淋巴细胞的祖细胞及前体细胞,一部分进入胸腺,发育为成熟T细胞;另一部分在骨髓内继续分化为成熟B细胞或自然杀伤细胞。成熟B细胞和自然杀伤细胞最后迁移并定居于外周免疫器官。③ 体液免疫应答发生的场所,骨髓是发生再次体液免疫应答的主要部位。记忆性B细胞在外周免疫器官受抗原刺激后被活化,随后可经淋巴液和血液返回骨髓,在骨髓中分化成熟为浆细胞,产生大量抗体(主要为IgG),并将抗体释放至血液循环。在脾脏和淋巴结发生的再次免疫应答,其抗体产生速度快,但持续时间相对较短;而在骨髓所发生的再次免疫应答,则持久地产生大量抗体,成为血清抗体的主要来源。因此,从这点意义上说,骨髓既是中枢免疫器官,又是外周免疫器官。

由于骨髓是人体极为重要的造血器官和免疫器官,骨髓功能缺陷时,不但会严重损害机体的造血功能,而且将导致严重的细胞免疫和体液免疫功能缺陷。

(2)胸腺:是T细胞分化、发育、成熟的场所。胸腺于胚胎第20周发育成熟,是发生最早的免疫器官。胸腺青春期后开始萎缩,逐渐由脂肪组织所代替,它在机体免疫功能的建立上占有重要地位。骨髓内有部分淋巴细胞迁移到胸腺内,在胸腺素的影响下,增殖分化成为具有免疫功能的T细胞,再经血流输送到淋巴结和脾等周围免疫器官发挥免疫功能。若新生期切除胸腺或胸腺生长肿瘤,可导致细胞免疫功能显著下降,常因感染而死亡。

1)胸腺的结构:胸腺分左右两叶,表面覆盖有一层结缔组织被膜,被膜深入实质将实质分割成若干小叶。胸腺小叶的外层为皮质,内层为髓质。胸腺皮质区分为浅皮质区和深皮质区。皮质区内85%~90%的细胞为未成熟的T细胞。髓质区内有大量的胸腺上皮细胞和稀疏分散的较成熟的胸腺细胞、单核巨噬细胞和树突状细胞。

2)胸腺的功能:① T细胞分化成熟的场所,在独特的胸腺微环境作用下,经过复杂的选择性发育(阳性选择和阴性选择)过程,90%以上的胸腺细胞死亡,而只有少部分胸腺细胞最终分化发育成为成熟的功能性 CD4$^+$ T 细胞或 CD8$^+$T 细胞,并获得自身免疫耐受和主要组织相容性复合体(major histocompatibility complex, MHC)限制性抗原识别能力。发育成熟的初始 T 细胞进入血循环,定位于外周淋巴器官。若胸腺发育不全或缺失,则可导致 T 细胞缺乏和细胞免疫功能缺陷,缺乏 T 细胞,极易反复发生病毒性和真菌性感染,甚至死亡。② 免疫调节,胸腺基质细胞所产生的多种细胞因子和胸腺肽类分子,不仅能促进胸腺细胞的分化发育,对外周免疫器官和免疫细胞也具有调节作用。③ 自身耐受的建立和维持,胸腺基质细胞表面表达的自身抗原肽-MHC 引发阴性选择,启动细胞程序性死亡,导致自身反应性 T 细胞克隆消除,形成自身耐受。若胸腺基质细胞缺陷,阴性选择机制则易发生障碍,出生后的婴幼儿易患自身免疫病。

1.2.1.2　外周免疫器官

外周免疫器官主要包括脾脏、淋巴结和黏膜相关淋巴组织,外周免疫器官是成熟 T、B 细胞等免疫细胞定居的场所,也是产生免疫应答的部位。

(1)脾脏:是胚胎时期的造血器官,骨髓造血后演变成人体最大的外周免疫器官,结构上不与淋巴管相连。

1)脾脏结构:有外部和内部之分。外部包括结缔组织被膜和小梁。结缔组织被膜向内伸展形成小梁,而小梁反复分支,形成纤维网状结构。脾脏内部为脾实质,由白髓和红髓构成,白髓为淋巴组织,红髓为白髓边缘区外侧扩大区域,充满血液。

白髓包括动脉周围淋巴鞘(T 细胞区、胸腺依赖区),脾小结(B 细胞区、非胸腺依赖区),边缘区(中央动脉在此膨大为边缘窦,边缘窦为淋巴细胞由血液进入淋巴组织的重要通道)。红髓分为脾索和脾血窦。脾索呈索条状,含 B 细胞、浆细胞、巨噬细胞和树突状细胞。脾血窦中充满血液,汇入小梁静脉,再汇入脾静脉。

2)脾脏功能:脾脏中有较多的淋巴细胞,能够清除血液中病原微生物,一般能够通过吞噬作用完成机体的非特异性免疫,也能够通过细胞免疫和体液免疫发挥特异性免疫功能,起到保护机体的免疫作用。因此,当人体的脾脏出现异常情况时,人体的免疫系统就会受到影响。

脾脏不仅具有免疫功能,也有储血功能、造血功能,能够为机体储存血液,当机体处于失血状态时,可以将血液输送至血液循环中增加血容量,供机体使用。

（2）淋巴结：是人体重要的免疫器官，是一种遍布全身的淋巴组织，主要集中在人体颈部、腋下和腹股沟。

1）淋巴结的结构：淋巴结分为皮质区和髓质区，皮质区又分为浅皮质区和深皮质区（副皮质区）。浅皮质区为 B 细胞居留区域，为非胸腺依赖区，此区存在淋巴滤泡，淋巴滤泡分为初级淋巴滤泡和次级淋巴滤泡，初级淋巴滤泡由大量初始 B 细胞聚集而成，也称淋巴小结，次级淋巴滤泡由 B 淋巴母细胞受抗原刺激后大量增殖分化产生，又称生发中心（germinal center, GC）。深皮质区（副皮质区）位于浅皮质区与髓质区之间，为 T 细胞定居场所，为胸腺依赖区。髓质区分为髓索和髓窦。髓索为致密聚集的淋巴细胞，主要为 B 细胞和浆细胞，也含部分 T 细胞和巨噬细胞。髓窦富含巨噬细胞，有较强的捕捉和清除病原体的能力。

2）淋巴结功能：淋巴结是淋巴液的有效滤器，通过淋巴窦内吞噬细胞的吞噬作用以及体液抗体等免疫分子的作用，可以杀伤病原微生物、清除异物，从而起到净化淋巴液，防止病原体扩散的作用。

（3）黏膜相关淋巴组织：亦称黏膜免疫系统，主要是指胃肠道、呼吸道及泌尿生殖道，黏膜固有层和上皮细胞下散在的淋巴组织，以及带有生发中心的淋巴组织，如扁桃体、小肠派尔集合淋巴结及阑尾等，是发生黏膜局部免疫应答的主要部位，可产生分泌型 IgA。黏膜是病原体等抗原性异物入侵机体的主要部位，黏膜相关淋巴组织构成了人体重要的防御屏障。

1.2.2　免疫细胞

免疫细胞是指参与免疫应答或与免疫应答相关的细胞，包括淋巴细胞、树突状细胞、单核巨噬细胞、粒细胞、肥大细胞等。免疫细胞可以分为多种，人体中免疫细胞担任着重要的角色。

免疫细胞（immunocyte）俗称白细胞，包括淋巴细胞和各种吞噬细胞等，也特指能识别抗原、产生特异性免疫应答的淋巴细胞等。淋巴细胞是免疫系统的基本成分，在体内分布很广泛，主要是 T 细胞、B 细胞。这两种细胞受抗原刺激可被活化，分裂增殖，发生特异性免疫应答。除 T 细胞和 B 细胞外，淋巴细胞还有 K 细胞和 NK 细胞等。T 细胞是一个多功能的细胞群。除淋巴细胞外，参与免疫应答的细胞还有浆细胞、粒细胞、肥大细胞、抗原提呈细胞及单核吞噬细胞系统的细胞。

1.2.2.1　T 细胞

T 淋巴细胞（lymphocyte T）简称 T 细胞，是来源于骨髓的多能干细胞（胚胎期则来源于卵黄囊和肝）。目前认为，在人体胚胎期和初生期，骨髓中的一部分多能干细胞或前 T 细胞迁移到胸腺内，在胸腺激素的诱导下分化成熟，成为具有免疫活性的 T 细胞。成熟的 T 细胞经血流分布至外周免疫器官的胸腺依赖区定居，并可经淋巴管、外周血和组织液等进行再循环，发挥细胞免疫及免疫调节等功能。T 细胞的再循环有利于广泛接触进入体内的抗原物质，加强免疫应答，可较长期保持免疫记忆。T 细胞的细胞膜上有许多不同的标志，主要是表面抗原和表面受体。这些表面标志都是结合在细胞膜上的巨蛋白分子。T 细胞是淋巴细胞的主要组分，它具有多种生物学功能，如直接杀伤靶细胞、辅助或抑制 B 细胞产生抗体、对特异性抗原和促有丝分裂原的应答反应及产生细胞因子等，是身体中抵御感染、肿瘤形成的"英勇斗士"。T 细胞产生的免疫应答是细胞免疫，细胞免疫的效应形式主要有两种：一种是与靶细胞特异性结合，破坏靶细胞膜，直接杀伤靶细胞；另一种是释放淋巴因子，最终使免疫效应扩大和增强。

1.2.2.2　B 细胞

B 淋巴细胞（lymphocyte B）简称 B 细胞，是由骨髓中的淋巴干细胞分化而来。与 T 细胞相比，它的体积略大。这种淋巴细胞受抗原刺激后，会增殖分化出大量浆细胞。浆细胞可合成和分泌抗体并在血液中循环。哺乳类动物的 B 细胞是在类囊结构的骨髓等组织中发育的，又称骨髓依赖淋巴细胞。从骨髓来的干细胞或前 B 细胞，在迁入法氏囊或类囊器官后，逐步分化为有免疫潜能的 B 细胞。成熟的 B 细胞经外周血迁出，进入脾脏、淋巴结，主要分布于脾小结、脾索及淋巴小结、淋巴索及消化道黏膜下的淋巴小结中，受抗原刺激后，分化增殖为浆细胞，合成抗体，发挥体液免疫功能。B 细胞在骨髓和集合淋巴结中的数量较 T 细胞多，在血液和淋巴结中的数量比 T 细胞少，在胸导管中则更少，仅少数参加再循环。B 细胞的细胞膜上有许多不同的标志，主要是表面抗原及表面受体。这些表面标志都是结合在细胞膜上的巨蛋白分子。B 细胞在体内存活的时间较短，仅数天至数周，但其记忆细胞在体内可长期存在。

1.2.2.3　K 细胞

K 细胞又称抗体依赖淋巴细胞，直接从骨髓的多能干细胞衍化而来，表面无抗原标志，但有抗体 IgG 的受体。其发挥杀伤靶细胞的功能时必须有靶细胞的相应抗体存在。靶细胞表面抗原与相应抗体结合后，再结合到 K 细胞的相应受体上，从而触发 K 细胞的杀伤作用。凡结合有 IgG 抗体的靶细胞，均有被 K 细胞杀伤的可能性。因此,也可以说 K 细胞本身的杀伤作用是非特异性的,其对靶细胞的识别完全依赖于特异性抗体的识别作用。K 细胞数量占人外周血中淋巴细胞总数的 5%~10%,但杀伤效应却很高。当体内仅有微量特异性抗体,这些抗体虽可与抗原结合但不足以激活补体系统破坏靶细胞时,K 细胞即可发挥杀伤作用。K 细胞在腹腔渗出液、脾脏中较多,淋巴结中较少,胸导管淋巴液中没有 K 细胞,表明 K 细胞不参加淋巴细胞的再循环。但 K 细胞的杀伤作用在肿瘤免疫、抗病毒免疫、抗寄生虫免疫、移植排斥反应及一些自身免疫病中均有重要作用,产生的免疫应答有免疫防护及免疫病理两种类型。如靶细胞过大(寄生虫或实体瘤),吞噬细胞不能发挥作用或靶细胞表面被抗体覆盖,T 细胞不能接近时,K 细胞仍能发挥作用。肾移植中的排斥反应,机体自身免疫病的受累器官或组织的破坏,都可能与 K 细胞有关。

1.2.2.4　NK 细胞

自然杀伤细胞(natural killer cell)又称 NK 细胞,是与 T 细胞、B 细胞并列的第三类淋巴细胞。NK 细胞数量较少,在外周血中约占淋巴细胞总数的 15%,在脾脏内占淋巴细胞总数的 3%~4%,也可出现在肺脏、肝脏和肠黏膜,但在胸腺、淋巴结和胸导管中罕见。

NK 细胞较大,含有胞质颗粒,故称大颗粒淋巴细胞。NK 细胞可非特异性杀伤靶细胞,这种自然杀伤活性既不需要预先由抗原致敏,也不需要抗体参与,且无 MHC 限制。NK 细胞杀伤的靶细胞主要是肿瘤细胞、病毒感染细胞、较大的病原体(如真菌和寄生虫)、同种异体移植的器官和组织等。

NK 细胞表面受体可以识别被病毒感染的在细胞表面表达的多糖分子。NK 细胞的杀伤效应由其活化后释放出的毒性分子介导,如穿孔素、颗粒酶和肿瘤坏死因子($TNF-\alpha$)等。

1.2.2.5　肥大细胞

碱性细胞在结缔组织和黏膜上皮内时,称肥大细胞,其结构和功能与嗜碱性粒细胞相似。

(1)结构:细胞核小,呈圆形或椭圆形,染色浅,位于细胞中央。细胞常成堆或单个分布于血管附近。细胞呈圆形或卵圆形,细胞质中充满大小一致、可染成蓝紫色的颗粒,这些颗粒均匀分布在核周围。

(2)功能:分泌多种细胞因子,参与免疫调节(T 细胞、B 细胞、抗原提呈细胞活化)。表达 MHC 分子、B7 分子,具有抗原提呈细胞的功能;可表达大量的 IgE Fc 受体,释放过敏介质,具有弱吞噬功能。

1.2.2.6　单核吞噬细胞系统

单核吞噬细胞系统(mononuclear phygocyte system)亦称单核巨噬细胞系统,是体内具有强烈吞噬及防御功能的细胞系统,包括分散在全身各器官组织中的巨噬细胞、单核细胞及幼稚单核细胞。共同起源于造血干细胞,在骨髓中分化发育,经幼单核细胞发育成为单核细胞,在血液内停留 12~102 h 后,循血流进入结缔组织和其他器官,转变成巨噬细胞。

1.2.3　免疫分子

免疫分子指的是由一些免疫活性细胞或相关细胞分泌的参与机体免疫反应或免疫调节的蛋白质及多肽物质。免疫分子通常指免疫球蛋白、补体、细胞因子、黏附分子等。

1.2.3.1　免疫球蛋白

免疫球蛋白(immunoglobulin, Ig)是具有抗体活性或化学结构与抗体相似的球蛋白。免疫球蛋白可分为分泌型免疫球蛋白(secretory immunoglobulin, sIg)及膜免疫球蛋白(membrane immunoglobulin, mIg)。前者主要存在于体液中,具有抗体的各种功能,后者作为抗原受体表达于 B 细胞表面,称为膜表面免疫球蛋白。抗原刺激 B 细胞增殖分化为浆细胞,浆细胞产生的球蛋白可以与该抗原发生特异性结合。所有的抗体均是免疫球蛋白,但并非所有免疫球蛋白都是抗体。免疫球蛋白又分为五类,分别称为 IgG、IgM、IgA、IgD、IgE。免疫球蛋白的主要生物学功能包括与抗原特异性结合、激活补体、结合细胞表面的 Fc 受体、参与免疫应答的调节等。每种免疫球蛋白对相应的抗原有特异性的结合作用,使抗原(病原体)凝集、沉淀或溶解,从而消灭它们。

1.2.3.2　补体

补体是存在于人和脊椎动物正常新鲜血清及组织液中的一组具有酶样活性的球蛋白。补体对机体的作用是多方面的,既可参与机体的防御效应和自身稳定,亦可引起免疫损伤。

补体多为糖蛋白,且多属于 β 球蛋白;正常血清中含量最高的补体成分为 C3、C4;加热、机械振荡、酸碱、乙醇等均可使其失活;加热 56℃ 30 min 可使血清中绝大部分补体组分失活。补体的生物学作用是多方面的,它不但参与非特异性免疫防御作用,而且也参与特异性免疫反应。

补体的功能主要集中在两个方面:① 补体在细胞表面激活,形成膜攻击复合体,引起细胞溶解,介导抗感染作用。② 补体激活过程中产生的活性片段致炎作用。另外,补体在免疫复合物的清除、免疫应答的调节和激肽系统的释放等方面也发挥重要作用。

1.2.3.3　细胞因子

细胞因子是免疫细胞分泌的一大类具有生物活性的多肽或小分子蛋白质。它是不同于免疫球蛋白和补体分子的另一类分泌型免疫分子。细胞因子可分为白细胞介素(interleukin, IL)、干扰素、生长因子、趋化因子、肿瘤坏死因子、集落刺激因子等;细胞因子主要以旁分泌和自分泌方式发挥作用,某些细胞因子也可以内分泌方式发挥作用。细胞因子具有调节自然免疫和适应性免疫、血细胞生成、细胞生长及损伤组织修复等多种功能。细胞因子都是通过与靶细胞表面高亲和力的特异性受体结合后才能发挥其生物学效应,细胞因子受体主要分为免疫球蛋白基因超家族、Ⅰ型细胞因子受体家族、Ⅱ型细胞因子受体家族、Ⅲ型细胞因子受体家族、趋化性细胞因子受体家族五个家族。表 1.1 列出细胞因子及其来源、受体和生理活性,研究表明,这些细胞因子或生长因子及其受体都具有免疫调节作用,并已知其基因序列,可通过分子生物学技术进行细胞因子及其受体 mRNA 的检测。

表 1.1　细胞因子及其来源、受体和生理活性

细胞因子	来源	受体	生理活性
IL-1α、IL-1β	单核细胞 B 细胞 成纤维细胞 内皮细胞	IL-1R Ⅰ型 IL-1R Ⅱ型	T 细胞活化和增殖反应 介导前炎症反应 诱导发热和急性时相反应蛋白合成 诱导 IL-8 和肿瘤坏死因子合成
IL-2	T 细胞	IL-2R α、IL-2R β、IL-2R γ	促进初级 T 细胞生长因子合成 B 细胞、NK 细胞生长因子合成
IL-3	T 细胞 骨髓基质细胞	IL-3R α、IL-3R β	刺激多能干细胞、肥大细胞、粒细胞、单核巨噬细胞、嗜酸性粒细胞、巨核细胞的增殖和分化
IL-4	T 细胞	IL-4R α	活化的 T 细胞和 B 细胞增殖 B 细胞分化和重链类型转换、抑制某些巨噬细胞功能

续 表

细胞因子	来 源	受 体	生 理 活 性
IL-5	T细胞	IL-5R α	嗜酸性粒细胞和B细胞增殖和分化 B细胞重链类型转换
IL-6	巨噬细胞 激活的T细胞 B细胞 成纤维细胞 角质细胞	IL-6R	B细胞分化 诱导急性时相反应蛋白合成 介导前炎症反应 T细胞增殖
IL-7	骨髓基质细胞	IL-7R	前T细胞、前B细胞和初级B细胞增殖
IL-8	巨噬细胞 成纤维细胞 血小板 角质细胞	IL-8R α、IL-8R β	单核细胞、中性粒细胞、嗜碱性粒细胞活化和趋化作用 介导前炎症反应
IL-9	T细胞	IL-9R	T细胞生长因子,促进肥大细胞活性 刺激早期红细胞祖细胞生长
IL-10	T细胞 巨噬细胞 B细胞	IL-10R	抑制巨噬细胞溶细胞活性 细胞因子合成的一般抑制剂 抑制巨噬细胞激活T细胞 促进活化的B细胞增殖、肥大细胞生长 提高 CD8$^+$ T细胞溶细胞活性、抗炎症活动
IL-11	成纤维细胞 骨髓基质细胞	IL-11R	巨核细胞生长因子,促进抗原提呈细胞反应 刺激血小板、中性粒细胞和红细胞诱导急性时相反应蛋白
IL-12	巨噬细胞 B细胞	IL-12R β1、 IL-12R β2	NK细胞增殖和溶细胞作用 细胞毒性T细胞的激活、溶细胞作用、刺激产生干扰素(IFN-γ)、活化的T细胞增殖作用
IL-13	T细胞	IL-13R α1、 IL-13R α2	刺激抗原提呈细胞表达 MHC-Ⅱ类分子、促进抗原提呈细胞的抗原处理、促进B细胞分化和重链类型转换、抗炎症(抑制前炎症细胞因子合成)、抑制抗体依赖细胞的细胞毒性
IL-14	T细胞 某些增殖恶性 B细胞		B细胞增殖 抑制免疫球蛋白分泌、某些B细胞亚群选择性扩增
IL-15	活化的单核细胞 巨噬细胞 各种非淋巴细胞	IL-15R	激活 NK细胞 IL-15与 IL-2 受体结合后作用于被激活的T细胞

续　表

细胞因子	来　源	受　体	生　理　活　性
IL-16	T 细胞		介导特异性蛋白-蛋白相互作用
TNF-α/β 和淋巴毒素	巨噬细胞 淋巴细胞 肥大细胞	TNF-R Ⅰ型、 TNF-R Ⅱ型	诱导炎症细胞因子合成 增加血管渗透性 激活巨噬细胞和中性粒细胞 肿瘤坏死作用(直接作用) 败血性休克的初级介导剂、干扰脂代谢 诱导急性时相反应蛋白合成 促进单核细胞/巨噬细胞趋化性
IFN-α/β	白细胞 上皮细胞 成纤维细胞		诱导 MHC-Ⅰ类分子合成 抗病毒作用 刺激 NK 细胞
IFN-γ	T 细胞 NK 细胞 上皮细胞 成纤维细胞	INF-γ R α	诱导 MHC-Ⅰ类分子和 MHC-Ⅱ类分子合成 激活巨噬细胞(抗原提呈细胞和溶细胞性 T 细胞) 促进细胞毒性 T 细胞识别病毒感染细胞
TGF-β	巨核细胞 软骨细胞 巨噬细胞	TGF-β1 R Ⅱ型、TGF-β1 R Ⅲ型	促进伤口愈合、血管形成、成纤维细胞增殖 细胞外基质沉积,抑制 T 细胞、B 细胞增殖 抑制巨噬细胞中细胞因子合成、抑制抗体分泌 IgA 重链类型转换初级诱导剂
GM-CSF	T 细胞 巨噬细胞 内皮细胞 成纤维细胞	GM-CSF-R α、 GM-CSF-R β	刺激单核细胞和粒细胞生长和分化
M-CSF	巨噬细胞 成纤维细胞	M-CSF-R	刺激多能干细胞和单核巨噬细胞成熟
MIF	T 细胞		抑制巨噬细胞迁移
EPO	内皮细胞 成纤维细胞		刺激红细胞祖细胞成熟
C-Kit 配体	骨髓基质细胞		刺激干细胞成熟

注：IL,白细胞介素；TNF,肿瘤坏死因子；IFN,干扰素；GM-CSF,粒细胞-巨噬细胞集落刺激因子；M-CSF,巨噬细胞集落刺激因子；MIF,巨噬细胞抑制因子；EPO,促红细胞生成素；MHC,主要组织相容性复合体。

1.2.3.4　黏附分子

黏附分子是指由细胞产生、介导细胞与细胞间或细胞与外基质间相互接触和结合的一类分子。黏附分子大多为糖蛋白,少数为糖脂,分布于细胞表面或细胞外基质中。黏附分子以受体-配体相对应结合的形式发挥作用,导致细胞与细胞、细胞与外基质间的黏附,参与细胞信号的转导与细胞活化、细胞的增殖与分化、细胞的伸展与移动、炎症发生、血栓形成、肿瘤转移、创伤愈合等一系列重要生理和病理过程。黏附分子根据其结构特点可分为整合素家族、选择素家族、免疫球蛋白超家族、钙黏蛋白家族,此外还有一些尚未归类的黏附分子。

1.3 外源化学物的免疫毒性

1.3.1 免疫毒性化学物质

与人类免疫毒性有关的外源化学物很多,皮肤化学物质暴露引发过敏症状很常见,在职业环境中遇到的许多化学物质均能够引发皮肤接触性细胞介导超敏反应,常见的症状表现为皮疹、瘙痒、脱屑、皮肤潮红和水疱。常见皮肤接触敏感性化学物质及其种类见表 1.2。

表 1.2 常见皮肤接触敏感性化学物质及其种类

种 类	常见皮肤接触敏感性化学物质		
药物	苯佐卡因	硫柳汞	新霉素
金属类	铍	镉	
	金	汞	镍
	银	锆	
树脂类	丙烯酸树脂	环氧树脂	甲醛树脂
	苯酚树脂		
其他工业化学物质	乙烯二胺	对苯二胺和其他染料	抗氧化剂
	氯代烃类	二硝基氯苯	硫醇

呼吸道也是化学物质暴露引发过敏症状的常见部位,吸入吸入性过敏原可以引起即发型反应(immediate-type reaction),这是一种快速出现和快速消退的早期反应;或是迟发型反应(delayed-type reaction),有时也称为晚期反应,在接触 6~8 h 后发生并需要 12~24 h 恢复;两种反应都是由 IgE 介导的。常见引

发呼吸道过敏反应的物质及其种类见表 1.3。职业性哮喘（occupational asthma）是一种有别于典型呼吸过敏的特殊类型的吸气紊乱，通常需要较长的致敏期，而且症状类似于早期反应、晚期反应或者与两者都相似，部分表现，但不是全部，与 IgE 有关。事实上，免疫系统在职业性哮喘中的作用不同于由高分子或低分子复合物和刺激物引发的哮喘。

表 1.3　常见引发呼吸道过敏反应的物质及其种类

种　类	常见引发呼吸道过敏反应的物质		
花粉	各种花粉		
霉菌	单孢枝霉属	曲霉属	枝孢菌
	青霉菌	根霉属	
粉尘和小颗粒物	咖啡	酶类	面粉
	螨类	锯屑	宠物皮（毛）屑
	蟑螂蛋白质		

大量的体外试验和动物试验研究提示，职业性和环境化学物质的暴露可导致潜在的免疫抑制作用，而临床上来源于工作场所或环境暴露引起免疫抑制的直接证据却十分有限。但是，有许多很好的例子表明化学物质暴露可以引发或加剧自身免疫，它们大多数是药物，如普鲁卡因胺，80% 的长期使用患者会导致自身免疫抗体水平的增高。常见自身免疫病相关的物质及其种类见表 1.4。这些药物中很多可引起类似于系统性红斑狼疮的体征和症状，其他的则可引起肾脏、肝脏、甲状腺和其他器官的自身免疫病，以及硬皮病或自身免疫性贫血。此外，多种环境污染物，虽然它们与自身免疫病的关系还没有得到充分证实，但有关证据表明它们可能导致自身免疫病或使其恶化。

表 1.4　常见自身免疫病相关的物质及其种类

种　类	常见自身免疫病相关的物质		
药物	阿昔洛韦	别嘌醇	阿普洛尔
	胺碘酮	氨苄西林	博来霉素
	替利定	头孢霉素	氯丙嗪
	氯噻酮	氨苯砜	苯妥英钠
	乙琥胺	非诺洛芬	碘酒

种 类	常见自身免疫病相关的物质		
环境和职业化学物质	异烟肼	锂盐	洛伐他汀
	甲芬那酸(扑湿痛)	甲基多巴	米诺环素(二甲胺四环素)
	呋喃妥因	青霉胺	保泰松
	丙硫氧嘧啶	奎尼丁	磺胺类药
	芳香胺类	镉	四氯乙烯
	五氯苯酚	铬	三氯乙烯
	多氯联苯	汞	肼
	多溴联苯	金	甲醛
	氯丹(八氯化茚)	铊	氯吡硫磷
	百草枯	石英(硅)	
食品中化学物质或添加剂	酒石酸	掺假的菜籽油	
氨基酸	L-色氨酸	L-刀豆氨酸	

1.3.2 复合化学物质过敏症

复合化学物质过敏症(multiple-chemical sensitivity)是指接触环境中多种类型化学物质后个体表现的一种主观性疾病,这种状态也称为环境性疾病、全过敏综合征、化学物质诱导性免疫失调、化学物质超敏反应综合征,最近又命名为特发性环境不耐受(idiopathic environmental intolerance)。这种现象的症状学研究还不明确,其物理诊断和实验室检查都很正常,主诉症状包括疲劳、头痛、恶心、烦躁以及注意力和记忆力减退,大多见于成年人,特别是女性。虽然这些症状可以归因于食物、药物或电磁场,但诱因通常是气味。尽管过敏症被认为是起因于单一的初始暴露,或者单一的外源化学物暴露,但它是进展性的且最终涉及多种物质,因此称为复合化学物质过敏症。诊断的主要依据是既往史——患者表现为对环境中多种物质的不耐受,即通常对多数人来说能产生耐受的暴露水平就能诱发患者出现症状,且症状在脱离这些物质接触后可以改善。

针对该过敏症的检测方法,包括刺激-脱敏试验和一组免疫学检测。在刺激-脱敏试验中,检测舌下、皮内或皮下途径给予低剂量各种物质时受试对象的反应,试验所用的受试物并不一定是那些可引起疾病的化学物质,而且受试物的组合因人而异。给予受试物后,记录受试对象在接下来 10 min 内出现的任何症状,但该试验中出现的症状没有统一标准,如果没有出现症状,则相应地增加剂量直至获得阳性反应。如此依次降低或增加剂量直至症状消除,这就是患者随后给予治疗的推荐"脱敏"剂量。免疫学检测通常包括血清免疫球蛋白、补体成分、淋巴细胞数、自身抗体和免疫复合物的定量分析。

复合化学物质过敏症本质是否为疾病尚存在争议,主流医学机构并不认为它是已确定的疾病,其理由是:① 没有客观的体征或症状,没有特征性的临床试验观察现象。② 没有明确的诊断标准,上文所述的刺激-脱敏试验并没有生理学基础,而且免疫学检测的诊断价值还不能确认。③ 虽然提出了几种机制来解释患者的症状,但几乎没有支持数据,而且有很多解释与现代免疫学和毒理学相悖。④ 尚无客观证据提示何种化学物质可作为复合化学物质过敏症的特异性诱因。⑤ 没有确实有效的治疗手段。

用于解释复合化学物质过敏症的理论很多,大部分与免疫系统有关。一些研究认为,环境化学物质可作为过敏原或半抗原,与其产生的反应性 IgG 抗体(而不是 IgE)可形成免疫复合物。然而,复合化学物质过敏症的症状与血清疾病并不相似,且在这些患者中并未证实有针对可能形成免疫复合物的 IgG 抗体。有研究认为,复合化学物质过敏症与自身免疫有关,但未见患者自身抗体滴度升高,也没有任何自身免疫病的常见临床表现。当前普遍认为其与免疫调节紊乱有关,包括环境化学物质暴露抑制 T 细胞的作用,但尚缺乏有说服力的证据表明 T 细胞抑制(或任何其他特异性的免疫异常)是复合化学物质过敏症的可靠特征。此外,自称有复合化学物质过敏症的患者中,可观察到精神异常现象,这表明其可能与躯体化(somatization)有关,但专家认为这是支持复合化学物质过敏症的一种表现,而不是疾病的起因。

复合化学物质过敏症的主要治疗方法是避免接触可能引发症状的化学物质。通常推荐给予维生素和矿物盐的补给,还可静脉注射丙种球蛋白,以增强免疫系统的功能。刺激-脱敏试验所确定的"脱敏"剂量有时可用于缓解和预防症状。但目前尚缺乏客观证据表明这些处理能改善患者的症状。

1.3.3　免疫损伤类型

机体暴露于外界刺激后,如某些病原体、环境和职业污染物以及治疗药物,可激活或抑制免疫反应。外源化学物暴露可引起机体免疫异常,会产生以下三种主要类型的免疫损伤:① 免疫抑制;② 自身免疫;③ 接触性超敏反应。

1.3.3.1 免疫抑制

很多外来化学物质可对机体的免疫功能,包括体液免疫功能和细胞免疫功能产生抑制作用,抑制程度取决于接触的剂量。最早研究发现,具有免疫抑制作用的化学物质类别包括重金属(铅、镉)、卤代芳烃[2,3,7,8-四氯二苯并-对-二噁英(TCDD)、多氯联苯、多溴联苯(PBB)]、芳烃(苯和甲苯)、农药(三甲基硫磷、呋喃丹、氯丹)、芳香族胺(联苯胺、乙酰氨基芴)和粉尘颗粒(石棉、二氧化硅、铍颗粒等)。全氟辛酸为一种人工合成的化学品,通常是用于生产高效能氟聚合物时所不可或缺的加工助剂。这些高效能氟聚合物可被广泛应用于航空科技、运输、电子行业,以及厨具等民生用品。1999~2000年,美国国家健康和营养调查数据显示,全氟辛酸普通人群血液的平均浓度为 5.2 ng/mL,而杜邦公司华盛顿工厂附近居民的血液浓度平均值达到 32.9 ng/mL,职业人群中最高者则达到了 6.4 μg/mL,相差了几个数量级。研究表明,暴露于全氟辛酸对人类和动物都会产生免疫抑制作用。流行病学研究显示,人体血清全氟辛酸水平的升高与流感疫苗抗体滴度降低密切相关;全氟辛酸暴露能对小鼠免疫系统产生明显的抑制作用,全氟辛酸可降低血清中特异性 IgM 和 IgG 抗体的滴度。

迄今,国内外许多学者对外源化学物的免疫抑制机制进行了大量研究,归纳起来可分为直接作用和间接作用。直接作用是指化学物质通过其原形或其代谢产物直接作用于机体免疫器官和免疫细胞,主要表现为免疫细胞数目减少,免疫器官萎缩和免疫功能抑制。间接作用主要是通过调节神经内分泌网络而间接影响免疫功能。例如,外源化学物可通过激活下丘脑-垂体-肾上腺轴,分泌内分泌素和一些生物活性物质(如糖皮质激素、儿茶酚胺、乙酰胆碱、性激素、甲状腺素、生长激素等)来调节免疫系统。凡是具有免疫抑制作用的化学物质均能降低机体对细菌、病毒、肿瘤及寄生虫的抵抗力,有研究表明免疫抑制与癌症发生密切相关。

外源化学物对免疫功能抑制的作用包括体液免疫功能、细胞免疫功能、巨噬细胞功能、NK 细胞功能及宿主抵抗力等。目前,已经开发出了旨在识别免疫抑制剂的特定检测方法和终点,许多监管机构用这些方法制定了特定的免疫毒性测试指南。这些检测包括抗体产生的评估以及淋巴细胞亚群计数、NK 细胞分析和宿主耐药性研究。体液免疫反应包括抗原特异性抗体的产生、释放和循环水平的增加。抗体产生减少是免疫功能下降或免疫抑制的标志,T 细胞依赖性抗原的抗原特异性 IgM 抗体滴度被认为是对整体免疫功能最具预测性的指标之一。

1.3.3.2　自身免疫

免疫系统在正常情况下会攻击和清除体内的外来入侵病原体,然而在自身免疫病中,免疫系统却错误地攻击和破坏身体内部的健康组织、细胞和器官,从而导致一系列的炎症和病理变化。自身免疫病包括许多不同的疾病,如系统性红斑狼疮、溃疡性结肠炎、多发性硬化症等。这些疾病的症状和表现形式有异,但都是自身免疫系统错误地将自身健康组织和细胞视为外来入侵物质,从而进入攻击状态。

自身免疫病主要分为两大类:一类是器官特异性自身免疫病,另一类是系统性自身免疫病。

(1)器官特异性自身免疫病:如桥本甲状腺炎、自身免疫性肝炎等,是由于机体的免疫细胞如淋巴细胞,产生了针对甲状腺以及肝细胞的自身抗体,损伤甲状腺及肝细胞,从而引起甲状腺功能和肝功能的异常,是相对单一的器官损伤,因此称为器官特异性自身免疫病。

(2)系统性自身免疫病:常见的有系统性红斑狼疮、干燥综合征、系统性血管炎等,这类疾病是指除个别器官损伤以外,免疫细胞还对机体的血液系统、循环系统、呼吸系统等产生了相关影响。例如,系统性红斑狼疮就是由自身抗体介导,引起多脏器损伤的自身免疫病,可检测到多种针对自身细胞的抗体,能够引起患者全身各个脏器的损伤,如皮疹、肾功能损伤、肺间质病变等。

诱发自身免疫病的因素很多,一般认为在遗传因素与环境因素的相互影响和作用下,自身抗原的改变和免疫系统的异常会破坏相应自身抗原的靶器官和组织,从而导致自身免疫病的发生。大量研究表明,长期二氧化硅粉尘暴露可引起自身免疫功能异常,导致自身免疫病,如系统性红斑狼疮、类风湿关节炎、系统性硬化症、特发性炎症性肌病等。高水平二氧化硅暴露的人群,系统性红斑狼疮患病率比一般人群高 10 倍。二氧化硅暴露可导致人类外周血中 $CD4^+$ T 细胞增加,调节性 T 细胞数量减少及功能减弱。二氧化硅暴露还会加重类风湿性疾病的临床症状。二氧化硅还是有效的免疫调节剂,可作为非特异性增强免疫反应的佐剂,增加炎性细胞因子产生并诱导细胞凋亡和坏死。石棉暴露与自身免疫病相关性的研究表明,石棉会增加自身免疫病的发病率。石棉相关自身免疫病是一组吸入石棉纤维引起的疾病,包括良性胸膜疾病、石棉肺以及间皮瘤和肺癌等恶性肿瘤,伴结缔组织病和抗中性粒细胞胞质抗体(anti neutrophil cytoplasmic antibody, ANCA)相关性血管炎等。石棉接触可导致异质性疾病,如类风湿关节炎、系统性红斑狼疮、系统性硬化症、ANCA 相关性血管炎等自身免疫病。有研究表明,溶剂暴露可增加自身免疫病的风险,氯乙烯、环氧树脂、三氯乙烯、四氯乙烯和其他溶剂混合暴露可出现硬皮病样综合征;染发剂也可导致自身免疫病,如原发性胆汁性肝硬化和系统性红斑狼疮。

外源化学物可引起自身免疫反应和自身免疫病,其基本病理特征为化学物质诱导体内自身抗原,刺激机体免疫活性细胞,特别是辅助 T 细胞,进而激活 B 细胞,产生一种或多种自身抗体,抗原与抗体结合形成免疫复合物,随血液循环到某些部位沉积下来,干扰相应器官的正常生理功能,并通过激活补体,促进炎性细胞浸润,造成组织损伤。外源化学物引起自身免疫的一个重要特点是有明显的个体差异,即在同物种间可表现为遗传易感性和遗传抗性,如某些品系小鼠(NZB 小鼠)自身免疫病的发病率特别高。在遗传因素与自身免疫病发病的关系中,MHC 受到特别重视。在人类,其与 HIA 抗原(人类 MHC 编码抗原)有关。

1.3.3.3 接触性超敏反应

超敏反应也称变态反应,是机体受同一抗原再次刺激后产生的一种异常或病理性反应。与正常免疫反应的生理性防御效应不同的是,超敏反应主要表现为对组织的损伤作用和(或)导致生理功能紊乱。接触性超敏反应一般指Ⅳ型超敏反应。Ⅳ型超敏反应发生较慢,当机体再次接受相同抗原刺激后,通常需要经过 24~72 h 方可出现炎症反应,因此又称迟发型超敏反应,是由效应性 T 细胞与相应抗原作用后,引起的以单个核细胞浸润和组织细胞损伤为主要特征的炎症反应。与其他过敏性疾病一样,超敏反应分为两个发展阶段。第一阶段:属于致敏阶段,人体第一次接触过敏原,易感个体将产生初级免疫反应,从而导致应答性 T 细胞的克隆扩增和分化。第二阶段:属于作用阶段,同一种过敏原再次进入人体,并与人体中致敏细胞上的 IgE 结合,释放出并合成一种活性介质,合成的活性介质与人体效应器官上相关的受体结合后,引起人体发生局部或全身过敏反应。

引起接触性超敏反应的外源化学物可以来自食物、药物及职业环境。外源化学物引起的超敏反应主要表现为接触性皮炎和过敏性哮喘。越来越多的外源化学物被发现可引起易感个体出现接触性超敏反应,这些外源化学物包括酸性卤化物、硫酯、卤代烷烃、酸酐、醛、对苯二酚、儿茶酚、异(硫)氰酸盐和其他物质。人们普遍认为,大多数皮肤致敏剂的先决条件是能够直接与亲核试剂反应,或由于氧化和(或)在皮肤中发生生物转化而与亲核试剂反应。一般而言,金属过敏对皮肤的影响最为常见,绝大多数金属(包括镍合金)的过敏反应类型为Ⅳ型超敏反应,常见症状包括湿疹、荨麻疹、大疱和血管炎。在所有的金属过敏症状中,最常见的是镍引起的接触性超敏反应,金属镍可与朗格汉斯细胞表面分子结合形成新抗原、富含 MHC 分子的朗格汉斯细胞将抗原加工处理并呈递给 T 细胞从而引起皮肤炎症。引起接触性超敏反应的物质还包括低分子量有机化学物质,如丙烯酸酯、烷基转移剂、卤代烷烃、醛类、丁内酯、1,4-取代苯和染发剂的一些成分等。

接触性超敏反应是针对半抗原发生的 T 细胞介导的皮肤免疫反应,临床上,接触性超敏反应表现为变态反应性接触性皮炎。接触性超敏反应是朗格汉斯细胞依赖性的 Th1 细胞因子介导的免疫反应,但分子机制十分复杂。外源化学物局部暴露后,朗格汉斯细胞摄取、处理半抗原后,移向局部淋巴结,并将抗原呈递给原始 T 细胞。朗格汉斯细胞在处理半抗原的过程中,由"静止"转化为"活化"的功能状态。朗格汉斯细胞的活化与下列因素有关:角质形成细胞的触发作用,半抗原的直接作用,局部分泌的细胞因子($IL-6$、$IL-12$、$IL-1\beta$、化学因子)和其他细胞因子如化学趋化因子、肿瘤坏死因子($TNF-\alpha$)、粒细胞-巨噬细胞集落刺激因子的作用。其中,角质形成细胞触发起着重要的作用,角质形成细胞在表皮接触半抗原后分泌炎症因子,这些因子激活局部内皮细胞,吸引白细胞,增加归巢细胞表面 MHC、协同刺激分子和黏附分子的表达。半抗原具有触发角质形成细胞释放炎症因子或直接作用于朗格汉斯细胞诱导细胞因子分泌的能力,是活化朗格汉斯细胞和诱导接触性超敏反应的最初刺激物。有研究证明,朗格汉斯细胞并不是接触性超敏反应所必需的,真皮树突状细胞也可在皮肤抗原提呈中发挥重要作用。$CD4^+$ T 细胞并不是接触性超敏反应唯一的效应细胞,$CD8^+$ T 细胞也可以发挥重要的效应作用,且 Th1和 Th2 细胞因子也可介导接触性超敏反应。

1.3.4　化学物质诱导免疫毒性基本机制

1.3.4.1　干扰细胞信号转导

细胞信号通路在免疫系统调节中发挥重要作用。它通过调节免疫系统中各种细胞的功能,实现免疫应答的媒介和调控。主要包括以下几个方面的作用:① 细胞识别和活化,细胞信号通路通过一系列的信号分子和受体,使得免疫系统中特定细胞能识别、接触和活化外来抗原和内源性抗原。② 细胞间的相互作用,细胞信号通路在免疫系统中发挥连接筛选、反应整合与信号放大等功能,推动不同细胞间的相互作用和信号传递。③ 表达调节,细胞信号通路通过控制细胞内的基因表达,调节免疫系统的细胞分化、增殖和死亡等进程。

细胞接受外源化学物刺激后,多数需要经信号转导系统进行传递。信号配体可以是小分子易扩散物质、细胞外大分子、通过细胞旁分泌的非扩散物质或者细胞内的代谢中间产物。细胞信号是指细胞间相互传递信息的相关载体与形式,可分为:① 自分泌或自身信号;② 旁分泌,邻近分泌的配体;③ 内分泌,通过血液系统长距离转运的配体。其他的信号转导途径包括近分泌信号传递,其是通过两个细胞相互接触进行的信号传递,细胞间隙信号转导就属于此类。当然,在近分泌信号传递中也可能存在配体-受体类型的信号转导,信号也可能直接来源于外源化学物。

细胞因子是唯一由白细胞分泌的生长因子,细胞因子可刺激体液和细胞免疫反应,如增强巨噬细胞活性。由淋巴细胞分泌的细胞因子称为淋巴因子,由单核巨噬细胞分泌的细胞因子称为单核因子。白细胞介素是由白细胞产生的淋巴因子,同时也影响白细胞功能,白细胞介素最常见的靶细胞多位于造血组织中,目前至少发现了18种白细胞介素。除白细胞介素外,另一种重要的调节免疫系统的细胞因子是肿瘤坏死因子,肿瘤坏死因子也称为恶病质素,多由巨噬细胞产生。

因为生长因子和细胞因子与肿瘤形成、凋亡、感染、免疫和造血等多种重要生理功能有关,所以当它们受到外源化学物干扰时可对机体产生深远的影响。生长因子的浓度可在外源化学物的作用下通过自分泌、旁分泌、内分泌以及近分泌的形式进行调节。可能机制包括:① 外源化学物直接对产生生长因子的细胞产生毒作用,如环磷酰胺等可以破坏产生细胞因子的细胞、二噁英可影响 T 细胞的分化。② 影响生长因子的表达,这是最常见的影响生长因子生成的机制。例如,环孢素等免疫抑制剂可抑制 T 细胞生成多种细胞因子;非甾体抗炎药、噻唑烷二酮类药物、过氧化物酶激活受体 γ 激动剂可抑制 TNF-α 和 IL-1 的表达;TCDD 可以抑制肝细胞生长抑制剂转化生长因子-β (transforming growth factor-β, TGF-β) 的表达,同时增强 IL-1β 和纤溶酶原激活物抑制物-2(plasminogen activator inhibitor-2, PAI-2) 等细胞因子的表达,从而加速肝脏肿瘤的进展。③ 通过转录后修饰影响生长因子的表达,某些酶的激活是此种机制的代表。环氧合酶(cyclooxygenase, COX)是由前列腺产生的一种与肿瘤相关的重要信号分子,同时该酶的活性也会受到非甾体抗炎药的抑制;细胞色素 P450 的抑制剂或激动剂可以通过改变内稳态的水平,从而影响激素、细胞因子和生长因子的水平。例如,某些可以与芳香族化合物受体结合的配体可以影响芳香化酶的活性,进一步影响体内雄激素和雌激素水平;抗原虫药喷他脒可以通过抑制 IL-1 的活性发挥作用;西罗莫司虽然不直接影响细胞因子基因的表达,但是可以通过影响其 mRNA 的活性而发挥抑制作用。由此可见,外源化学物可改变细胞因子和激素水平,是其发挥免疫毒性的重要机制。

1.3.4.2　受体介导的毒作用

受体是一类存在于细胞膜或细胞内的,能与细胞外专一信号分子结合进而激活细胞内一系列生物化学反应,使细胞对外界刺激产生相应效应的特殊蛋白质。与受体结合的生物活性物质统称为配体。受体与配体结合即发生分子构象变化,从而引起细胞反应,如细胞间信号转导、细胞间黏合、胞吞等过程。药理学与毒理学所研究的化学物质中有不少都是通过与特异受体结合来介导其生物学活性的,这些受体可充当药物治疗或外源化学物毒作用的靶。外源化学物介导免疫毒性作用的一个可能机制就是激活受体,受体介导的毒作用可通过以下三种不同机制来实现。

第一种机制是强活性配体扰乱受体的正常生理功能。例如,类雌激素或抗雄激素物质的暴露可干扰正常的激素功能,在胎儿的发育阶段尤其是前三个月暴露于这些物质可导致各种毒作用,如生殖器异常(小阴茎、睾丸发育不全等)。一组在化学结构上并不相似的化合物因其抗雄激素作用而成为重要的环境化合物,包括双酚 A、一些多氯联苯化合物、亚老哥尔(aroclor)以及 1,1-二氯-2,2-双(4-氯苯基)乙烯。在关键的雄激素靶组织中依赖睾酮的雄激素受体激活的降低可导致雄激素受体介导的基因表达下调,以及最终胎儿发育的缺陷。

第二种机制是配体-受体结合所诱导的有别于生理激活的一些基因调控变化。在内环境稳定的过程中这些受体的活性在一个特定时间内暂时上调,继之通过一个反馈机制使得受体活性显著下调。例如,雌激素通过激活雌激素受体并且在配体存在时下调受体水平而刺激其自身的代谢。但是,在有高亲和力配体同时具备长的生物半衰期或高水平暴露的情况下,可以导致不适当的长期激活。一个典型例子就是高亲和力、不代谢的芳香烃受体(aromatic hydrocarbon receptor, AHR)配体 TCDD。在相对高水平的 TCDD 暴露时可观察到 AHR 的标志基因 *CYP1A1* 表达水平增高,其增高的幅度远高于生理状况下所观察到的变化,并且此作用可持续相当长一段时间。

第三种机制是外源化学物激活其自身的代谢或介导同时接触的另一化学

物质的毒作用。通常,外源化学物通过与其受体结合来促进其代谢酶的表达,这一过程可增加疏水性外源化学物的极性从而促进其排泄,若没有这些受体就会使这些化学物质在体内蓄积并产生有害效应。例如,AHR 在多环芳烃代谢中的作用,在不同的情形下其代谢增加或降低可能增高其他化学物质的毒性。核受体组成型雄甾烷受体(constitutive androstane receptor, CAR)和孕烷X 受体(pregnant X receptor, PXR)在药物-药物相互作用中发挥重要作用。例如,抗癫痫药苯妥英钠可诱使 CYP3A4 和 CYP2B6 表达水平增高,此时如果同时使用抗癌药环磷酰胺,在后者清除率增高的同时其毒性代谢物的产生也会增多。

1.3.4.3 自由基与氧化应激

自由基是细胞内众多酶催化反应的中间体或产物。自由基在免疫系统中作为有毒物,能直接作用于机体。然而,有资料显示,自由基在免疫学和细胞通信中发挥作用。例如,自由基和氧化剂可激活免疫相关的转录因子,这些转录因子参与信号转导。更明确的是,超氧化物能与白蛋白结合的脂质发生反应,形成能招募额外的吞噬细胞的趋化因子。核因子(nuclear factor - κB,NF - κB)和其他转录因子被氧化剂抑制,谷胱甘肽可能是决定 T 细胞系统中半胱氨酸抑制剂效果的关键调控因子。某些基因的激活依赖细胞的硫醇平衡,且硫醇会增强淋巴细胞功能。总之,现有数据表明,自由基和氧化剂在免疫功能的发挥中充当重要角色,细胞信号可能由氧化还原稳态来调控。

高水平自由基可损害免疫系统功能,还能加重现有的组织损伤。自由基可通过诱导免疫系统活化造成组织损伤,额外的吞噬细胞被募集和其他炎症介质的产生,导致组织损伤程度存在差异。炎症过程中产生的活性氧(reactive oxygen species, ROS)大量来自吞噬细胞,此时的吞噬细胞被激活可产生一氧化氮、超氧化物和过氧化氢等,这些活性氧可释放螯合离子,早期这些离子可催化高活性的羟基自由基生成,且中性粒细胞中的髓过氧化物酶也可催化过氧化氢发生氧化。次氯酸酐或通过这个反应产生的活性中间物(强大的氧化功能)均属于氧化剂,这些氧化剂可诱导组织损伤。

自由基作为机体正常代谢产物时,体内自由基的产生是被定向控制的。当然,这个控制也不是绝对的,当刺激因子持续存在时,炎症就可能变成了疾病。大多数证据表明,活性氧在炎症性疾病中的作用是间接的。抗氧化疗法虽被人们尝试用于治疗疾病,但其疗效有限,可能是由于抗氧化剂要到达其作用位点存在阻碍,以及抗氧化剂蛋白存在细胞渗透限制和半衰期短等特点。另外,自由基和氧化剂有害,而抗氧化剂有利,这样的假设在临床研究上是不成立的。例如,有报道 β-胡萝卜素或维生素 E 对肺癌预防没有作用,却能增加肺癌发病率和心血管疾病死亡率。有趣的是,部分现有的抗炎药具有抗氧化剂性质和可有效抗氧化,而化学合成的抗氧化剂如维生素 E 却表现出轻微的抗炎效果。

1.3.5　免疫毒性影响因素

外源化学物除了通过上述机制引发免疫毒性外,还存在以下影响因素:① 暴露途径;② 组织靶向性;③ 间接作用;④ 细胞蓄积。

1.3.5.1　暴露途径

外源化学物的暴露途径是影响其免疫毒性的一个重要因素。有些暴露途径可加重外源化学物的炎症反应。例如,静脉注射与操作者技术手法或持续时间有关。静脉注射给药会引起一定程度的血管(以及皮下组织/皮肤)创伤,可伴有血管周围出血、纤维化和炎症细胞聚集。静脉插管可延长刺激并激活凝血级联反应,引起炎症和血栓形成,实验动物可能会出现慢性血栓纤维化和矿化。例如,巴比妥钠麻醉剂可引起明显的血管和血管外损伤,甚至会由于高 pH(碱性)而引发坏死组织脱落。大鼠和犬的腹腔注射处理可因化学刺激而诱发腹腔和脏器浆膜表面炎症。给药意外和食管穿孔可使口服制剂渗透到胸膜腔,可导致严重的胸腔炎症,胸膜内的液体可因干扰肺通气和肺灌注而致命。

经鼻饲管给予的外源化学物可渗漏至胃,化学物质可损害胃黏膜屏障(由表面黏液层和胃上皮细胞组成)或啮齿类动物前胃相对较硬的鳞状上皮细胞,使得上皮组织暴露于胃内酸性环境,造成进一步损伤,从而加剧炎症。这可能是直接给药的局部刺激性作用。其他需要着重考虑的因素有所给制剂的 pH 和机体缓冲能力。有研究报道,乙醇、高渗葡萄糖、盐溶液、蛋白质限制或饥饿等也会导致大鼠前胃和腺胃的炎症/溃疡。炎症和炎症细胞因子的环境,特别是 IL-1、IL-2 和肿瘤坏死因子,可增强树突状细胞/巨噬细胞的抗原提呈作用,刺激细胞免疫应答。

经口管饲法给药也可促进上呼吸道细胞的坏死和炎症。大鼠的鼻腔多病灶损伤、呼吸道上皮坏死和炎症与口服外源化学物有关。强制鼻呼吸的动物通常会出现鼻咽部的改变,对这些动物进行灌胃治疗时,灌胃制剂会逆流传递到鼻咽部,这也是灌胃制剂对更为敏感的鼻腔上皮的局部刺激的结果。

吸入途径给药可产生局部刺激,呼吸道和咽喉是局部刺激最常见的部位。吸入外源化学物(包括甲醛、烟、氨、臭氧、氯)可引起鼻腔和呼吸道的变性/坏死和炎症,病变分布的区域可反映外源化学物的局部剂量、水溶性、上皮敏感性和局部代谢状况。鳞状上皮细胞比呼吸道或嗅觉上皮细胞抵抗力强,如果鳞状上皮屏障受损,其他角蛋白细胞或下层组织暴露于炎症诱导因子则可出现糜烂或溃疡。虽然氯和臭氧等刺激性较小,但可引起抵抗力较弱的移行上皮的炎症反应。持续臭氧暴露可产生慢性炎症,中性粒细胞渗入上皮细胞和呼吸道是其典型特征之一,可能与黏液的快速分泌有关。甲醛作用于呼吸道上皮可产生反复性炎症反应,并伴上皮细胞修复(可能是生长因子引起的炎症/修复过程的一部分),诱发鼻肿瘤。在喉部,吸入性刺激也可引起呼吸道上皮损害,如丢失纤毛和产生与炎症相关的变性反应。

给药途径可影响外源化学物在局部组织的浓度及对靶组织的毒性。典型实例是口服抗炎药物后可引起胃糜烂/溃疡和炎症,如口服抗炎药物(包括乙醇、阿司匹林等)、组胺 H_2 受体拮抗剂和质子泵抑制剂会改变正常胃黏膜层的组成,降低保护性硫黏蛋白和前列腺素 E_2(PGE_2)的含量,这将干扰胃黏膜层的正常保护,造成黏膜损伤。非甾体抗炎药吲哚美辛(吲哚乙酸类)和布洛芬也可产生与炎症有关的胃黏膜糜烂和溃疡,早期阶段是非依赖性中性粒细胞的出现,随后中性粒细胞浸润,组织损伤加剧。在早期阶段,非甾体抗炎药被迅速吸收进入黏膜,该过程取决于非甾体抗炎药的物理化学特性(与其抗前列腺素作用相对)。黏膜损伤发病机制中的重要因素包括黏膜脂溶性和酸性(可调节药物与细胞膜磷脂的相互作用),药物一旦在细胞内"截留",可导致线粒体氧化磷酸化解耦联。此外,COX 抑制剂的药理活性可以阻断保护性前列腺素的合成,COX 的抑制也与 5-脂氧合酶(5-lipoxygenase, 5-LOX)通路活性增加、生成促炎白三烯类(如 LTB_4)有关。细胞成分、LTB_4、胃酸和细菌可进一步吸引中性粒细胞,通过释放溶酶体酶,包括过氧化物酶,生成超氧化物自由基、花生四烯酸如 LTB_4、前列腺素和其他炎症调节因子,引起组织损伤并加剧炎症反应。由于腹膜腔内出现效力强大的炎症诱导物(刺激物、炎症细胞、细菌)和调节因子,该反应可加剧形成穿透性溃疡和腹膜炎。

1.3.5.2 组织靶向性

外源化学物可经不同的作用机制对靶组织产生直接毒性,免疫反应发生的部位和严重程度都取决于其组织靶向性。免疫反应可仅限于单一组织或脏器,但是如果心血管系统受到影响,就可累及多个组织或脏器。百草枯全身给药后,可经受体介导的摄取机制聚集于肺部,发生氧化还原反应,形成高水平活性氧,导致细胞损伤,虽然损伤并没有直接影响肺毛细血管,但可导致肺泡上皮细胞损伤,而肺泡上皮细胞是血-气屏障的重要组成部分,肺泡上皮坏死引起肺泡水肿、出血和过量肺泡、间质和血管周围炎症细胞浸润,最终导致死亡,存活的动物则会出现伴有广泛纤维组织增生和有肺泡上皮再生征象的慢性炎症。肺间质炎症可以是臭氧引发损伤的结果,如使用化学药物博来霉素和白消安进行治疗时;也可以是过敏反应引起的结果,此时会伴有慢性损伤。博来霉素可引发肺间质肺炎和纤维化,并且纤维化末期的发病机制还涉及肿瘤坏死因子表达。

　　外源化学物的组织靶向性分布可影响其免疫反应发生部位。吲哚美辛抑制相关的大鼠盲肠炎症提示,正常 COX2 表达具有保护性作用,在回盲部连接处,COX2 在巨噬细胞和其他间质细胞中水平很高,外源化学物抑制 COX2 或 *COX2* 基因敲除的转基因小鼠都可能出现明显的细胞毒性作用,从而产生相应的溃疡/炎症损伤。尸检时肉眼可见的黏膜充血可能主要是由淋巴细胞坏死和炎症引起的。受影响的动物表现为中性粒细胞增多和体温升高,这与不同炎症调节因子的全身作用有关。已经证明,p38 激酶在犬 B 细胞中高表达(啮齿类未见),p38 激酶表达的抑制可引起犬 B 细胞种属特异性坏死和炎症。

　　组织靶向性也可影响炎症反应的发病机制。胰腺外分泌部的腺泡细胞含有酶原,其通常在到达胃肠道后被激活,当这些细胞受到外源化学物作用而损伤时,就会出现细胞内蛋白酶/脂肪酶的激活和释放。这些酶会加重组织损伤从而增加炎症诱导因子的生成。可产生活性代谢物的外源化学物也可引起细胞损伤/坏死并产生炎症,炎症发生的部位取决于其活化所需的代谢酶。四氯化碳主要由中央小叶肝细胞代谢,产生三氯甲基基团,然后与脂质和蛋白共价结合,引起氧化应激、脂质过氧化、膜结构损伤和酶活性抑制,尤其是对微粒体酶的抑制。肝细胞发生气球样变性、坏死时,释放细胞内酶(如在血样中测定的谷丙转氨酶)以及其他细胞因子,诱导炎症发生。库普弗细胞(肝脏特有的巨噬细胞)对测定这些诱导因子和调节中性粒细胞流入都非常重要。此外,四氯化碳引起的氧化应激可增加细胞核内的 NF-κB 水平,进一步上调促炎症细胞因子的表达,细胞因子(包括 TNF-α、IL-1β、IL-6 和一氧化氮合酶)以及生长因子如血小板衍生生长因子亚型,在四氯化碳引起的急性和慢性炎症中发挥重要作用。艾帕素(apelin)是一种蛋白,在四氯化碳诱导的炎症反应和纤维化中发挥重要作用,它能通过细胞外信号调控的激酶(extracellular signal-regulated kinase, ERK)通路合成内皮一氧化氮,增加血管扩张,引发血管新生。大鼠的 apelin 表达受肿瘤坏死因子调节,并且在炎症/纤维化肝脏的星状细胞中表达增加。

外源化学物的全身吸收和体内分布可诱发生物活化相关的皮肤炎症。外源化学物(8-甲氧沙林、磺胺类、荧光喹诺酮类)诱导的内源性卟啉蓄积可以吸收可见光,引发光毒性,光吸收会启动复杂的反应,生成自由基,导致真皮和表皮出现红斑、水肿和坏死。炎症发生后,如果出现表皮溃疡,炎症就会恶化,因为溃疡可导致皮下细胞暴露于外环境、微生物、细胞碎片,诱导中性粒细胞浸润释放蛋白水解酶。

外源化学物的排泄途径也影响靶组织的炎症发病机制。环磷酰胺是一种烷化剂,可引起膀胱出血性炎症,环磷酰胺在肝脏代谢生成的丙烯醛,可经尿液排泄并进入尿路上皮细胞,丙烯醛随后可激活细胞内活性氧和一氧化氮生成,抑制抗氧化,促进过氧亚硝基阴离子生成,过氧亚硝基阴离子又可损伤脂质(脂质过氧化作用)、蛋白(蛋白氧化)以及引起 DNA 链断裂,导致多腺苷二磷酸核糖聚合酶[poly(ADP‐ribose) polymerase, PARP]被激活,PARP 过度激活可导致烟酰胺腺嘌呤二核苷酸磷酸(nicotinamide adenine dinucleotide phosphate, NADP)和 ATP 的耗竭,最终引起细胞死亡。如果内皮细胞受损或死亡,将导致出血,或使细胞内容物释放进入黏液和尿液。这些促炎细胞质成分和细胞蛋白酶随后可引发进一步的组织损伤,加重炎症反应。

1.3.5.3 间接作用

非甾体抗炎药能引起大鼠和犬发生间质性肾炎和肾乳突坏死。可通过改变过氧化物合酶活性来抑制前列腺素合成从而引起各种变化。间质性肾炎是慢性变化的结果,其机制并不明确,可能是由于其他非经 COX 通路产生的类花生烯酸(即白三烯类、脂氧素类)引发的炎症反应。间质性肾炎也可能是由细胞介导的特异性免疫反应导致的,因为浸润的主要淋巴细胞是 CD8$^+$ T 细胞和少量 B 细胞。在肾髓质中,正常前列腺素合成的改变而导致的血流变化是肾乳头坏死的可能机制。间质细胞是最早受到影响的细胞,从充血、局部组织灌注不足、缺氧,发展到内皮变性和坏死。这些损伤常具有以下特征:在缺氧/缺血组织和具有血液供应的邻近组织之间的边界上出现一圈浸润炎症细胞,或是在变性/坏死之后恢复血供的时候损伤。这表明运送血浆/炎症细胞到炎症部位需要完整的血管供应,这个过程受很多因素的混合刺激,包括上皮细胞的损伤、坏死细胞的细胞质成分的出现、与组织缺氧相关的调节因子的释放。

1.3.5.4　细胞蓄积

外源化学物在细胞内蓄积可引起细胞毒性,也可产生免疫反应。外源化学物,如二氧化硅、石棉、黑炭和对位芳纶纤维,被吸入后可引起肺部慢性炎症和(或)肉芽肿炎症。大鼠巨噬细胞/慢性炎症反应对吸入颗粒特别敏感,这些物质的蓄积可增加肺巨噬细胞的数量。若缺少"自身受体"(如MHC 分子、CD47)会抑制吞噬作用。外源化学物颗粒如石棉和二氧化硅可激活巨噬细胞中 NALP3 炎症复合体,形成肉芽肿炎症/肉芽肿。此外,大鼠肺吸入的柴油机逸出的颗粒和黑炭颗粒会在巨噬细胞蓄积,这种蓄积可抑制巨噬细胞的清除和运动功能,此外,这些颗粒都可引起类似的肺巨噬细胞蓄积和慢性炎症,可能与二氧化硅的致病机制相似。巨噬细胞中颗粒蓄积也与炎症过程中其他分子的产生有关。大鼠暴露于磷化铟粉末后,氧化应激、巨噬细胞的一氧化氮合酶、COX2 表达和氧化 DNA 损伤[8 -羟基脱氧鸟苷(8 - hydroxydeoxyguanosine, 8 - OhdG)形成]等增加,导致肺泡肉芽肿炎症和蛋白沉积。长期暴露于吸入性颗粒物,可产生巨噬细胞蓄积和慢性肉芽肿形成,从而可能引发肺鳞状纤维化、非典型增生和肿瘤形成。

磷脂蓄积是细胞蓄积的另一种形式,是由磷脂蓄积或磷脂沉积症(phospholipidosis, PLD)引起,常与穿透多种药理靶点的阳离子两亲性化合物相关。PLD 通常象征着靶细胞的一种适应性反应,主要表现为化学物质在溶酶体内的聚积,引发各类代谢综合征。PLD 也偶尔引发细胞毒性并伴发炎症。胺碘酮的临床前动物测试没有出现肺部炎症,但临床研究结果显示胺碘酮与肺泡巨噬细胞、上皮细胞和其他细胞类型中的 PLD 相关,这可能与其引起气道闭塞的慢性炎症/纤维化相关。

杀虫剂多杀霉素(刺糖菌素 A 和刺糖菌素 D 混合物)能在多种细胞类型中引起 PLD,可刺激肺脏和甲状腺组织(PLD 最敏感的两种器官)并使其出现炎症变化。在肺脏组织中,肺泡组织细胞增多病(巨噬细胞形成空泡)与慢性炎症相关(肉眼可见);在甲状腺组织中,慢性炎症与空泡化上皮细胞、坏死细胞碎片和生成纤维组织有关。这些炎症均与组织坏死相关。一项大鼠的长期研究发现,肺部炎症与 PLD 相关,可观察到指示泡沫状肺泡巨噬细胞坏死的核固缩和胆固醇结晶聚集。相似地,合成的黏多糖戊聚硫钠(elmiron)也可引起与有空泡化的巨噬细胞和胆固醇聚集相关的多病灶的肺泡慢性活性炎症。给予抗风湿药物的大鼠胆管上皮细胞出现了磷脂蓄积,在低剂量时引起尖端空泡化,严重时可导致胆道上皮细胞坏死,上皮细胞坏死会使细胞内成分释放,而这些成分可成为炎症诱导物,还会损伤敏感的中段胆管,使坏死的细胞碎片以及少量胆汁排入细胞外基质。

1.4　免疫毒性测试与评估

免疫毒理学研究已经从早期的过敏反应发展到今天所知的强大而多样的免疫毒理学。最早将免疫功能障碍与外源性物质联系起来的是疫苗使用过程中出现的药物不良反应,随着时间的推移,免疫学家和毒理学家通过开展免疫原性药物特征、过敏反应发生机制等研究,促进了预防医学和免疫毒理学学科的发展,并建立了免疫毒理学相关技术以用于外源性物质的免疫毒性评价。

过去由于对外源化学物的免疫毒性缺乏足够的认识,在进行外源化学物的毒理学评价时没有要求进行免疫毒性测试,通常是在临床检查时发现有免疫系统毒性,或临床前研究发现有明显的免疫器官损伤时,才考虑对某种药物或化学物质进行系统的免疫毒理学研究。近年来,国际上越来越重视外源化学物的免疫毒性评价,一些国家已经制定了评价外源化学物和生化制剂的免疫毒理学测试规范,要求在化学品上市前必须对其进行免疫毒性评价;美国环保局(Environmental Protection Agency,EPA)建议重新评估原有农药的免疫、内分泌和神经毒性。1999 年,美国食品药品监督管理局(Food and Drug Administration,FDA)制定了医用材料的免疫毒性测试规范,考虑到药品的多样性,没有建立统一的免疫毒性测试规范,但是 FDA 对临床前药物免疫毒理学研究提出多项建议和指导意见,要求根据药物的性质、用途和其他毒性测试的结果,有选择地进行必要的免疫毒性测试。2002 年 10 月,FDA 所属的药品评审与研究中心(FDA Center for Drug Evaluation and Research,CDER)正式公布了"新药研究中的免疫毒理学评价规范"。有关管理机构在药品和其他化学品危险度评价中越来越多地结合运用免疫毒理学资料,如 EPA 根据免疫毒理学的资料提出了氯仿、二氯苯酚和二丁基氧化锡等化学物质的参考剂量,美国毒物与疾病登记署(Agency for Toxic Substances and Disease Registry,ATSDR)根据免疫毒性确定砷、狄氏剂、镍、二氯乙烷和二氯苯酚的最低危险度水平。

我国现行毒理学评价程序中,虽然没有专门的免疫毒性测试方案,但已包括一些免疫毒性观察指标或免疫毒性试验,如食品、农药的亚慢性和慢性毒性试验或药品长期毒性试验中的白细胞计数和分类,胸腺、脾脏和淋巴结的重量及病理组织学观察,血清免疫球蛋白水平;药品、农药、化妆品的毒理学评价中的全身过敏试验和皮肤过敏试验或呼吸道过敏试验等。

免疫毒性测试方法大致可以分为三类:免疫学方法、分子生物学方法、动物模型试验。但这种分类是相对的,实际上各种方法间存在许多交叉,如用免疫学方法的也可以用整体动物模型试验,还可以用分子生物学方法;动物模型试验也往往是运用分子生物学方法建立的;分子生物学方法又离不开整体动物和细胞,也离不开免疫学的基本原理。不同方法存在各自的优缺点,因此,联合运用多种方法能更全面地评价外源化学物的免疫毒性及其作用机制。

1.4.1　免疫学方法

目前,还没有一种免疫毒性测试方法能够全面地反映外源化学物对整个免疫系统的影响,因此通常采用一组试验来观察外源化学物的免疫毒性。一些国家和有关组织先后推出各自的试验组合,包括动物免疫毒性试验方案和人群免疫毒性试验方案。各种试验组合之间大同小异,就啮齿动物免疫毒性试验方案而言,一般都包含以下几个方面:① 免疫器官重量和组织形态学的改变;② 淋巴组织、骨髓和外周血白细胞结构的定量变化;③ 免疫细胞效应和调节功能的损害;④ 对病原体和移植瘤的易感性。采用这种组合试验的方法可以弥补单一试验的缺陷,增加试验的敏感性。但仍然存在一些问题,如很难确立轻微免疫改变在肿瘤和感染性疾病中的临床意义;在动物试验组合中有些试验包括损伤性的步骤,如免疫接种,这不太适用于人群研究,影响了啮齿动物试验结果与人的可比性。有免疫毒理学家主张必要时用灵长类动物进行免疫毒性研究,以增加试验结果的预测价值,检测项目包括血液学指标、血清免疫球蛋白水平、NK 细胞活性、淋巴细胞表面受体分析、巨噬细胞功能、淋巴细胞凋亡情况和宿主抵抗力测定等。此外,动物免疫毒性试验方案一般偏重于检测免疫抑制作用,对于引起超敏反应和(或)自身免疫的化学物质,则采用另外一些免疫学方法进行检测。

1.4.1.1　免疫病理学检查

外源化学物对免疫系统的毒性作用可表现为淋巴器官重量或组织学的改

变、淋巴组织及骨髓细胞的量或质的变化、外周血淋巴细胞数目以及淋巴细胞表面标记的改变等。除了检查外周血白细胞计数和分类外,首先要观察免疫器官的大小(重量)和大体形态,然后进行组织病理学检查。主要观察胸腺、脾脏、淋巴结和骨髓的组织结构和细胞类型,同时要注意检查局部黏膜相关淋巴组织(mucosal-associated lymphoid tissue, MALT),包括鼻相关淋巴组织、支气管相关淋巴组织、肠道相关淋巴组织、皮肤相关淋巴组织等。一般先用常规染色法染色,根据需要选择免疫组化等特异性方法。

利用荧光标记单克隆抗体和流式细胞仪观察淋巴细胞表面标记是目前检查淋巴细胞表型的可靠方法,而以往多采用直接或间接免疫荧光法。双色荧光染料可以让细胞同时染上两种标记,用这一方法,在单一细胞样品中可以同时检测 CD4$^+$ T 细胞和 CD8$^+$ T 细胞。用这种双染色法可以确定胸腺中 CD4$^+$/CD8$^+$(双阳性)和 CD4$^-$/CD8$^-$(双阴性)T 细胞数,这样不仅可以发现哪种 T 细胞是外源化学物毒作用的靶细胞,还可以了解外源化学物是否影响 T 细胞的成熟。利用细胞表面免疫球蛋白和 B220(B 细胞上的 CD45 磷酸酶)抗体,可以区分 B 细胞。根据细胞表面标记可以发现淋巴细胞亚群的改变,这往往是免疫功能完整性受损的表现。但是,免疫功能试验检测外源化学物免疫毒性的敏感性更高。因此,分析细胞表面标记结合 2~3 种免疫功能试验,可以大大提高外源化学物免疫毒性的检测能力。

1.4.1.2 免疫功能评价

免疫功能评价包括固有免疫应答(innate immune response)和适应性或获得性免疫应答(adaptive or acquired immune response)的评价。固有免疫应答主要评价 NK 细胞活性和巨噬细胞功能,获得性免疫应答主要评价体液免疫功能和细胞免疫功能。

(1) NK 细胞活性测定:主要是观察 NK 细胞对敏感的肿瘤细胞(小鼠 YAC-1 细胞株或人 K562 细胞株)的溶解作用。将接触和未接触外源化学物的动物脾脏淋巴细胞与同位素(^{51}Cr)标记的靶细胞共同孵育,NK 细胞溶解肿瘤靶细胞,将同位素释放至培养液。培养结束后离心分离上清液,用 γ 计数仪测定同位素强度,可反映 NK 细胞的活性。同位素释放法虽然客观、灵敏,但所需仪器价格昂贵,并存在放射性污染问题,而乳酸脱氢酶(lactate dehydrogenase, LDH)释放法所得结果比较客观、准确,并无上述缺点,是检测 NK 细胞活性较为实用的方法。

(2) 巨噬细胞功能检测:经典的方法是同位素铬标记的鸡红细胞(^{51}Cr-

cRBCs)吞噬法。从小鼠腹腔收集巨噬细胞,将其置于 24 孔板上贴壁生长,加^{51}Cr – cRBCs 孵育后,弃去上清液中的^{51}Cr – cRBCs,再加氯化铵短暂培养,去除与巨噬细胞结合但未被吞噬的^{51}Cr – cRBCs。最后用 NaOH 溶解巨噬细胞,测定溶解液中的放射性强度。为了避免同位素危害,可以在显微镜下直接观察吞噬鸡红细胞的情况,分别计数出吞噬百分比和吞噬指数。也可以用乳胶珠代替鸡红细胞进行计数。巨噬细胞吞噬试验适用于体外或体内接触外源化学物。其他反映巨噬细胞功能的方法还有炭粒廓清试验、巨噬细胞溶酶体酶测定、巨噬细胞促凝血活性测定、巨噬细胞表面受体检测等。正常小鼠肝脏库普弗细胞可吞噬清除 90%炭粒,脾脏巨噬细胞约吞噬清除 10%炭粒,给小鼠定量静脉注射印度墨汁(炭粒悬液),间隔一定时间反复取静脉血,测定血中炭粒的浓度,根据血流中炭粒被廓清的速度,判断巨噬细胞的功能。巨噬细胞富含溶酶体酶,如酸性磷酸酶、非特异性酯酶、溶菌酶等,测定这些酶的活性也可反映巨噬细胞的功能。激活巨噬细胞可产生一种与膜结合的凝血活性因子,加速正常血浆的凝固,因此取经 37℃ 预温的正常兔血浆和 $CaCl_2$ 混合液,加入经黏附单层巨噬细胞的试管中,移至 37℃ 条件下,即时记录血浆凝固时间。当巨噬细胞与脂多糖(lipopolysaccharide,LPS)、肿瘤相关抗原等温育后,可见血浆凝固时间明显缩短。成熟的巨噬细胞表面具有 Fc 受体和 C3b 受体,这些受体能识别经 IgG 和 C3b 调理的颗粒,并迅速与之结合,促使细胞对相应颗粒的吞噬,因此检测这些受体可间接判断巨噬细胞的功能。常用抗羊红细胞致敏的羊红细胞悬液作为指示物进行 EA 花环试验,也可用抗原(E)抗体(A)补体(C)复合物进行 EAC 花环试验。

(3)体液免疫功能评价:一般用特异性抗原免疫动物,刺激脾脏 B 细胞活化并分泌抗体,然后观察抗体生成量或抗体形成细胞数。前者可用酶联免疫吸附测定(enzyme linked immunosorbent assay,ELISA)、免疫电泳法、血凝法等直接测定血清抗体浓度,后者常用空斑形成细胞(plaque forming cell,PFC)试验。PFC 试验是检测体液免疫功能敏感的试验方法,反映宿主对特异性抗原产生抗体的能力。当用绵羊红细胞(sheep red blood cell,SRBC)等 T 细胞依赖抗原免疫动物时,免疫应答需要一系列不同的免疫细胞参与协同作用,如巨噬细胞、T 细胞、B 细胞等。因此,对这些细胞功能的任何损害(如抗原处理和提呈、细胞因子生成,细胞增殖和分化等)都可影响 B 细胞产生抗体的能力。而用 T 细胞非依赖抗原,如 DNP – Ficoll 或 TNP – LPS 等,则不受 T 细胞功能的影响。

(4)细胞免疫功能评价:可用 T 细胞表面标记、细胞毒性 T 细胞杀伤试验、T 细胞增殖试验、迟发型超敏反应试验和皮肤移植排斥反应等。其中细胞毒性 T 细胞杀伤试验、迟发型超敏反应试验和 T 细胞增殖试验是最常用的三种方法。

细胞毒性 T 细胞杀伤试验评价脾脏 T 细胞识别和溶解经抗原处理靶细胞的能力。经丝裂霉素 C 预处理的 P815 肥大细胞瘤细胞作为靶细胞,与脾脏淋巴细胞共同孵育,细胞毒性 T 细胞识别靶细胞并出现增殖。5 天后收集致敏细胞毒性 T 细胞,与放射性标记的^{51}Cr - P815 肥大细胞瘤细胞共同孵育,此时细胞毒性 T 细胞获得记忆,识别 P815 肥大细胞瘤细胞上的 MHC - Ⅰ型抗原,并将其溶解,放射性同位素释放到培养液中。反应结束时吸出培养液,测定放射性强度,与对照组比较可反映细胞毒性 T 细胞活性。

迟发型超敏反应试验先用某种抗原致敏,再用相同抗原进行皮肤试验,观察局部出现以红肿为特征的迟发型超敏反应,方法简便易行。可以用二硝基氟苯(dinitrofluorobenzene, DNFB)等小分子半抗原,也可以用从病原体中提取的生物抗原,如结核菌素、麻风菌素等,后者又可以帮助诊断某些病原微生物感染。致敏和激发的方法可采用局部皮肤涂抹或皮内注射。

检测淋巴细胞增殖功能一般选用不同有丝分裂原刺激体外培养的淋巴细胞,然后观察淋巴细胞的增殖情况。细菌脂多糖主要刺激 B 细胞,植物凝集素(phytohemagglutinin, PHA)和刀豆素(concanavalin A ConA)主要刺激 T 细胞。观察淋巴细胞增殖的方法有形态学法、同位素法和比色法。形态学法是在显微镜下计数转化细胞,仪器要求低,操作简便,但客观性差;同位素法采用^{3}H - TdR 掺入,液闪仪定量,客观性好,方法成熟,但有一定的设备要求,且要接触放射线;比色法根据活细胞能代谢染料四甲基偶氮唑盐,产生紫色的甲䐶(formazan),可通过比色定量,客观性和灵敏度都比较理想,是目前国内常用的方法。此外,也可以观察淋巴细胞对抗原或异种抗原刺激的增殖反应,后者又称混合淋巴细胞反应试验,常用于器官移植前的组织配型,也可以反映细胞免疫功能。

(5) 宿主抵抗力试验:用于检测外源化学物对不同病原体和同种移植瘤细胞的处置能力,宿主抵抗力降低表示有免疫功能损害。一般来说,B 细胞缺损,可使机体对细菌敏感性升高;T 细胞缺损,可使机体对病毒、寄生虫、肿瘤的敏感性升高。常用的宿主抵抗力试验有细菌感染模型、病毒感染模型、寄生虫感染模型和同种移植瘤攻击模型等。

虽然宿主抵抗力试验可以发现外源化学物的免疫毒性和毒作用机制,但一般不作首选,也不单独应用。因为可能存在一些混杂因素,其可以影响病原体的生长。例如,半导体材料砷化镓(GaAs),尽管其在所有免疫毒性试验中都具有免疫抑制作用,但其在李斯特菌和链球菌宿主抵抗力试验中却有保护作用。后来发现实验动物血浆中砷的浓度足以抑制这些细菌的生长。在宿主抵抗力试验中至少应该考虑以下影响因素:① 病原体的菌株、感染能力、接种量和接触途径;② 实验动物(宿主)的种属、年龄、性别和健康状态;③ 给予病原体的时间,即在接触外源化学物之前、同时,还是之后。

1.4.1.3　超敏反应和自身免疫反应检测

一般用被动皮肤过敏试验(passive cutaneous anaphylaxis, PCA)、主动皮肤过敏试验(active cutaneous anaphylaxis, ACA)和主动全身过敏试验(active systemic anaphylaxis, ASA)检测 I 型超敏反应,但多用于检测蛋白或多肽的致敏性,而在检测小分子过敏原方面并没有得到充分验证。用小分子化学物质处理后的动物血清,在被动皮肤过敏试验或主动皮肤过敏试验中出现阳性反应,提示可能有致敏性,但阴性结果并不能排除其致敏性。小鼠皮肤给药后检测血清 IgE 和细胞因子,并与局部淋巴结试验(local lymph node assay, LLNA)联合应用可以检测呼吸道致敏性。还可以用大鼠或豚鼠经皮肤或吸入致敏,经吸入激发,再用支气管容积测定或其他观察终点检测呼吸道致敏性。目前还没有预测 II 型和 III 型超敏反应的标准试验方法。在动物试验中发现蛋白或多肽类药物形成免疫复合物,尤其当免疫复合物沉积引起病理改变时应引起重视。

检测 IV 型超敏反应最常用的是封闭式贴敷法、豚鼠最大值试验和豚鼠迟发性皮肤超敏反应。这些方法比较可靠,而且与人体皮肤致敏试验有良好的相关性。人体皮肤超敏反应的特点为瘙痒、红斑、水肿、丘疹、小水疱或大疱,动物仅见红斑和水肿。

鼠局部淋巴结试验用于检测局部淋巴细胞增殖,其结果与传统的豚鼠皮肤过敏试验有良好的相关性,且比豚鼠试验有优越性,能定量而不是主要靠主观判断,不需要佐剂,还可以检测带颜色的样品。

目前还没有预测药物自身免疫反应的标准方法,常用鼠腘窝淋巴结试验和其他局部淋巴结试验预测药物引起的自身免疫。

1.4.2　分子生物学方法

分子生物学方法在免疫毒理学中的应用,以往主要是用来了解已知免疫毒物的毒作用机制,现在则更多集中在一些免疫分子的转录和表达上。例如,为数众多的细胞因子、趋化因子及其受体在免疫应答中发挥至关重要的作用,观察各种细胞因子的变化情况,对于了解外源化学物的免疫毒理作用机制和免疫毒性评价都有重要意义,有的还可作为接触免疫毒物的生物标记,因此是免疫毒理学研究的重要领域。

目前,检测细胞因子的方法主要有生物学测定、免疫学测定、流式细胞仪检测和分子生物学技术等。生物学测定也称生物活性测定,主要根据各种细胞因子的不同生物活性检测,如 IL－2 促进淋巴细胞增殖、肿瘤坏死因子杀伤肿瘤细胞、集落刺激因子刺激造血细胞集落形成、干扰素保护细胞免受病毒攻击等。免疫学测定是目前使用最为广泛的方法,主要利用细胞因子蛋白或多肽的抗原性,获得特异性抗血清或单克隆抗体,利用抗原抗体特异性反应的特性,用免疫学技术定量检测细胞因子。其中常用的有 ELISA、放射免疫试验和免疫印迹等,尤以 ELISA 最为常用。绝大部分常见细胞因子的 ELISA 检测试剂盒均有商品供应,其中人和小鼠的最多。流式细胞仪检测的基本原理是用荧光标记的抗细胞因子抗体标记细胞,在流式细胞仪上观察荧光染色细胞的数量、比例和荧光强度等。分子生物学技术比上述其他方法能提供更多的信息,更早地发现变化(转录水平)。

用分子生物学方法可以在 miRNA 水平和蛋白质水平分析各种细胞因子及其受体。miRNA 水平检测是利用细胞因子的基因探针检测特定细胞因子基因表达的技术。检测的方法有多种,常用的有 RNA 印迹(Northern blot)、斑点或狭线印迹(dot or slot blot)、反转录聚合酶链反应(reverse transcription PCR, RT－PCR)、细胞或组织原位杂交(in situ hybridization, ISH)等。几乎所有公认的细胞因子的基因均已被克隆,能容易地得到其 cDNA 探针或根据已知的核苷酸序列人工合成寡聚核苷酸探针。近年来,生物素、地高辛等非放射性同位素标记探针的应用,使这类方法被更多人接受。蛋白水平检测常用免疫沉淀法和蛋白质印迹法(Western blotting),可以测定体液、细胞裂解液或细胞培养上清液中的各种细胞因子。与 mRNA 水平测定相比,蛋白水平测定能更直接反映各种细胞因子的量。但是,与免疫学测定(如 ELISA)一样,测得的只是细胞因子蛋白或多肽的量,并不知道其是否具有活性及活性大小。

上述各种方法均有其优缺点,没有一种是检测所有细胞因子的最佳方法。因此,理想的方法是采用两种或两种以上方法的组合试验,可以互相弥补各自的缺点。例如,RT－PCR 与 ELISA 结合,mRNA 先用 RT－PCR 扩增后,再用敏感的 ELISA 法检测;酶联免疫斑点试验(enzyme-linked immunospot assay, ELISPOT assay),通过免疫检测和分子生物学技术的结合,可以观察单一细胞的细胞因子生成情况。

细胞因子的转录一般都受某种 DNA 结合蛋白的调控,这些 DNA 结合蛋白也称转录因子,如 NF - κB 参与许多细胞因子基因的转录活化,是免疫应答的关键调节因子。用分子生物学方法检测 NF - κB 及 IκB 转录水平的改变,可以在一定程度上预测外源化学物对免疫应答的潜在影响。还可以用各种转录活化因子的报告基因表达试验,筛检外源化学物对多种免疫分子转录调控因子的活化或抑制作用。

此外,分子生物学方法还可用于研究其他免疫分子(如免疫球蛋白、补体等)和相关分子(如外源化学物代谢酶 CYP)的结构、功能和遗传多态性等。随着基因组学和蛋白质组学的发展,结合生物信息技术,可以进一步了解和评价外源化学物引起的整个机体信号网络系统的改变情况。

最近几年,组学技术被广泛应用于免疫毒理学领域,对于更好地理解化学物质调控免疫系统的作用机制以及开发和优化体外替代检测方法等都有很大的贡献。这些技术包括基因表达谱分析、miRNA 和 siRNA 的检测、转录组测序(即 RNA 测序)、蛋白质组学分析等。

1.4.2.1　基因表达谱分析

不同基因表达谱的分层聚类计算结果表明,BALB/C - C57BL/6 杂交小鼠胸腺发育的不同阶段其基因表达谱存在差异。差异基因主要与钙流入通路细胞信号相关,该通路在 T 细胞成熟阶段会激活 T 细胞核因子(NFAT)转录,其在 T 细胞的不同发育阶段会有显著差异。正负双向选择的转录模式被用来描述转基因小鼠免疫细胞选择性的生物学过程。在 T 细胞受体(T cell receptor, TCR)受到正向或负向选择特异性多肽刺激后,$CD4^+/CD8^+$ 胸腺细胞的基因表达会发生改变。这些基因大多参与胸腺细胞发育和成熟过程中的凋亡、转录/翻译、信号转导以及细胞间通信。小鼠胸腺在 1 月龄、6 月龄、16 月龄和 24 月龄时的基因转录谱可见多个分子路径基因表达发生显著性改变,包括 TCR、抗原提呈、B 细胞受体(B cell receptor, BCR)、PI3K/Ak 胸腺瘤、凋亡以及氧化磷酸化等途径。免疫球蛋白的基因表达会随年龄的增大而增加,如大龄小鼠胸腺 B 细胞会产生更多 IgG 和 IgM 抗原,大龄动物胸腺 B 细胞的细胞表面 IgM 也会增多,说明成年的胸腺细胞表面具有产生自身抗体的能力。转录谱分析有助于理解胸腺 T 细胞分化成熟及有效调控细胞免疫反应机制过程,同时也为评价化学物质诱导的免疫细胞和组织改变提供了框架。

化学物质暴露对胸腺基因组图谱的改变有助于分析目标免疫路径,获得潜在免疫毒性机制信息,阐述危害识别的基因转录改变。暴露于有机锡化合物三丁基氧化锡(tributyltin oxide, TBTO)的大鼠和小鼠都会出现胸腺萎缩,但其基因表达改变的方式存在物种差异。经 TBTO 处理后,小鼠胸腺细胞增殖被抑制,细胞表面决定因素、TCR 链以及细胞增殖相关的基因表达下调,参与脂质代谢的核受体也受到影响;而大鼠胸腺中仅有少数基因表达发生改变,肝脏中基因改变明显。脾脏中含有来自胸腺、骨髓和淋巴结的免疫细胞,这些免疫细胞发挥重要的免疫功能。通过检测脾脏可以明确外周血淋巴细胞的改变,该细胞与机体的免疫反应相关。外周血很容易从啮齿类动物和人体内获得,因此可以进行不同物种间的比较,或者单个物种不同时间点的比较。脾脏中的 T 细胞依赖抗体形成细胞反应被认为是预测免疫毒性最有效的方法,准确率高达 78%。

六氯苯(hexachlorobenzene, HCB)处理后的棕色挪威大鼠的基因芯片分析显示,脾脏是发生变化最明显的器官,说明脾脏是六氯苯的靶器官,其转录组学分析显示,与颗粒细胞和巨噬细胞相关的基因表达增加,与系统炎症反应相关的基因表达也增加。这些基因改变伴随氧化应激和急性期反应相关基因的变化。BALB/C 小鼠铅暴露 21 天后,其淀粉酶、肽酶和脂肪酶的基因表达和酶活性均显著增加,且凋亡、B 细胞分化、Ⅱ型辅助性 T 细胞(Th2 细胞)发育及血红素调控抑制相关基因表达同样增加。由此可见,铅可诱导 Th2 细胞调节的自身抗体的产生,并通过阻断整体 mRNA 转录来抑制红细胞生成。

1.4.2.2　miRNA 和 siRNA 的检测

miRNA 是由特定基因表达的非编码小分子 RNA,siRNA 来源于双链 RNA,由互补 RNA 碱基对组成。虽然产生过程不同,但是 miRNA 和 siRNA 都是结合到目标 RNA 序列上,抑制 RNA 翻译或诱导其分解,最终阻止或减少蛋白的合成。miRNA 可以调控多个信使 RNA,一些 miRNA 负向调控免疫功能,如 miR-223;而另一些 miRNA 则增强免疫系统功能,如 miR-301a。miRNA 和基因表达数据的结合对于毒性机制分子标志物的筛选具有重要意义。

最近有研究利用 miRNA 芯片比较分析小鼠和人类的胸腺细胞群,发现两者的 miRNA 谱图不同。地塞米松和脂多糖处理后小鼠胸腺 miR-150 表达上调,NOTCH 家族受体在 T 细胞分化过程中发挥重要作用,NOTCH3 是 miR-150 作用的靶标之一。在 T 细胞成熟过程中,miR-150 表达上调可抑制 NOTCH3 的表达,表明 miRNA 可改变 T 细胞的分化。miR-181a 在正常 CD4$^+$ 和 CD8$^+$胸腺细胞中表达含量很高,该 miRNA 的靶标基因与 TCR 信号调节以及 T 细胞对自身抗原抵抗性相关,miR-181a 减少可导致自身免疫性反应 T

细胞增多。与 miR-150 相反,当鼠胸腺细胞经过脂多糖或地塞米松处理后,miR-181a、miR-181b 和 miR-181d 的表达下调,脂多糖可特异性抑制 CD4$^+$和 CD8$^+$胸腺细胞中 miR-181a 和 miR-181b 的表达。转基因 miR-181a/b$^{-/-}$ C57BL/6 J 小鼠的 CD4$^+$和 CD8$^+$胸腺细胞的 TCR 信号减弱,TCR 功能改变,凋亡增加,外周造血细胞群发生改变,磷酸酶和张力蛋白表达水平上调。有研究表明 TCDD 可下调 78 个 miRNA 的表达,这些 miRNA 与细胞凋亡、细胞生长和繁殖、细胞死亡、细胞周期及炎症等相关。目前尚无 TCDD 对胸腺 TCR 通路相关基因以及 T 细胞分化直接影响的证据,而 TCDD 可改变与 T 细胞信号转导、信号受体及凋亡相关 miRNA 的表达。

1.4.2.3 转录组测序

转录组测序(RNA 测序,RNA-Seq)作为一种新的高效、快捷的转录组研究手段正在改变着人们对转录组的认识。RNA-Seq 利用高通量测序技术对组织或细胞中所有 RNA 反转录而成的 cDNA 文库进行测序,通过统计相关读段(reads)数目计算出不同 RNA 的表达量,发现新的转录物;如果有基因组参考序列,可以把转录物映射回基因组,确定转录物位置、剪切情况等更为全面的遗传信息。该技术能够在单核苷酸水平对任意物种的整体转录活动进行检测,在分析转录物的结构和表达水平的同时,还能发现未知转录物和稀有转录物,精确地识别可变剪切位点以及编码区内单核苷酸多态性(coding single nucleotide polymorphism, cSNP),提供更为全面的转录组信息。相对于传统的芯片杂交平台,RNA-Seq 不需要预先针对已知序列设计探针,即可对任意物种的整体转录活动进行检测,提供更精确的数字化信号、更高的检测通量以及更广泛的检测范围,是目前深入研究转录组复杂性的强大工具。

1.4.2.4 蛋白质组学分析

蛋白质组学相比于基因组学和转录组学更加复杂和多元化。每一个不同的蛋白质从翻译之后开始,便拥有无数种被化学修饰的可能(即被称为翻译后修饰)。许多蛋白质都会被添加含碳氢元素的基团,同时其他蛋白质也会被磷酸、乙酰、甲基等基团修饰。基团修饰后随之而来的便是具有巨大的复杂性、多样性和异质性的基因产物。尽管基因组是静态的且 mRNA 水平随着时间改变,但蛋白质组学是动态的且由于细胞之间不同的基因表达与翻译后修饰,它的模式也可以是千变万化的。蛋白质分子是细胞生命功能的直接执行者,因此基于蛋白的生物标志物便能够将表型与生物效应直接联系起来。

有研究利用蛋白质组学和磷酸化蛋白质组学技术分析鼠类淋巴母细胞 T 细胞暴露于有机锡化合物(TBTO)的毒作用机制及效应,研究发现 TBTO 可下调维持细胞骨架结构和完整性、RNA 拼接、蛋白翻译以及细胞增殖相关蛋白的表达。磷酸化蛋白质组学分析发现,TBTO 可改变能量平衡和蛋白翻译相关磷酸化多肽水平,以及下调调控细胞周期的磷酸化多肽水平。将蛋白质组学和磷酸化蛋白质组学研究结果进行比较发现,能量平衡调控子发生了去磷酸化,而细胞骨架蛋白的磷酸化状态未改变。基因组学研究发现,TBTO 可通过诱导钙信号和 C/EBP 同源蛋白(CHOP)调节的内质网应激反应,导致 T 细胞激活,随后出现凋亡;同时,TBTO 可特异性下调氧化磷酸化;转录组学研究也验证了 TBTO 可以诱导氧化应激以及内质网应激、活化钙信号通路。蛋白质组学为探讨细胞功能和信号网络在翻译后水平的变化提供了技术平台,可为早期诊断标志物和潜在治疗靶标提供参考。

基因组和蛋白质组学方法的结合可以更广泛地评价外源化学物从基因转录水平到蛋白质功能水平的毒性。完善的多组学策略和生物信息学分析可提供完整的化学物质毒作用谱图,该谱图有助于了解免疫毒性机制和免疫效应,为外源化学物的安全评价和防控提供参考依据。

1.4.3　动物模型试验

上述免疫学方法和分子生物学方法都可能用到实验动物,但这里说的动物模型是指经过基因修饰(gene modification),或者"先天"缺少某些基因而有特殊遗传特征的各种实验动物。基因修饰一般是通过转基因(transgene)技术实现的。

1.4.3.1　转基因动物

转基因动物(transgenic animal)是指在其基因组中整合有外源性基因的动物,一般是通过重组 DNA 技术,在基因组中随机插入一段新的 DNA 片段或将其作为特殊靶基因的方法建立的。广义地说,任何在其基因组中带有外加的或改变了的基因的动物都可称为转基因动物。但是,转基因动物通常是指带有随机插入基因的动物,而不包括在预知靶位点上有基因改变的动物。在靶位点引起基因突变,往往导致某种基因功能的丧失,这种突变称为基因敲除(gene knock out),而基因敲入(gene knock in)则是在靶位点上引进特定的突变或外源基因。

虽然目前转基因动物在免疫毒理学中的应用还很有限,但却有广阔的应用前景,可以为外源化学物的免疫毒性检测和免疫毒作用机制研究提供重要工具。例如,利用转基因技术可以建立对免疫毒物更为敏感的动物模型,用于免疫毒性的筛检和试验;通过对某个或某些目的基因的上调或下调、基因敲除或基因敲入,可以了解这些基因在免疫应答中的作用机制,或外源化学物的免疫毒作用机制;将一个或几个人的基因转入实验动物基因组,用这样的"人源化"转基因小鼠或大鼠进行免疫毒性试验,更加有利于试验结果的外推。

现在国内外已有多家研究机构和公司研究和生产各种转基因和基因敲除动物,许多模型动物已经商业化,可以直接向这些单位购买,也可以根据自己研究的需要,请他们帮助建立特殊的转基因和基因敲除动物。国外一些研究机构已经建立了转基因动物目录数据库,数据库信息可以通过国际互联网查询。

值得注意的是,人工转入的基因产物与内源性基因产物蛋白或多肽分子可能存在差异,两者介导的免疫学效应也可能并不完全相同。因此,虽然转基因动物可以作为免疫毒性检测和机制研究的重要工具,但并不能完全替代用常规方法进行的免疫毒性试验。

(1)转基因动物与免疫抑制:当前,已通过改变宿主抵抗力建立了易发生感染或肿瘤的转基因动物模型。例如,有一种与 HLA-B27 疾病相关的转基因大鼠模型,这种动物容易出现胃肠道、外周和脊柱关节、雄性生殖道、皮肤、指甲和心脏等多器官部位的感染,可以用于抗感染免疫方面的研究。多氯联苯、TCDD 等多卤代芳烃的免疫毒性主要经细胞质 AHR 介导,TCDD 是 AHR 的高效诱导物,极低剂量的 TCDD 就可以活化 AHR,引起免疫抑制和胸腺萎缩,减少胸腺未成熟淋巴细胞的增殖和分化。AHR 基因敲除小鼠对 TCDD 诱导的胸腺细胞毒性具有耐受性,对 TCDD 引起的骨髓 B 细胞成熟和分化抑制也有保护作用。

(2)转基因动物与超敏反应:已有研究者建立过表达细胞因子的转基因动物模型。因 Th1 细胞因子(IL-2、IFN-γ 等)与Ⅳ型超敏反应关系密切,而 Th2 细胞因子(IL-2、IL-5 等)与抗原依赖的超敏反应关系密切,在检测外源化学物不同超敏反应中可以用偏重 Th1(C57BL/10)或 Th2(BALB/C)品系的小鼠。例如,IL-4 转基因小鼠,因为能产生更多 IgE,所以被认为能更迅速、更强烈地产生超敏反应。IL-5 转基因小鼠会出现嗜酸性粒细胞过度增多症,有助于研究药物引起的与嗜酸性粒细胞过度增多相关的超敏反应。相反,IFN-γ 转基因小鼠有助于研究细胞介导的超敏反应,因为该小鼠肥大细胞和嗜碱性粒细胞增多,预测过敏性药物反应的假阳性率会增加。

(3)转基因动物与自身免疫:一些转基因动物或基因敲除动物容易出现糖尿病、肾小球肾炎等自身免疫病,可以用其来研究此类疾病的发病机制。例如,一种 3A9 TCR 转基因小鼠,其 T 细胞能够识别 MHC-Ⅱ类基因 IA(k)分子结构上的母鸡蛋白溶菌酶(hen egg-white lysozyme, HEL)多肽,与可以通过大鼠胰岛素启动子表达 HEL 蛋白的 ILK3 小鼠交配,其后代 3A9×ILK3 小鼠出生20 周后 64%可出现自发性自身免疫性糖尿病。用这种小鼠进行研究发现,胰岛自身多肽-MHC 复合物的局部浓度是活化自身反应性 CD4 T 细胞,诱发自身免疫反应的决定因素。含编码流感血凝素转基因和与 I~E(d)相关的血凝素多肽特异性的 TCR 的小鼠可以自发产生胰岛素依赖型糖尿病(insulin-dependent diabetes mellitus, IDDM),通过观察这种双重转基因小鼠 IL-4α 基因野生型和突变型子代 IDDM 的发生率,可以了解 IL-4α 基因在 IDDM 发病机制中的作用。结果发现,IL-4α 基因野生纯合子 8/11 小鼠于第 8 周出现高血糖,而 IL-4α 基因突变纯合子小鼠只有 1/16 的概率出现高血糖,后者维持正常血糖的时间和存活时间都大大超过前者,说明 IL-4α 基因可以保护小鼠免得自身免疫性糖尿病。但是,到目前为止还很少有利用转基因动物模型检测外源化学物诱发自身免疫病的研究报道。

1.4.3.2　先天性免疫缺陷动物

除了人工基因修饰的转基因动物和基因敲除动物外,一些先天缺少某些基因而有特殊遗传特征的实验动物也是免疫毒理学研究的重要工具。典型的例子是重症联合免疫缺陷(severe combined immunodeficiency, SCID)小鼠,其由美国博斯马(Bosma)于 1980 年首次发现,这是一种近交系 CB-17/Icrj 的自发突变体,在第 16 号染色体上含有隐性突变基因。其因骨髓早期前体细胞发育受阻,造成 T 细胞和 B 细胞同时缺失,表现为低 γ 球蛋白血症、低淋巴细胞血症、淋巴结内生发中心消失、脾动脉周围细胞鞘和淋巴结副皮质区缩小、淋巴细胞减少等。SCID 小鼠因为没有 T 细胞和 B 细胞功能,不能产生免疫应答和免疫排斥反应,所以是接受外源移植物的理想宿主。

将人的免疫细胞移植到这种小鼠体内,可在一定程度上获得人的免疫功能。例如,移植人外周血淋巴细胞的 SCID 小鼠可以产生人免疫球蛋白产物和二次抗体反应。共同移植人胚胸腺和肝组织碎片的 SCID 小鼠,可见植入的人胸腺体积增大,血管形成,胸腺大小、结构和抗原分布与相匹配年龄的正常人胸腺基本相同。在移植的人胚胸腺组织中可见人类胚胎干细胞定向分化,并在小鼠外周血中发现表型成熟、具有活性功能的人类 T 细胞。这种人源化的SCID-hu 小鼠模型可用于研究外源化学物的胸腺毒性和免疫抑制作用。例如,有研究发现 Wistar 大鼠和 SCID-hu 小鼠同时接触 1 mg/kg、5 mg/kg、25 mg/kg 的 TCDD,4 天后观察正常大鼠胸腺和移植人胸腺的组织病理学改变,发现正常大鼠胸腺和移植人胸腺皮质都出现剂量依赖性萎缩,用气相色谱法分析两种胸腺组织中 TCDD 的浓度也基本相似。说明人胸腺是 TCDD 的靶器官,而且大鼠胸腺和人胸腺对 TCDD 的敏感性相接近。由于人胸腺被移植在小鼠肾包膜下,其血流和毒物动力学可能与正常胸腺不同从而影响试验结果。因此,在试验中需要设立 SCID - hu 小鼠模型(由大鼠胚胎胸腺和肝组织碎片移植到 SCID 小鼠内形成),即应同时观察完整的正常大鼠、SCID 小鼠和 SCID - hu 小鼠三种动物。

此外,还有 B 细胞缺陷动物模型和 T 细胞缺陷动物模型。前者表现为免疫球蛋白缺失,但细胞免疫正常。例如,CBA/N 小鼠起源于 CBA/H 品系,为 X -染色体隐性遗传,其基因符号为 *xid*。纯合型雌鼠(*xid/xid*)和杂合型雄鼠(*xid/y*)对 II 型抗原(非胸腺依赖性抗原)以及双链 DNA 等没有反应。对胸腺依赖性抗原缺乏抗体反应,IgG3、IgM 低下。如果移植正常鼠的骨髓到 *xid* 宿主,B 细胞缺失可得到恢复。而将 *xid* 鼠的骨髓移植到受射线照射的同系正常宿主,其仍然表现为不正常的表型。T 细胞缺陷动物的胸腺分泌淋巴细胞缺陷,导致细胞免疫功能丧失,表现为毛发缺乏和胸腺发育不全。1966 年,在苏格兰发现一种自发无毛的变种小鼠,该鼠生长不良,繁殖力低下,易发生严重感染,进一步观察发现胸腺缺失,遗传检查为常染色体隐性遗传。这种动物能接受同种或异种组织移植,包括免疫组织。现已有多种遗传性无胸腺动物,如裸小鼠、裸大鼠、裸豚鼠和遗传性无脾脏小鼠等,这些动物模型也可以用于免疫毒理学研究。

上述遗传缺陷的动物模型在免疫毒作用机制研究方面有其特殊的优势,而当这些动物模型用来进行免疫毒理学评价时,应该关注它们与正常动物之间可能存在的差异,如剂量效应、作用时间、毒物动力学和其他影响毒作用的因素。还需要了解移植的细胞及其功能是否与正常细胞完全一致,某种具体的模型是否适用于化学物质的免疫毒性检测,如果可以,那么它们与传统的动物模型相比,其敏感性、预测价值、费用等方面是否相同或更有优势等。

1.5　小　　结

当前,世界范围内越来越强调外源化学物对生物体的安全性评估,尤其是食品安全领域和环境安全领域,而在安全性评估中免疫毒理学也发挥着越来越重要的作用。然而,迄今,不同国家和地区在评估外源化学物的免疫毒性仍缺乏统一指南,建立免疫毒理学敏感性评价方法和评价程序显得尤为重要。

参考文献

BOSMA GC, OWEN J, EASTON G, et al., 1980. Concentration of IgG1 and IgG2a allotypes in serum of nude and normal allotype-congenic mice. J Immunol, 124(2): 879 - 884.

BOU ZERDAN M, MOUSSA S, ATOUI A, et al., 2021. Mechanisms of immunotoxicity: stressors and evaluators. Int J Mol Sci, 22(15): 8242.

DAVID D CHAPLIN, 2010. Overview of the immune response. J Allergy Clin Immunol, 125(2 Suppl 2): S3 - S23.

DIETERT RR, DEWITT J, 2010. Developmental immunotoxicity (DIT): the why, when, and how of DIT testing. Methods Mol Biol, 598: 17 - 25.

DIETERT RR, LEE JE, BUNN TL, 2002. Developmental immunotoxicology: emerging issues. Hum Exp Toxicol, 21(9 - 10): 479 - 485.

FDA, 2002. Guidance for Industry Immunotoxicology Evaluation of Investigational New Drugs. (2024 - 01 - 10) [2002 - 10 - 16].https://www.govinfo.gov/app/details/FR-2002-11-01/02-27883/summary.

GALBIATI V, MITJANS M, CORSINI E, 2010. Present and future of *in vitro* immunotoxicology in drug development. J Immunotoxicol, 7(4): 255 - 267.

GERMOLEC D, LUEBKE R, ROONEY A, et al., 2017. Immunotoxicology: a brief history, current status and strategies for future immunotoxicity assessment. Curr Opin Toxicol, 5: 55 - 59.

HASTINGS KL, 2002. Implications of the new FDA/CDER immunotoxicology guidance for drug. International Immunopharmacology, 2(1): 1613 - 1618.

HESSEL EV, TONK EC, BOS PM, et al., 2015. Developmental immunotoxicity of chemicals in rodents and its possible regulatory impact. Crit Rev Toxicol, 45(1): 68 - 82.

HOLSAPPLE MP, 2003. Developmental immunotoxicology testing: a review. Toxicology, 185(3): 193 - 203.

HOUSE RV, 2001. Cytokine measurement techniques for assessing hypersensitivity. Toxicology, 158 (1 - 2): 51 - 58.

KARMAUS PWF, KARMAUS AL, 2018. Challenges for integrating immunotoxicology into the twenty-first-century toxicology testing paradigm. Methods Mol Biol, 1803: 385 - 396.

LOVIK M, 1997. Mutant and transgenic mice in immunotoxicology: an introduction. Toxicology, 119 (1): 65 - 76.

LUSTER MI, GERBERICK GF, 2010. Immunotoxicology testing: past and future. Methods Mol Biol, 598: 3 - 13.

OBTUŁOWICZ K, 2011. Immunotoxicology —— new medical science. Przegl Lek, 68(8): 471 - 474.

THOMAS PT, 1998. Immunotoxicology: hazard identification and risk assessment. Nutr Rev, 56(1): S131 - S134.

(邹旋,陶功华)

第2章
职业免疫毒性

2.1 引　言

20世纪初,人们逐渐意识到职业健康和医学的重要性,1908年美国伊利诺伊州成立伊利诺伊州职业病委员会,这是美国第一个职业病研究机构,主要研究职业性疾病和工业金属及化合物对人体健康的影响。该委员会成立的目的是为州和联邦健康委员会调查职业病问题,研究诸如苯胺染料、一氧化碳、汞、四乙基铅、镭、苯、二硫化碳和硫化氢气体等职业危害因素对从业人员健康的影响,开创了美国职业流行病学和工业卫生学,并为政府制定医疗改革方案和相关法律法规,保障职业人群的健康。职业人群在工作过程中可能会接触到生物、化学、物理等有害因素,而皮肤和肺脏是最常见的两大靶器官。截至2023年8月21日,美国化学会(American Chemical Society, CAS)登记注册的化学物质已达到2.74亿种,PubChem数据库收录了1.15亿种化合物,每年估计又有2 000种新增化合物,约超过1 300万人存在化学物质职业暴露风险,诱发多种疾病,危害人体健康和损害工作能力,造成重大经济损失,包括生产率下降、医疗花费增加和因病失业等,美国每年因此造成的经济损失高达10亿美元,其中免疫系统疾病是最常见的职业疾病之一,包括炎症、过敏、呼吸系统疾病、自身免疫病或其他免疫功能紊乱。

随着科学技术的发展、相关法律法规的制定及政府对人类健康的日益关注,越来越多的机构致力于减少或消除职业相关化学物质的危害,降低疾病和伤残发生。在对职业化学物质进行管制前,必须先确定其潜在职业危害,了解其毒性。为此,国家毒理学计划(National Toxicology Program, NTP)旨在通过开发建立现代毒理学和分子生物学技术进行职业化学物质的健康风险评估。NTP坚持用客观、科学的方法解决毒理学关键问题,并致力于采用最优的科学设计和实施方案。通过正式的公开提名和挑选程序,开展潜在化学物质的调查,通常列入该计划的化学物质包括两类:① 根据人类暴露程度被高度关注的可能产生健康危害的化学物质;② 可能有毒且毒理学数据存在较大差异、需继续研究有助于评估其人类健康风险的化学物质。NTP 不断发展和应用科学前沿新技术,并负责向监管机构和其他相关健康研究团体提供所需的研究数据。NTP 在公共卫生政策制定方面发挥重要作用。

目前工作场所有害化学物质的吸入暴露关注度较高,呼吸道接触的评估策略和方法发展较迅速,而皮肤接触的评估方法相对缺乏,迄今仍未设定皮肤接触职业接触限值(occupational exposure limit, OEL)。与皮肤渗透相关风险的化学品设立皮肤标记,作为警示因皮肤渗透和吸收暴露而增加全身毒性风险。美国国家职业安全卫生研究所(National Institute for Occupational Safety and Health, NIOSH)设立了 142 种皮肤符号用于化学品标记;美国劳工部职业安全与健康管理局(Occupational Safety and Health Administration, OSHA)在指南中列出了 159 个标记,超过 219 种化学品由美国政府工业卫生学家会议(American Conference of Governmental Industrial Hygienists, ACGIH)设立了皮肤标记。皮肤标记主要传递的是化学物质经皮肤吸收的可能性信息,且不同机构设立的标准不统一,存在许多局限性。2009 年,NIOSH 发布了一项策略:NIOSH – SK(皮肤标记)简介,该简介采用独特的分层方法,提供有关全身和直接影响的信息,包括皮肤吸收、腐蚀性、刺激性和致敏性,以及特定化学物质的全身毒性,并最终确定该物质的潜在危害或因皮肤暴露产生不良健康影响的风险。NIOSH – SK 内容包括化学物质的理化特性、流行病学调查和毒理学研究数据,以及计算机分析数据(包括通过分析或数值方法的预测算法和数学模型)。NIOSH – SK 旨在告知职业工人、研究人员、雇主和潜在危险工作场所工人可能存在的皮肤接触化学物质的潜在健康危害,最终目的是保护工人减少皮肤接触危险化学品的可能。

职业暴露通常会对免疫系统产生不良影响。由于免疫系统的复杂性,识别诱发免疫毒性的试剂需要特定的检测。利用流行病学研究将化学物质暴露与人类免疫性疾病建立因果联系尚存在很大困难,开展免疫毒性测试显得尤为重要,经济合作与发展组织(Organization for Economic Cooperation and Development, OECD)、NTP、荷兰国家公共卫生及环境研究院(Rijksinstituut voor Volksgezondheid en Milieu, RIVM)、美国 FDA 和美国环保局等提出了多种不同的免疫毒性测试方法,多数为动物试验,也有利用人群开展不同免疫生物标志物的免疫验证试验。得出结论前,必须进行一系列免疫毒性的评估测试。越来越复杂的逐步分层测试方案已成功应用于识别和表征免疫毒性药物。第一层级测试是可疑免疫毒性化学物质的初步筛选分析;第二层级测试是确定化学物质的免疫靶点及其对宿主耐药性的影响;第三层级测试重点是确定化学物质的免疫毒性作用机制。这些测试旨在检测淋巴细胞亚群或细胞结构、血液学、组织病理学、免疫系统器官重量的变化,或评估免疫系统功能的改变。免疫毒性评估测试方案的制定一直是研究重点。

2.2　职业性免疫疾病

2.2.1　肺部疾病

2.2.1.1　工作相关性哮喘

工作相关性哮喘(work related asthma, WRA)包括职业性哮喘(occupational asthma, OA)和工作加重哮喘(work exacerbates asthma, WEA),被认为是工业化世界中最常见的工作相关肺部疾病。数百万人患有哮喘等过敏性疾病,其特点是免疫反应过度。Mapp 等报道成人哮喘高达 20% 是由职业因素引起的,其中约 90% 涉及免疫机制。哮喘可表现为喘息、胸闷、气短和咳嗽,严重会致残或死亡。认识到潜在的危险与工作有关的过敏和哮喘通常可以预防,或将其影响降至最低。职业性哮喘是由工作环境引起的哮喘,通常分为过敏性(致敏性)职业性哮喘和刺激性(非过敏性)职业性哮喘。过敏性职业性哮喘是由职业性过敏原(低分子量和高分子量)引起的,在症状开始之前有一个潜伏期。刺激性职业性哮喘包括急性发作形式——反应性气道功能障碍综合征(reactive airway dysfunction syndrome, RADS)和延迟发作形式,前者在单次高剂量(通常是意外)暴露后 24 h 内开始,后者在反复低水平暴露数天到数月后发生。工作相关性哮喘的诊断很困难,职业性哮喘的诊断指南主要依赖于肺功能检查(pulmonary function test, PFT),包括特异性吸入激发(specific inhalation challenge, SIC)测试、连续呼气流量峰值(peak expiratory flow, PEF)测量、乙酰胆碱激发测试或其他诊断测试,如皮肤点刺试验(skin prick test, SPT)和血清学抗体评估。与哮喘症状相关的完整临床资料和患者的职业史对于诊断是必要的,即使结合诊断试验,也很难确定工作相关性哮喘的具体类型。认为遗传学可能在这些疾病的发生发展中发挥重要作用。

目前已知超过 400 多种登记在册的职业化学物质与工作相关性哮喘有关,并且存在于各行各业,如面包房(小麦、谷物和酶)工作者、医护工作者(乳胶和灭菌剂)、实验室工作者(动物蛋白质、酶或其他试剂)、制造业工作者(二异氰酸酯)、电子工作者(胺、丙烯酸胶)、木工(木屑和甲醛)、金属工人(复合铂盐、镍、钴、铬化合物)、美发师和美容师(杀菌剂、丙烯酸酯、过硫酸盐)。根据工作相关的肺部疾病监测系统,职业化学物质按疾病发生率排列:杂项化学品和材料(21%)、清洁材料(17%)、矿物和无机粉尘(16%)、热解产品(12%)、室内空气污染物(10%)、霉菌(7%)、植物和树木材料(6%)、人体工程学(5%)、溶剂(4%)和动物/昆虫材料(3%),由此可见引起职业性哮喘和工作相关性哮喘的最高比例来自杂项化学品和材料、清洁材料、矿物和无机粉尘。所有类别物质都有可能诱发工作相关性哮喘,但具体类型尚未分类,进一步说明了诊断这些疾病的难度。动物模型通常用于识别可能导致哮喘的物质的危害,然而尚未有标准化验证方法。

(1)过敏性职业性哮喘:大多数职业性哮喘已被确定为免疫性疾病,但职业性哮喘发病机制仍是免疫毒理学的研究热点。诱发过敏性职业性哮喘的药物分为高分子量药物或低分子量药物[高分子量(high molecular weight,HMW)>5 kDa;低分子量(low molecular weight,LMW)<1 kDa],分子量大小是其致敏的重要因素之一,在致敏机制中发挥重要作用。蛋白过敏原属于高分子量,具有免疫原性,高分子量过敏评估通常采用特异抗体(如 IgE 或 IgG)检测,还可通过皮肤点刺试验或免疫分析进行暴露个体的筛查。这些检测虽可判定多数重组蛋白质的致敏性,但当有多种蛋白质混合存在,且不同个体对不同蛋白质的敏感性不同,这种情况下识别可疑过敏原存在困难。低分子量过敏原诱发职业性哮喘机制研究较少,并不总产生特异性抗体。二异氰酸酯是一种已被证明可诱发过敏性哮喘的化学物质,有报道二异氰酸酯特异性 IgE 的哮喘诊断敏感性较低,其中哮喘患者的 25%~35% 和非哮喘暴露工人的 2%~6% 具有可测量的二异氰酸酯特异性 IgE。此外,暴露哮喘患者的 32%~68% 和暴露非哮喘工人的 8%~15% 检测到二异氰酸酯特异性 IgG。动物研究也表明,二异氰酸酯暴露后特异性 IgE 升高。然而,与二异氰酸酯的研究结果相反,三甲酸酐(trimellitic anhydride,TMA)特异性 IgE 和 IgG 已被证明可以预测暴露后患有或将发生免疫介导呼吸道疾病的受试者(人类和动物)。以上研究提示,需要进一步开发标准化方法对可能导致职业性哮喘的低分子量药物进行评估。

1)高分子量职业性哮喘:广泛存在于各行各业,其中高风险职业包括农民、食品生产和面包店工人、印刷工人、实验室工作人员、制造业个人和卫生保健工作者。2000 年,估计 6%~17% 的卫生保健工作者患有乳胶过敏症,乳胶手套是最常见的过敏原,但其他乳胶制品如导管、氧气面罩、注射器等也会诱发乳胶过敏。乳胶含有蛋白质、脂质和氨基酸。吸入和皮肤直接接触手套粉是常见的暴露方式,致敏发生率取决于手套和空气乳胶过敏原的含量。虽然乳胶中所有潜在过敏原尚未被完全描述,但已经确定了 15 种过敏原(Hevb1～Hevb15),Hevb5、Hevb6 和 Hevb7 被确定为最常见的职业乳胶过敏原。某些乳胶过敏原与来自鳄梨、香蕉、猕猴桃、番茄和芒果等食物中的植物衍生蛋白共享 IgE 表位,并可发生交叉反应。这种现象被称为乳胶-水果综合征。除了经常接触乳胶外,皮肤损伤、特异性和遗传等其他因素也可影响个体对乳胶过敏的易感性。皮肤损伤破坏皮肤屏障,导致乳胶蛋白渗透增加,<1% 的天然橡胶乳胶蛋白能够穿透完整皮肤,而 23% 的乳胶蛋白能够穿透破损皮肤。特异性个体产生乳胶特异性 IgE 风险增加,致敏率为 3%~9.4%。乳胶过敏最常表现为职业性哮喘,但同时也会有荨麻疹、鼻炎、结膜炎、变应性接触性皮炎(allergic contact dermatitis,ACD)和其他过敏性反应等其他疾病的症状。过敏性疾病(主要是变应性接触性皮炎)可能是由于暴露于乳胶产品制造过程中添加的低分子量化学物质引起的。

面粉是常见高分子量过敏原之一。面包师哮喘是职业性哮喘最常见的形式之一,大多数研究表明,60%~70% 的面包师患有与工作场所相关的呼吸问题,其中小麦和黑麦面粉蛋白是过敏原。面包业中使用的主要谷物是小麦,小麦粉已被确定含有至少 40 种过敏原,这些过敏原已被证明会对接触的工人造成不良的健康影响。面粉粉尘通常含有在面团改良中起重要作用的各种其他成分,如各种酶(α-淀粉酶、纤维素、半纤维素、麦芽酶)、添加剂(面包酵母、蛋白粉、奶粉、糖)、调味品、香料和化学成分(防腐剂、抗氧化剂、漂白剂)。α-淀粉酶(添加以改善烘焙特性)、硫氧还蛋白、普通脂质转移蛋白和丝氨酸蛋白酶抑制剂是与面包师哮喘相关的主要因素,研究发现,α-淀粉酶抑制剂 Tri a 28 和 Tri a 29.01 的特异性 IgE 量最高。发生不良健康后果的风险与粉尘暴露水平密切相关。经鉴定,美国面包师的发病率明显高于预期,当暴露于浓度为 2~5 mg/m³ 的粉尘时,面包师会出现咳嗽、喘息和与哮喘相关的呼吸短促。

与动物接触也会出现过敏反应,这类人群包括动物饲养设施工作的技术人员、饲养员、兽医和研究人员等。动物研究中广泛使用小鼠和大鼠等啮齿类动物,实验动物技术员出现过敏反应人数在增加,据估计 5%~8% 的人有实验动物过敏,近年来过敏率增至 23%。动物尿液是过敏原的主要来源,而动物皮屑、毛发、唾液和血清也存在过敏原。

2) 低分子量职业性哮喘：与高分子量过敏原类似，几乎每个职业都存在暴露于低分子量过敏原的可能性。甲苯二异氰酸酯(2,4 - tolylene diisocyanate, TDI)是最常见的低分子量化学品之一，常用于汽车工业和聚氨酯泡沫生产以及油漆以及弹性体和涂料的制造，已被证明可诱发职业性哮喘，除职业性哮喘外，暴露于 TDI 也可导致鼻炎和变应性接触性皮炎。与职业性 TDI 接触相关的职业性哮喘发病率高达 5.5%。虽然目前尚不清楚暴露的确切数字，但 NIOSH 估计每年有 280 000 名美国工人可能接触 TDI，由于工业使用量增加，这一数字可能有所增加。TDI 主要通过呼吸道吸入和皮肤接触进入人体。通过检测血浆和尿液中的 TDI 加合物可证实工人的暴露；甲苯二胺为一种 TDI 的水解产物，已在暴露工人的血浆中作为暴露标志物进行测量。工作场所使用的是混合 TDI，且缺乏明确的暴露数据，因此很难监测和控制职业 TDI 暴露。尽管有关 TDI 暴露的文献报道，暴露水平的降低可使 TDI 诱发哮喘的病例明显减少，但由于难以进行适当的人体研究以及在人体和小鼠模型之间观察到有差异，TDI 致敏反应很难完全描述。目前 TDI 诱导的职业性哮喘的临床发病机制尚未完全了解。TDI 特异性 IgE 检测在鉴别致敏和哮喘中存在争议，在 TDI 过敏的小鼠模型中的 IgE 与人类患者中的 IgE 不一致，TDI 特异性 IgE 可作为预测工具，但 TDI 哮喘患者中未检测到 TDI 特异性 IgE。不依赖 IgE 的致敏可能是 TDI 过敏发病机制之一。进一步了解 TDI 致敏机制将有助于制定与 TDI 致敏和哮喘相关的适当的风险识别策略和治疗靶点。

职业安全与健康标准设定的空气中 TDI 职业接触最大容许浓度为 0.02 ppm*，2.5 ppm 被认为对生命和健康有直接风险。根据实验数据和人类健康研究(包括影响和暴露)风险评估来设定限值，包括致癌、入口刺激和全身效应。由于数据有限和致敏反应的复杂性，职业接触限值不足以保护工人免受化学品致敏反应。职业接触限值的限制设定面临几个关键挑战：① 如何选择过敏原或激发原；② 过敏反应的时间因素，个体对致敏的敏感性不同；③ 不同暴露途径的检查。即使接触极低水平的 TDI(低于可接受的职业接触限值)也可能会引起症状，使得调整职业接触限值变得极其困难。在吸入 1~5 ppb TDI 后，敏感工人也会出现哮喘反应，而该浓度等于或低于当前 ACGIH 时间加权平均阈限值(threshold limit value-time-weighted average, TLV - TWA)的设定值 5 ppb。预防过敏发生是监管的理想策略，早期诊断和及时停止接触过敏原是现实可行的结果。除 TDI，其他低分子量化学物质包括酸酐(邻苯二

---

* 1 ppm = M/22.4 mg/m³(M 为气体分子质量)，1 ppb = 1/1 000 ppm。

甲酸酐、马来酸酐）、丙烯酸单体、复合铂盐、金属（镍和铬）、杀菌剂（戊二醛和氯己定）、苯酚-甲醛树脂、过硫酸盐和脂肪族胺等也被报道为导致过敏性职业性哮喘的常见制剂。大多数与过敏性疾病相关的低分子量化学物质都与变应性接触性皮炎有关，但只有很小一部分与职业性哮喘有关。由于低分子量诱发职业性哮喘的临床特征以及该疾病免疫机制相关知识的缺乏，目前还没有有效的方法来识别可以导致职业性哮喘的危险低分子量化学物质。

（2）刺激性职业性哮喘：是由一次大剂量暴露或低剂量长期慢性暴露引起的。现已证明多种试剂可以导致刺激性职业性哮喘，其中包括酸、清洁剂、氨、柴油废气、氯、水泥、焊接烟雾、建筑粉尘、溶剂、二氧化硫、喷漆和四氧化二氮。这类哮喘与获得性免疫无关，主要与上皮细胞损伤和支气管壁炎症改变以及淋巴细胞浸润有关，是由高水平刺激引起，"反应性气道功能障碍综合征"一词于 1985 年首次使用，其诊断标准包括：① 排除先前的呼吸道疾病；② 在明显的单次、极高（通常是意外）暴露后 24 h 内出现哮喘样症状，症状持续至少 3 个月；③ 肺活量测定和（或）记录气道高反应性方面与哮喘相一致的客观变化。不符合反应性气道功能障碍综合征标准的，但因暴露于较低浓度的化学物质引起的刺激或症状延迟哮喘患者被归类为刺激性职业性哮喘，如2001 年世界贸易中心倒塌后导致的刺激性职业性哮喘（不属于反应性气道功能障碍综合征）。在急救人员和清理人员中可观察到刺激物诱发哮喘的一个显著特点是症状发作缓慢和临床诊断延迟，工人吸入高浓度的碱性氧化钙粉尘，吸入数周后才会诱发哮喘样症状。过敏性致敏剂的药物（谷物、二异氰酸酯、三甲酸酐和铂盐）也可引起刺激性职业性哮喘。有学者认为，初始暴露量非常高的刺激物也可以引发致敏作用。

（3）工作加重哮喘：又称工作加重性哮喘，是指在工作中加重但最初并非由工作场所环境条件引起的哮喘。大多数工作加重哮喘患者经历工作时症状加重，远离工作症状改善，和（或）需要增加哮喘药物的使用以治疗因工作场所暴露导致的哮喘加重。工作加重哮喘很常见，影响着约 21.5% 的成人哮喘患者。工作加重哮喘的诊断基于以下标准：① 先前存在或并发哮喘；② 哮喘与工作有时间关系；③ 工作环境会加重哮喘；④ 职业性哮喘不列入诊断。在先前存在哮喘的前提下，在工作暴露之前，和（或）在工作中缺少特定增敏剂，连续的 PEF 记录的症状、药物需要量可支持工作加重哮喘诊断。已确定的诱发工作加重哮喘的因素包括氨、发动机废气、金属烟雾和灰尘、硅尘、矿物纤维、有机化学物质、温暖和潮湿的环境。灰尘和吸烟为常见诱发工作加重哮喘的因素。由于症状与职业性哮喘相似，工作加重哮喘的诊断和职业性哮喘相似。但对于那些在工作中同时出现哮喘和（或）在工作中接触过已知的致敏剂的患者来说，诊断往往比较困难。

2.2.1.2 过敏性肺炎

过敏性肺炎（allergic pneumonia）又称外源性过敏性肺泡炎，由反复吸入各种致敏物质引起，其特征是间质 T 细胞和巨噬细胞数量增加，可导致肺间质肺泡和终末细支气管出现炎症反应、肺泡壁破坏和肺组织纤维化。过敏性肺炎的急性期为小颗粒有机物引起的非特异性中性粒细胞性炎症过程。与过敏性哮喘不同，过敏性肺炎一般没有非特异性气道高反应性，也无黏液产生。过敏性肺炎的慢性症状与间质性肺炎、细支气管炎（主要是 CD8$^+$T 细胞）、肉芽肿以及肺泡和细支气管纤维化相关。已确定 200 多种与过敏性肺炎发生有关的物质，包括植物产品、动物产品、雾化微生物和化学品。职业暴露可能发生在农业、制造业、工业和办公环境中。多数是通过农业和工业环境接触产生过敏性肺炎，但也可见于家庭或办公室内因高热、高湿空气或空调系统导致的过敏性肺炎。高浓度和（或）长期暴露于过敏原的工人发生过敏性肺炎相对常见（5%~15%）。随着农业和工业的发展产生新的暴露途径，导致不同类型的过敏性肺炎和新的病因学出现。根据一项死亡率监测调查报告，1980~2002年报道过敏性肺炎的总死亡人数为 814 人，其中 68.4% 为男性。非特定过敏性肺泡炎、肺炎和非特定性有机粉尘引起的过敏性肺炎占所有过敏性肺炎死亡数的 55.5%，而农民占过敏性肺炎死亡人数为 37.3%，所有其他的过敏性肺炎亚型占过敏性肺炎死亡总数不到 8%。农民患过敏性肺炎的风险很高，因为他们可能接触到各种有机粉尘、动物蛋白、禽类蛋白、昆虫产品和蔬菜衍生物。制造业也是患过敏性肺炎的重灾区，由低分子量化学物质包括 TDI 和三甲酸酐导致的过敏性肺炎主要发生在油漆和环氧树脂制造业工人。接触微生物污染的雾化金属加工业的工人可能患过敏性肺炎。某些类型的过敏性肺炎可以通过早期诊断、离岗和服用药物以减轻症状，如果没有得到及时治疗或一段时间内没有得到有效控制，慢性炎症就会导致肺部出现不可逆性瘢痕，严重损害肺功能。目前，过敏性肺炎诊断技术包括高分辨率 CT、支气管肺泡灌洗和经支气管肺活检。

2.2.1.3 闭塞性细支气管炎

闭塞性细支气管炎（bronchiolitis obliterans，BO）是一种罕见但非常严重的疾病，可导致进行性和不可逆性气道阻塞。闭塞性细支气管炎的组织病理学提示,小气道上皮细胞和上皮下结构的损伤和炎症导致了过度的纤维增生。这是由于异常的组织修复,包括无效的上皮再生。闭塞性细支气管炎是接触有毒化学物质而导致呼吸道和终末细支气管损伤的结果,但也可能是移植手术和感染的结果。2000 年,在一家生产微波爆米花工厂的员工中发现闭塞性细支气管炎的病例,其中接受检查的 117 名工人患慢性咳嗽和呼吸短促的比例是预期的 2.6 倍,而诊断为哮喘和慢性支气管炎的是预期的 2 倍,这些工人的气道阻塞率是预期的 3.3 倍。直接参与微波爆米花生产的工人呼吸困难发生率更高。二乙酰是黄油调味品的一种成分,用于强化食品的风味和香气,存在于许多不同的食品中,包括蛋糕、饼干、椒盐卷饼、糖果和乳制品。二乙酰引起闭塞性细支气管炎病例已在各种食品制造业中被发现,包括调味尼古丁、饼干、牛奶巧克力和咖啡的生产制造。将接触黄油调味料二乙酰与闭塞性细支气管炎联系起来,动物吸入暴露研究进一步提供了证据。动物研究证据表明,吸入二乙酰,可对细支气管造成损伤,导致慢性气流阻塞,可发展为气道瘢痕和严重的阻塞性肺疾病。包括 2,3 -戊二酮在内的其他结构相似的调味剂在人类和动物研究中发现也与闭塞性细支气管炎相关。闭塞性细支气管炎是吸入有毒物质引起,其分子机制非常复杂,先天免疫系统基因的多态性可能与器官移植引起的闭塞性细支气管炎有关。存在针对供体——人类白细胞抗原(human leucocyte antigen, HLA)分子特异性循环抗体,抗体介导的排斥反应具有致敏作用。此外,调节性 T 细胞和对特定气道蛋白(胶原蛋白和- α_1 微管蛋白)的自身免疫反应被确定与闭塞性细支气管炎发病机制相关。

闭塞性细支气管炎的主要症状包括进行性劳累性气促、慢性咳嗽和喘息。症状呈现出渐进性,在暴露数月或数年后会出现进行性呼吸短促。最典型的临床表现是严重的气道阻塞,且对支气管扩张剂无反应。停止接触后,多数患者病情基本稳定,部分工人在接触过敏原后 2 年内肺功能持续下降,口服糖皮质激素和支气管扩张剂效果不明显,而肺移植是治疗该疾病的最佳选择。2013 年,NIOSH 发布二乙酰的建议浓度限值草案,8 h 时间加权平均浓度为 0.005 ppm,15 min 短期暴露极限为 0.025 ppm,2,3 -戊二酮 8 h 和 15 min 的浓度分别为 0.009 3 ppm 和 0.031 ppm。有效的暴露控制可预防肺部疾病发病,而更好地了解其发病机制有助于治疗疾病。

2.2.1.4 慢性阻塞性肺疾病

慢性阻塞性肺疾病(chronic obstructive pulmonary disease, COPD)是一种常见的气道炎症疾病,其特征是慢性气流阻塞,且不完全可逆,包含慢性支气管炎、肺气肿以及兼有这两种疾病。COPD 的发病机制是对吸入有毒颗粒和气体的先天性和适应性炎症反应。COPD 的免疫变化与组织修复和重塑有关,导致黏液产生增加和肺气肿,破坏肺表面的气体交换。COPD 晚期患者产生抗原驱动免疫反应的性质尚不清楚,可能涉及非感染性、感染性抗原和自身免疫机制。在重度和极重度 COPD 吸烟患者体内,成熟淋巴滤泡增加,生发中心产生和分离 T 细胞和 B 细胞区为适应性免疫,因大的抗原负荷、自身免疫机制以及受损细胞外基质中新抗原的增加。

COPD 在美国和世界范围内发病率和死亡率一直居高不下并持续增长,吸烟是 COPD 最主要的危险因素,80%～85%的病例发病与其相关,遗传因素也会影响 COPD。由职业暴露引起的 COPD 约占总 COPD 的 15%,其中非吸烟者占职业暴露引起 COPD 的 20%～53%。采矿和建筑等行业中暴露煤矿粉尘和结晶二氧化硅是导致 COPD 的主要原因。此外,农业工人和农民暴露于粉尘和生物制剂也可导致 COPD。机器操作员、建筑行业工人、财务记录员、棉花工人、农业机械工人、建筑工人和公交车司机为 COPD 发病的高危职业人群。长期吸入矿物粉尘、金属烟雾、有机粉尘(木材、谷物等)、柴油废气和(或)化学气体或蒸气也可导致 COPD。COPD 临床症状为发热、疲劳、多种呼吸道症状(呼吸困难、咳嗽和痰量增加)等。COPD 可通过肺功能检查诊断,确定气流阻塞的程度和监测疾病进展。COPD 的治疗包括稳定期患者口服或吸入药物减少呼吸困难和提高运动耐力,重症患者需要给予长效支气管扩张剂治疗、心肺康复和长期氧疗。

2.2.1.5 硅肺

硅肺又称矽肺,是一种职业性纤维化肺病,是长期吸入大量二氧化硅粉尘引起、以肺部广泛性结节纤维化为主的疾病。吸入的二氧化硅颗粒到达肺泡并被肺泡巨噬细胞摄取从而造成肺损伤。二氧化硅的直接细胞毒性作用可导致巨噬细胞死亡,随后的炎症级联反应可导致肺纤维化,并伴有自身免疫病。二氧化硅对免疫系统的影响被认为是其潜在的佐剂活性和细胞外存在的各种自身抗原,如 DNA、RNA 和凋亡巨噬细胞释放的细胞器,可激活免疫系统。矽肺可分为单纯性(结节性)矽肺、进行性块状纤维化、矽肺蛋白沉积症或弥漫性间质纤维化。结晶二氧化硅主要存在于岩石(石英)和沙子中,也可存在于混凝土、陶瓷、砖块和瓷砖等产品中。二氧化硅高风险职业包括铸造、制砖、油漆生产、混凝土制造、陶器制造、硅砂和煤矿开采等。二氧化硅被国际癌症研究机构(International Agency for Research on Cancer, IARC)列为已知的人类致癌物,接触 0.1 mg/m³(允许暴露限值标准)结晶型二氧化硅的工人会出现严重的呼吸系统疾病,矽肺的潜伏期为 10~30 年,较短时间内暴露于大量细小硅尘的工人发病较早,结晶型二氧化硅暴露还可导致肺功能损害和 COPD。

2.2.1.6　煤工尘肺

煤工尘肺(coal worker's pneumoconiosis, CWP)或称黑肺,是由接触洗煤或由煤、高岭土、云母和二氧化硅组成的混合粉尘造成的。CWP 是一种肺间质病(类似于矽肺),影响肺组织的气体交换。CWP 确切机制尚未阐明,该疾病的特点是肺部慢性炎症和纤维化,纤维化过程包括炎症、成纤维细胞增殖、氧化应激、细胞外基质沉积。CWP 根据疾病的严重程度分为两类:简单性尘肺(纤维化病变有限)和进行性大量纤维化(广泛纤维化和肺气肿导致的肺功能严重改变)。CWP 的发展与免疫系统的激活和细胞免疫介导有关。

CWP 通常进展缓慢,从最初接触到发病需要 10 年或更长时间,发病时间与接触浓度密切相关。CWP 的特征是煤尘和成纤维细胞的聚集,表现为小的黑色混浊物。CWP 患者早期可能无症状,随着病情进展肺功能逐渐下降,最终可导致呼吸困难。重症患者会出现呼吸短促、肺功能丧失,甚至死亡。1969年美国的《煤矿健康和安全法》(CFR 的 42 卷第 37 部分)规定了一套全面预防 CWP 的措施,法令颁布后,煤矿工人中 CWP 的患病率显著降低:在 1970~1974 年,拥有 25 年或 25 年以上工龄的煤矿工人,约 32%患有 CWP;到 1995~1999 年,患病率已下降至 4%;2005~2006 年,患病率再次上升到 9%。此外,最近在三四十岁的矿工中发现了晚期病例。煤炭作为一种能源被广泛使用,煤炭开采工人持续增加,因此保护煤矿工人免受呼吸系统疾病困扰仍然是一项重要和持续的优先事项。NIOSH 最近将允许暴露限值(permissible exposure limit, PEL)减半至推荐暴露限值(recommended exposure limit, REL)(为 1 mg/m³),美国劳工部矿山安全与健康管理局与 NIOSH 合作,为地下煤矿工人开展了煤炭工人的 X 线监测计划,以及包括露天矿工在内的矿工选择计划,煤炭工人岗前胸部 X 线检查,随后每 5 年体检一次。

2.2.1.7　石棉沉着病

石棉是指六种纤维矿物,包括一种蛇纹石(温石)和五种角闪石(橄榄石、亚光石、花青石、透闪石和放光石)。石棉矿物纤维具有阻燃、耐热、柔韧、坚固、耐腐蚀、绝缘等特性。由于其耐热性,石棉被广泛用作建筑材料、防火纺织品、刹车片和垫片、瓷砖、砖、炉子和烤箱的内衬及过滤器等。世界卫生组织

(World Health Organization, WHO)估计,目前约有 1.25 亿职业人员在工作场所接触石棉,全球每年有 10.7 万人死于与石棉有关的职业接触。石棉纤维颗粒可以通过多种方式发挥其生物效应:氧化应激性升高、巨噬细胞试图清除体内的颗粒诱导的过度炎症、免疫细胞活性改变、免疫力降低及肿瘤形成。石棉接触引发的疾病进展缓慢,通常在接触石棉十年后或更长时间出现。石棉接触导致的肺部疾病包括胸腔积液、胸膜斑块、弥漫性胸膜增厚、石棉肺、间皮瘤和肺癌。胸膜是石棉作用的主要靶器官之一,石棉接触工人中有高达 80%会出现局部胸膜增厚或胸膜斑块,胸膜斑块通常在石棉暴露后 15 ~ 30 年形成,并随着暴露浓度的增加而增加。石棉肺是由石棉暴露引起的肺纤维化的肺间质性肺病,伴有胸膜斑形成和胸腺肥厚。

2.2.2 皮肤疾病

2.2.2.1 职业性接触性皮炎

职业性接触性皮炎(occupational contact dermatitis, OCD)是常见的疾病类型之一,占美国所有职业性皮肤疾病的 90% ~ 95%。职业性接触性皮炎常见症状包括瘙痒、疼痛、红肿和(或)形成皮疹,并可能伴有慢性改变,包括色素沉着改变、皮肤增厚和反复或长期暴露后皮肤开裂。其严重程度取决于以下因素:有害物质的化学性质、暴露浓度、暴露的持续时间和频率、环境因素和皮肤状况。个体因素如特异反应、年龄、环境和性别也会影响职业性接触性皮炎的症状。职业性接触性皮炎可分为主观刺激性接触性皮炎、急性刺激性接触性皮炎、慢性刺激性接触性皮炎、变应性接触性皮炎、光毒性接触性皮炎、光过敏性接触性皮炎和全身性接触性皮炎。

最常见的职业性接触性皮炎形式包括变应性接触性皮炎和刺激性接触性皮炎。变应性接触性皮炎是由皮肤接触过敏原引发免疫反应引起的一种皮肤炎症。变应性接触性皮炎的临床症状表现为炎症介质和细胞浸润导致皮肤细胞毒性损伤,个体接触的 24 h 内出现症状并在 48 ~ 72 h 达到最大反应。刺激性接触性皮炎(irritant contact dermatitis, ICD)是接触性皮炎中最常见的类型,约占职业性接触性皮炎的 80%,并且刺激性接触性皮炎是手部湿疹最常见的病因。刺激性接触性皮炎是一种非免疫性反应,表现为接触危险物质后皮肤直接损伤所引起的皮肤局部炎症,该反应通常局限于接触部位。刺激性接触性皮炎可能由急性暴露于高刺激性物质如酸、碱和氧化剂引起的。另外,也与高频湿性工作,或长期暴露于轻度刺激物,如肥皂和洗涤剂、溶剂和弱清洁剂等有关。刺激性接触性皮炎和变应性接触性皮炎的症状表现相似,主要利用贴片试验等临床试验区分。为了准确诊断职业性接触性皮炎,评估相关过敏原是必要的。因此,贴片试验的被测试物包含患者自身物质以及来自工作场所的物质。贴片试验的解读和解释应符合国际接触性皮炎研究小组和北美接触性皮炎研究小组制定的原则,过敏原一旦被确定,应进行职业性接触性皮炎管理,包括药物治疗和工作场所干预,而避免过敏原接触是成功治疗的关键。

职业性接触性皮炎发病率高的职业包括医生、保洁、金属加工人员、食品加工人员、油漆工、理发师和美容师等。成千上万种产品,包括药物、抗氧化剂、防腐剂、杀菌剂、杀虫剂、消毒剂和清洁剂、金属、塑料和橡胶材料的组成成分、油、色素和染料、化妆品、脱毛蜡、秘鲁香脂、松香、松节油以及植物和动物蛋白质,都可能导致职业性接触性皮炎。最常见的职业接触性过敏原包括氨基甲酸酯和硫脲混合物(橡胶促进剂、杀虫剂、除草剂、杀菌剂)、环氧树脂、甲醛、戊二醛(防腐剂、消毒剂)和金属镍。

医疗行业常见的致敏物质包括杀菌剂(戊二醛、邻苯二醛、季铵化合物),医用手套的橡胶促进剂(氨基甲酸酯、2-巯基苯并噻唑)、抗菌洗手液和肥皂(氯二烯醇和二乙醇胺)等。季铵化合物包括苯并氯铵、苄甲氯铵和二癸二甲基氯化铵已被证实为人体增敏剂,对疑似苯并氯铵和苄甲氯铵过敏的 142 名患者开展贴片试验发现,20% 的患者对这些物质敏感,其中 85% 阳性受试者对两种季铵化合物表现出协同作用,而动物试验研究却显示这些化合物为弱刺激物和(或)致敏剂,可能由于人体实际职业暴露相比动物试验更为复杂。重复湿式作业和频繁使用手套是职业性刺激性接触性皮炎发生的重要因素,湿润的皮肤可加速化学物质渗透,这些个体更易发生刺激性接触性皮炎。

金属职业接触也会诱发变应性接触性皮炎,包括金、铬、钴、铂、镍、钯和汞在内的许多金属都会诱发变应性接触性皮炎,有 10%~15% 的人至少会对一种金属过敏。职业金属过敏原来源包括牙科工具和合金、美容剪刀和美甲工具、硬币处理或金属加工过程的职业暴露等。对 4 454 名患者进行贴片试验发现,硫酸镍、氯化钴、重铬酸钾均可致敏,其中镍是最常见的过敏原。清洁工人因使用盐酸和拖把除尘产品会出现职业性接触性皮炎的高发,28% 清洁工人可见手部皮炎;餐饮服务人员的刺激性接触性皮炎和变应性接触性皮炎发病率分别为 30.6% 和 54.7%,橡胶手套的使用是其主要过敏原。

理发师和美容师是职业性接触性皮炎高发的职业群体,其中理发师的发病率高于美容师。变应性接触性皮炎和刺激性接触性皮炎的发生率为27.3%~72.7%和20.0%~51.1%,手是最常见的发病部位,其中变应性接触性皮炎比刺激性接触性皮炎更为普遍。导致刺激性接触性皮炎和变应性接触性皮炎最常见的物质包括洗发水中的洗涤剂、表面活性剂、颜料、香料(肉豆蔻酸异丙酯和三乙醇胺),添加剂如防腐剂或杀菌剂(甲醛、苯溴沙仑、甲基二溴戊二腈、甲基异噻唑啉酮)、恒波溶液(盐酸半胱氨酸、单巯基甘油酯、巯基乙酸二甘油酯)、漂白剂(过硫酸盐)、其他护发产品配方中的香料或染料(对甲苯二胺、对苯二胺、4-氨基偶氮苯、焦酚)、用于美甲的丙烯酸酯以及美容设备中使用的硫酸镍。过硫酸盐(铵、钾和钠)是无机盐,其在漂发剂和染发剂中的浓度高达60%,也可导致刺激性接触性皮炎、变应性接触性皮炎、荨麻疹、鼻炎和哮喘。美发产品中其他刺激物可增强过硫酸盐的过敏性反应,长期暴露于这些刺激物会增加对染料和其他化学物质的过敏反应,而频繁的手部润湿和干燥可进一步加重其过敏反应。绘画、印刷和医疗保健行业中丙烯酸酯(由甲基丙烯酸酯衍生的单体聚合形成的材料)也会引起刺激性接触性皮炎和变应性接触性皮炎,由于美容业使用丙烯酸酯量不断增加,美甲师变应性接触性皮炎发病占总职业性变应性接触性皮炎的80%。

人体重复性创伤贴片试验(human repeated insult patch test, HRIPT)是目前证明产品或原料致敏性的最可信方法,其先进行九组诱发斑贴测试,休息一段时间之后紧接着做一组激发测试,很多国家将此用作皮肤过敏原的验证性试验。伦理问题和可靠的替代方法大大缩小了HRIPT的适用范围,目前动物模型被广泛用于识别致敏化学物质,并能区分刺激性接触性皮炎和变应性接触性皮炎。例如,豚鼠最大值试验和Buehler试验用于区分刺激性接触性皮炎和变应性接触性皮炎,小鼠局部淋巴结试验用于评估低分子量化学物质致敏性,其中局部淋巴结试验已在国际实验室间进行了广泛的评估试验,并由美国替代方法验证机构间协调委员会(Interagency Coordinating Committee on the Validation of Alternative Methods, ICCVAM)进行了验证,也被欧洲替代方法验证中心(European Centre for the Validation of Alternative Methods, ECVAM)采用,使得局部淋巴结试验成为各监管机构评估化学物质皮肤致敏潜力的首选方法。2002年,局部淋巴结试验被OECD采用,随着欧盟新版《化学品注册、评估、许可和限制法规》(Registration, Evaluation, Authorization and Restriction of Chemicals, REACH)的出台,局部淋巴结试验已被指定为致敏试验的初始要求。

2.2.2.2　荨麻疹和其他皮肤病

接触职业化学物质还会导致荨麻疹和其他皮肤病,但不超过职业性皮肤病的 1/10,包括非过敏性荨麻疹、湿疹、毛囊炎和皮肤癌。除了皮肤疾病外,皮肤接触职业化学品(如溶剂和杀虫剂后)可能产生全身效应,如急性中毒,免疫系统功能障碍,神经毒性,肺、肝和肾毒性,心血管和呼吸毒性,生殖毒性,肿瘤及死亡等。

2.3　小　　结

随着新的职业危害不断涌现,亟须对其进行定性,探讨其免疫毒性机制,并制定适宜的干预、预防和治疗策略。此外,还需要开发相关检测方法和标准对其进行风险评估,制定职业接触限值和保护工人的法规。不断充实工作场所接触化学品的免疫毒理学数据库,编写和出版监管文件,并对接触化学品的工人和公众开展宣教。

参考文献

AINSCOUGH JS, FRANK GERBERICK G, DEARMAN RJ, et al., 2013. Danger, intracellular signaling, and the orchestration of dendritic cell function in skin sensitization. Journal of Immunotoxicology, 10(3): 223 - 234.

ALLEN JG, FLANIGAN SS, LEBLANC M, et al., 2016. Flavoring chemicals in E-cigarettes: diacetyl, 2, 3-pentanedione, and acetoin in a sample of 51 products, including fruit-, candy-, and cocktail-flavored E-cigarettes. Environmental Health Perspectives, 124(6): 733 - 739.

ANAYA JM, RAMIREZ-SANTANA C, ALZATE MA, et al., 2016. The autoimmune ecology. Frontiers in Immunology, 7: 139.

ANDERSON SE, MEADE BJ, 2014. Potential health effects associated with dermal exposure to occupational chemicals. Environmental Health Insights, 8(Suppl 1): 51 - 62.

ANDERSON SE, SIEGEL PD, MEADE BJ, 2011. The LLNA: a brief review of recent advances and limitations. Journal of Allergy, 2011: 424203.

ARRANDALE VH, LISS GM, TARLO SM, et al., 2012. Occupational contact allergens: are they also associated with occupational asthma? American Journal of Industrial Medicine, 55(4): 353 - 360.

BANG KM, 2015. Chronic obstructive pulmonary disease in nonsmokers by occupation and exposure:

a brief review. Current Opinion in Pulmonary Medicine, 21(2): 149 – 154.

BANG KM, WEISSMAN DN, PINHEIRO GA, et al., 2006. Twenty-three years of hypersensitivity pneumonitis mortality surveillance in the United States. American Journal of Industrial Medicine, 49(12): 997 – 1004.

BARBER CM, BURTON CM, HENDRICK DJ, et al., 2014. Hypersensitivity pneumonitis in workers exposed to metalworking fluids. American Journal of Industrial Medicine, 57(8): 872 – 880.

BARKER AF, BERGERON A, ROM WN, et al., 2014. Obliterative bronchiolitis. The New England Journal of Medicine, 370(19): 1820 – 1828.

BARRY V, WINQUIST A, STEENLAND K, 2013. Perfluorooctanoic acid (PFOA) exposures and incident cancers among adults living near a chemical plant. Environmental Health Perspectives, 121(11 – 12): 1313 – 1318.

BASKETTER DA, 2009. The human repeated insult patch test in the 21st century: a commentary. Cutaneous and Ocular Toxicology, 28(2): 49 – 53.

BAUR X, BAKEHE P, VELLGUTH H, 2012. Bronchial asthma and COPD due to irritants in the workplacedan evidence-based approach. Journal of Occupational Medicine and Toxicology (London, England), 7(1): 19.

BEEZHOLD DH, SUSSMAN GL, LISS GM, et al., 1996. Latex allergy can induce clinical reactions to specific foods. Clinical and Experimental Allergy, 26(4): 416 – 422.

BELLO D, HERRICK CA, SMITH TJ, et al., 2007. Skin exposure to isocyanates: reasons for concern. Environmental Health Perspectives, 115(3): 328 – 335.

BERNSTEIN JA, GHOSH D, SUBLETT WJ, et al., 2011. Is trimellitic anhydride skin testing a sufficient screening tool for selectively identifying TMA-exposed workers with TMA-specific serum IgE antibodies? Journal of Occupational and Environmental Medicine, 53(10): 1122 – 1127.

BERNSTEIN JA, STAUDER T, BERNSTEIN DI, et al., 1994. A combined respiratory and cutaneous hypersensitivity syndrome induced by work exposure to quaternary amines. The Journal of Allergy and Clinical Immunology, 94(2 Pt 1): 257 – 259.

BOENIGER MF, AHLERS HW, 2003. Federal government regulation of occupational skin exposure in the USA. International Archives of Occupational and Environmental Health, 76(5): 387 – 399.

BOGAERT P, TOURNOY KG, NAESSENS T, et al., 2009. Where asthma and hypersensitivity pneumonitis meet and differ: noneosinophilic severe asthma. The American Journal of Pathology, 174(1): 3 – 13.

BOULET LP, 1988. Increases in airway responsiveness following acute exposure to respiratory irritants. Reactive airway dysfunction syndrome or occupational asthma? Chest, 94(3): 476 – 481.

BUDINGER L, HERTL M, 2000. Immunologic mechanisms in hypersensitivity reactions to metal ions: an overview. Allergy, 55(2): 108 – 115.

CALAFAT AM, WONG LY, KUKLENYIK Z, et al., 2007. Polyfluoroalkyl chemicals in the U.S. population: data from the National Health and Nutrition Examination Survey (NHANES) 2003 –

2004 and comparisons with NHANES 1999 - 2000. Environmental Health Perspectives, 115 (11): 1596 - 1602.

CALLAHAN A, BARON E, FEKEDULEGN D, et al., 2013. Winter season, frequent hand washing, and irritant patch test reactions to detergents are associated with hand dermatitis in health care workers. Dermatitis, 24(4): 170 - 175.

CAROE TK, EBBEHOJ N, AGNER T, 2014. A survey of exposures related to recognized occupational contact dermatitis in Denmark in 2010. Contact Dermatitis, 70(1): 56 - 62.

CASHMAN MW, REUTEMANN PA, EHRLICH A, 2012. Contact dermatitis in the United States: epidemiology, economic impact, and workplace prevention. Dermatologic Clinics, 30(1): 87 - 98.

COCKSHOTT A, EVANS P, RYAN CA, et al., 2006. The local lymph node assay in practice: a current regulatory perspective. Human & Experimental Toxicology, 25(7): 387 - 394.

COHEN RA, PATEL A, GREEN FH, 2008. Lung disease caused by exposure to coal mine and silica dust. Seminars in Respiratory and Critical Care Medicine, 29(6): 651 - 661.

CORSINI E, SOKOOTI M, GALLI CL, et al., 2013. Pesticide induced immunotoxicity in humans: a comprehensive review of the existing evidence. Toxicology, 307: 123 - 135.

DAO H JR, FRICKER C, NEDOROST ST, 2012. Sensitization prevalence for benzalkonium chloride and benzethonium chloride. Dermatitis, 23(4): 162 - 166.

DAY G, LEBOUF R, GROTE A, et al., 2011. Identification and measurement of diacetyl substitutes in dry bakery mix production. Journal of Occupational and Environmental Hygiene, 8(2): 93 - 103.

DAY GA, STEFANIAK AB, WESTON A, et al., 2006. Beryllium exposure: dermal and immunological considerations. International Archives of Occupational and Environmental Health, 79(2): 161 - 164.

DE LA HOZ RE, 2011. Occupational lower airway disease in relation to World Trade Center inhalation exposure. Current Opinion in Allergy and Clinical Immunology, 11(2): 97 - 102.

DE ZOTTI R, LARESE F, BOVENZI M, et al., 1994. Allergic airway disease in Italian bakers and pastry makers. Occupational and Environmental Medicine, 51(8): 548 - 552.

DEAN JH, TWERDOK LE, TICE RR, et al., 2001. ICCVAM evaluation of the murine local lymph node assay. Conclusions and recommendations of an independent scientific peer review panel. Regulatory Toxicology and Pharmacology, 34(3): 258 - 273.

DEWITT JC, COPELAND CB, STRYNAR MJ, et al., 2008. Perfluorooctanoic acid-induced immunomodulation in adult C57BL/6J or C57BL/6N female mice. Environmental Health Perspectives, 116(5): 644 - 650.

DOTSON GS, CHEN CP, GADAGBUI B, et al., 2011. The evolution of skin notations for occupational risk assessment: a new NIOSH strategy. Regulatory Toxicology and Pharmacology, 61(1): 53 - 62.

DOTSON GS, MAIER A, SIEGEL PD, et al., 2015. Setting occupational exposure limits for chemical allergens-understanding the challenges. Journal of Occupational and Environmental Hygiene, 12 Suppl 1 (sup 1): S82 - S98.

EDUARD W, PEARCE N, DOUWES J, 2009. Chronic bronchitis, COPD, and lung function in farmers: the role of biological agents. Chest, 136(3): 716-725.

EPA, 2003. Health effects test guidelines OPPTS 870.2600 skin sensitization.

FEARY J, CULLINAN P, 2016. Laboratory animal allergy: a new world. Current Opinion in Allergy and Clinical Immunology, 16(2): 107-112.

FRIEDMAN-JIMENEZ G, HARRISON D, LUO H, 2015. Occupational asthma and work-exacerbated asthma. Seminars in Respiratory and Critical Care Medicine, 36(3): 388-407.

GAWKRODGER DJ, MCLEOD CW, DOBSON K, 2012. Nickel skin levels in different occupations and an estimate of the threshold for reacting to a single open application of nickel in nickel-allergic subjects. The British Journal of Dermatology, 166(1): 82-87.

GERBERICK GF, CRUSE LW, RYAN CA, et al., 2002. Use of a B cell marker (B220) to discriminate between allergens and irritants in the local lymph node assay. Toxicological Sciences, 68(2): 420-428.

GERMOLEC D, KONO DH, PFAU JC, 2012. Animal models used to examine the role of the environment in the development of autoimmune disease: findings from an NIEHS Expert Panel Workshop. Journal of Autoimmunity, 39(4): 285-293.

GRESKEVITCH M, KULLMAN G, BANG KM, et al., 2007. Respiratory disease in agricultural workers: mortality and morbidity statistics. Journal of Agromedicine, 12(3): 5-10.

HENNEBERGER PK, CUMRO D, DEUBNER DD, et al., 2001. Beryllium sensitization and disease among long-term and short-term workers in a beryllium ceramics plant. International Archives of Occupational and Environmental Health, 74(3): 167-176.

HENNEBERGER PK, REDLICH CA, CALLAHAN DB, et al., 2011. An official american thoracic society statement: work-exacerbated asthma. American Journal of Respiratory and Critical Care Medicine, 184(3): 368-378.

HIRSCHMANN JV, PIPAVATH SN, GODWIN JD, 2009. Hypersensitivity pneumonitis: a historical, clinical, and radiologic review. Radiographics, 29(7): 1921-1938.

HOGG JC, TIMENS W, 2009. The pathology of chronic obstructive pulmonary disease. Annual Review of Pathology, 4: 435-459.

HOLDEN VK, HINES SE, 2016. Update on flavoring-induced lung disease. Current Opinion in Pulmonary Medicine, 22(2): 158-164.

HOUGAARD MG, MENNE T, SOSTED H, 2012. Occupational eczema and asthma in a hairdresser caused by hair-bleaching products. Dermatitis: Contact, Atopic, Occupational, Drug, 23(6): 284-287.

HUBBS AF, BATTELLI LA, GOLDSMITH WT, et al., 2002. Necrosis of nasal and airway epithelium in rats inhaling vapors of artificial butter flavoring. Toxicology and Applied Pharmacology, 185(2): 128-135.

JOHNSON VJ, YUCESOY B, REYNOLDS JS, et al., 2007. Inhalation of toluene diisocyanate vapor induces allergic rhinitis in mice. Journal of Immunology, 179(3): 1864-1871.

JUNGBAUER FH, LENSEN GJ, GROOTHOFF JW, et al., 2004. Exposure of the hands to wet work in nurses. Contact Dermatitis, 50(4): 225 – 229.

KAERLEV L, HANSEN J, HANSEN HL, et al., 2005. Cancer incidence among Danish seafarers: a population based cohort study. Occupational and Environmental Medicine, 62(11): 761 – 765.

KAHN SL, PODJASEK JO, DIMITROPOULOS VA, et al., 2016. Natural rubber latex allergy. Disease-a-Month, 62(1): 5 – 17.

KANWAL R, 2008. Bronchiolitis obliterans in workers exposed to flavoring chemicals. Current Opinion in Pulmonary Medicine, 14(2): 141 – 146.

KRAMER S, HIKEL SM, ADAMS K, et al., 2012. Current status of the epidemiologic evidence linking polychlorinated biphenyls and non-hodgkin lymphoma, and the role of immune dysregulation. Environmental Health Perspectives, 120(8): 1067 – 1075.

KRECISZ B, KIEC-SWIERCZYNSKA M, CHOMICZEWSKA D, 2011. Dermatological screening and results of patch testing among Polish apprentice hairdressers. Contact Dermatitis, 64(2): 90 – 95.

LIM T, LISS GM, VERNICH L, et al., 2014. Work-exacerbated asthma in a workers' compensation population. Occupational Medicine (Oxford, England), 64(3): 206 – 210.

LIN CC, WU ML, YANG CC, et al., 2009. Acute severe chromium poisoning after dermal exposure to hexavalent chromium. Journal of the Chinese Medical Association, 72(4): 219 – 221.

LOOKER C, LUSTER MI, CALAFAT AM, et al., 2014. Influenza vaccine response in adults exposed to perfluorooctanoate and perfluorooctanesulfonate. Toxicological Sciences, 138(1): 76 – 88.

LYONS G, ROBERTS H, PALMER A, et al., 2013. Hairdressers presenting to an occupational dermatology clinic in Melbourne, Australia. Contact Dermatitis, 68(5): 300 – 306.

MAEDA M, NISHIMURA Y, KUMAGAI N, et al., 2010. Dysregulation of the immune system caused by silica and asbestos. Journal of Immunotoxicology, 7(4): 268 – 278.

MANCINI AJ, KAULBACK K, CHAMLIN SL, 2008. The socioeconomic impact of atopic dermatitis in the United States: a systematic review. Pediatric Dermatology, 25(1): 1 – 6.

MAPP CE, 2009. What is the role of genetics in occupational asthma? The European Respiratory Journal, 33(3): 459 – 460.

MAPP CE, BOSCHETTO P, MAESTRE11IP, et al., 2005. Occupational asthma. Am J Respir Crit Care Med, 172(3): 280 – 305.

MARKOWITZ S, 2015. Asbestos-related lung cancer and malignant mesothelioma of the pleura: selected current issues. Seminars in Respiratory and Critical Care Medicine, 36(3): 334 – 346.

MATSUZAKI H, MAEDA M, LEE S, et al., 2012. Asbestos-induced cellular and molecular alteration of immunocompetent cells and their relationship with chronic inflammation and carcinogenesis. Journal of Biomedicine & Biotechnology, 2012: 492608.

MAYER A, HAMZEH N, 2015. Beryllium and other metal-induced lung disease. Current Opinion in Pulmonary Medicine, 21(2): 178 – 184.

MINAMOTO K, 2014. Allergic contact dermatitis from two-component acrylic resin in a manicurist and a dental hygienist. Journal of Occupational Health, 56(3): 229 – 234.

MIRABELLI MC, VIZCAYA D, MARTÍ MARGARIT A, et al., 2012. Occupational risk factors for hand dermatitis among professional cleaners in Spain. Contact Dermatitis, 66(4): 188 - 196.

MORGAN DL, FLAKE GP, KIRBY PJ, et al., 2008. Respiratory toxicity of diacetyl in C57BL/6 mice. Toxicological Sciences, 103(1): 169 - 180.

NIOSH, 2009. Current intelligence bulletin 61: a strategy for assigning new NIOSH skin notations.

NTP, 2011. Report on carcinogens (12th edn).

OECD, 2005. Results of survey on production and use of PFOS and PFOA, related substances and products/mixtures containing these substances.

OTT MG, JOLLY AT, BURKERT AL, et al., 2007. Issues in diisocyanate antibody testing. Critical Reviews in Toxicology, 37(7): 567 - 585.

PAGE EH, DOWELL CH, MUELLER CA, et al., 2010. Exposure to flour dust and sensitization among bakery employees. American Journal of Industrial Medicine, 53(12): 1225 - 1232.

PFAU JC, SERVE KM, NOONAN CW, 2014. Autoimmunity and asbestos exposure. Autoimmune Diseases, 2014: 782045.

POLLARD KM, 2016. Silica, silicosis, and autoimmunity. Frontiers in Immunology, 7: 97.

RAMOS L, CABRAL R, GONÇALO M, 2014. Allergic contact dermatitis caused by acrylates and methacrylatesda 7-year study. Contact Dermatitis, 71(2): 102 - 107.

RAULF-HEIMSOTH M, RIHS HP, ROZYNEK P, et al., 2007. Quantitative analysis of immunoglobulin E reactivity profiles in patients allergic or sensitized to natural rubber latex (Hevea brasiliensis). Clinical and Experimental Allergy, 37(11): 1657 - 1667.

SAARELAINEN S, RYTKNEN-NISSINEN M, ROUVINEN J, et al., 2008. Animal-derived lipocalin allergens exhibit immunoglobulin E cross-reactivity. Clinical and Experimental Allergy, 38(2): 374 - 381.

SCHULER CR, KITT MM, HENNEBERGER PK, et al., 2008. Cumulative sensitization and disease in a beryllium oxide ceramics worker cohort. Journal of Occupational and Environmental Medicine/American College of Occupational and Environmental Medicine, 50(12): 1343 - 1350.

SEAMAN DM, MEYER CA, KANNE JP, 2015. Occupational and environmental lung disease. Clinics in Chest Medicine, 36(2): 249 - 268.

SEED MJ, CULLINAN P, AGIUS RM, 2008. Methods for the prediction of low-molecular-weight occupational respiratory sensitizers. Current Opinion in Allergy and Clinical Immunology, 8(2): 103 - 109.

STEENLAND K, FLETCHER T, SAVITZ DA, 2010. Epidemiologic evidence on the health effects of perfluorooctanoic acid (PFOA). Environmental Health Perspectives, 118(8): 1100 - 1108.

STEENLAND K, WOSKIE S, 2012. Cohort mortality study of workers exposed to perfluorooctanoic acid. American Journal of Epidemiology, 176(10): 909 - 917.

STEENLAND K, ZHAO L, WINQUIST A, 2015. A cohort incidence study of workers exposed to perfluorooctanoic acid (PFOA). Occupational and Environmental Medicine, 72(5): 373 - 380.

STOBNICKA A, GÓRNY RL, 2015. Exposure to flour dust in the occupational environment. International Journal of Occupational Safety and Ergonomics, 21(3): 241 - 249.

TARLO SM, 2014. Irritant-induced asthma in the workplace. Current Allergy and Asthma Reports, 14 (1): 406.

TARLO SM, 2016. Update on work-exacerbated asthma. International Journal of Occupational Medicine and Environmental Health, 29(3): 369 - 374.

TARLO SM, LEMIERE C, 2014. Occupational asthma. The New England Journal of Medicine, 370 (7): 640 - 649.

VISSCHER MO, RANDALL WICKETT R, 2012. Hand hygiene compliance and irritant dermatitis: a juxtaposition of healthcare issues. International Journal of Cosmetic Science, 34(5): 402 - 415.

WARSHAW EM, KWON GP, MATHIAS CG, et al., 2013. Occupationally related contact dermatitis in North American food service workers referred for patch testing, 1994 to 2010. Dermatitis: Contact, Atopic, Occupational, Drug, 24(1): 22 - 28.

WESTON A, 2011. Work-related lung diseases. IARC Scientific Publications, 387 - 405.

WISZNIEWSKA M, WALUSIAK-SKORUPA J, 2015. Recent trends in occupational contact dermatitis. Current Allergy and Asthma Reports, 15(7): 43.

ZUG KA, WARSHAW EM, FOWLER JF JR, et al., 2009. Patch-test results of the North American Contact Dermatitis Group 2005 - 2006. Dermatitis: Contact, Atopic, Occupational, Drug, 20 (3): 149 - 160.

（杨学琴,刘建军）

第3章
食物的免疫毒性

3.1 引　言

联合国宣布,全球人口已达 80 亿,预计在 2037 年达到 90 亿,世界粮食安全问题进一步加剧,亟须采用新技术提高粮食产量。然而,大部分适宜种植的土地已发展了农业,因此需要采用新型技术以提高农作物的产量。

转基因(transgene)作物是利用现代生物技术的工具开发的,生物工程师使用精确的方法将理想的性状引入植物,从而产生预期的表型。相比之下,传统的植物育种中,由于来自双亲的基因杂交产生许多不同的组合,往往会带来不理想的结果。使用农业生物技术,包括现有和未来的转基因作物,正不断为改善全球可持续农业提供可行的解决方案,并将持续推进。经过生物技术改良的作物已经证明具有多重好处。例如,提高产量、减少植物病原体的影响,或是生产健康种子油的作物如高油酸转基因大豆。由于内源 omega‒6 去饱和酶基因的沉默作用,高油酸转基因大豆中单不饱和脂肪酸(油酸)显著增加,而多不饱和脂肪酸(亚油酸和亚麻酸)降低,表现出高油酸的特征。转基因作物在市场上取得了成功,不仅增加了产量,还减少了农药使用、二氧化碳排放、土壤侵蚀、能源或水的消耗等。种植最广泛的转基因作物含有针对性昆虫保护、除草剂耐受性或两者兼有的基因。苏云金芽孢杆菌(*Bacillus thuringiensis*, Bt)晶体杀虫蛋白的植物表达是目前开发抗虫性转基因作物的主要手段,Bt 是一种常见的细菌,存在于土壤、谷物和包括叶状平面和水在内的环境栖息地中,Bt 还存在于许多动物中,包括田鼠、鹿、啮齿动物和食虫哺乳动物,以及加工食品中,如意大利面、面包和其他含有面粉的食品。许多 Bt 菌株可产生杀虫剂晶体蛋白或包涵体,可有效控制某些种类的害虫。Bt 生物杀虫剂已被用于商业农业、林业和蚊虫控制。自从 20 世纪 20 年代以来,全 Bt 制剂因卓越的杀虫效果得到广泛使用。孢子虫素是一种重要的生物源杀虫剂,早在 1938 年就于法国上市销售,并于 1961 年在美国注册为杀虫剂。截至

2011 年,已有 100 多种微生物 Bt 产品注册,以有效控制害虫。近 20 年来,生产和(或)消费转基因作物已成为一种日益普遍的现象。例如,一些作物因含有 Bt 特定蛋白质而防虫,如防虫玉米和棉花;另一些作物则包含土壤细菌基因,以替代除草剂,如抗除草剂大豆;还有一些木瓜品种被设计成具有抗病毒属性。

随着利用生物技术开发的转基因作物大量进入市场,转基因作物的安全性问题引起了广泛的关注。1999 年,据 WHO 报道,职业接触 Bt 产品后,未发现有害或不良影响,也未收到以传统或有机作物喷洒残留物形式导致消费者群体不良影响的报告。大量研究表明,Bt 晶体蛋白在哺乳动物和环境方面具有较高的安全性,因此在传统和有机农业及林业中使用的 Bt 喷雾产品与 Bt 转基因作物同样是安全的。实际上,转基因作物的食品比历史上任何其他食品都经历了更严格的测试。此外,自 20 世纪 90 年代中期第一批转基因作物上市以来,还没有任何与其相关的副作用的报告。尽管转基因作物相比传统作物具有众多优势,但人们仍担心在食物中引入一种新蛋白可能会增加易感个体的食物过敏风险。

3.2　食物过敏

食物过敏包括对食物的免疫反应、食物不耐受和继发性食物敏感性。所有这些不良食物反应的集合被认为是食物过敏。然而,真正的食物过敏是指暴露于特定食品后反复引起胃肠道紊乱的免疫球蛋白特异性免疫反应。因此,这里不讨论与免疫系统无关的食物不耐受和继发性食物敏感性。乳糜泻(celiac disease,CD)是一种对某些食物的非 IgE 介导的免疫性反应,通常不归入食物过敏,因为它是一种慢性肠道炎症性疾病,更像是一种器官特异性自身免疫病或食物不耐受,例如面筋会引发 CD4$^+$ T 细胞和 CD8$^+$ T 细胞的同时激活。

食物过敏是一种具有免疫学背景的食物超敏反应,而非免疫性食物超敏反应(即食物不耐受性)。食物不耐受的例子包括:① 鲭鱼肉中毒,其活性物质是鱼类腐败过程中组氨酸脱羧产生的组胺;② 乳糖酶缺乏症,由遗传性或获得性代谢缺陷所致。此外,其他特殊食物的不耐受症包括哮喘,以及亚硫酸盐、巧克力、奶酪或阿斯巴甜引发的头痛。相比之下,外源性物质污染是食物摄入中最常见和最严重的危害之一,这可能发生在农场上,也可能在餐馆或家庭储存期间。细菌、病毒、真菌、寄生虫、霉菌毒素以及重金属和杀虫剂等化学物质都是相对常见的食品污染物。其中最危急的是细菌污染,包括大肠杆菌 O157 和其他产生毒素的菌株如单核增生李斯特菌、沙门菌、弯曲杆菌和产气荚膜梭菌的菌株。美国疾病控制与预防中心和美国农业部估计,2015 年美国 3 亿多人口中有约 3 000 人因食物中毒死亡,约 12.8 万人因食物中毒住院治疗。需要注意的是,如果不止一人对同样的食物接触有反应,这很可能不是过敏,而应考虑其他原因。因此,必须建立一个经临床证实的食物过敏诊断。最后需要指出的是,毒素和抗营养素通常会影响所有消费者,而食物中的蛋白质过敏原只会影响极少数人。

根据免疫反应的性质,食物过敏通常分为两类:IgE 介导的食物过敏和非 IgE 介导的食物过敏。有些食物过敏是同时具有 IgE 介导和非 IgE 介导的免疫反应,称为混合型食物过敏。IgE 介导的食物过敏是 I 型即时超敏反应,致敏个体在接触过敏原后几分钟至 1 h 出现食物过敏反应症状。IgE 介导的食物过敏的特征是外来抗原交联 IgE 与肥大细胞和嗜碱性粒细胞上的 FcεR I 结合。I 类过敏原可引起胃肠道致敏。肠道蠕动、上皮层、胃酸、黏液、消化酶和肠道微生物群共同组成了对食物和微生物的胃肠道非免疫屏障;然而,大多数食物过敏原对肠道蠕动、热量、酸和酶都相当稳定,并且能够保存与肠道免疫系统相互作用的关键结构或序列,肠道免疫系统主要由分布在固有层和上皮的白细胞、淋巴组织和淋巴结组成。食物过敏在婴儿和幼儿较为常见(胃肠道内部结构尚未发育完全),而成年人较少见食物过敏。肠道屏障的任何损伤都可能增加过敏反应的发生风险:肠道通透性增加会加速食物过敏原的吸收,并使炎症持续存在;食物过敏反应产生的炎症介质又会加剧肠道通透性。体内外的研究均显示,抑制或中和胃酸是胃肠道致敏的高风险因素之一,它可使食物过敏原持续存在。

胃肠道摄入食物过敏原是食物致敏的最常见途径,但并不是唯一途径,通过呼吸和皮肤接触食物过敏原也会引发过敏症状,如卵清蛋白,可通过皮肤和呼吸道暴露途径诱导小鼠和其他动物出现过敏。据报道,皮肤接触鸡蛋、花生、坚果、大豆、小麦、鱼类、贝类和牛奶的动物再经鼻吸入这些过敏原会诱发过敏性致敏。大多数食物过敏涉及 Th1/Th2 失衡,Th2 细胞因子 IL‐4 和 IL‐13 增强 B 细胞产生 IgE 的能力,进一步激活 IL‐4 和 IL‐9,促进肥大细胞增殖,IL‐5 活化嗜碱性粒细胞等。成熟的嗜碱性粒细胞存在于血液中,只有在炎症时受趋化因子的诱导才迁移到组织中,嗜碱性粒细胞在皮肤和肺脏过敏性反应晚期可被检测到,但在胃肠道炎症反应中的作用尚不清楚。与肥大细胞类似,嗜碱性粒细胞也会释放颗粒相关介质、细胞因子/趋化因子和类花生酸代谢产物,其中 IL‐4 和 IL‐13 是主要的分泌物,但不能合成 PGD2。与肥大细胞和嗜碱性粒细胞不同,嗜酸性粒细胞是通过 CD23 结合 IgE 的效应细胞,它们在胃肠道黏膜和血液循环中具有生理优势,占外周血白细胞的 1%~3%。

非 IgE 介导的食物过敏属于Ⅳ型或迟发型超敏反应。与 IgE 介导的食物过敏相比,其作用机制尚不清楚,通常认为涉及抗原处理和呈递并由 $CD4^+$ T 细胞和 $CD8^+$ T 细胞介导免疫反应。非 IgE 介导的食物过敏中最常见的过敏原是牛奶,其次是大豆和谷物。鸡蛋、蔬菜、水果和家禽会在幼儿中诱发非 IgE 介导的食物过敏,而鱼类、贝类和蘑菇过敏更常见于年龄较大的儿童和成人。致敏通常发生在胃肠道,相关疾病包括食物蛋白诱导的小肠结肠炎、过敏性原发性结肠炎、肠病、乳糜泻以及牛奶诱导的缺铁性贫血。

胃肠道中与过敏反应有关的解剖结构主要有黏液、小肠/小肠上皮细胞中的绒毛、固有层、黏膜肌层和相关淋巴组织。大多数食物过敏原,尤其是蛋白质,会被胃和小肠分泌的酶变性/消化,从而改变或破坏免疫识别的表位。胃肠道保存表位的其他蛋白质将被微绒毛和小肠上皮细胞形成的电荷和紧密连接所阻止,但蛋白质也可以穿过黏膜屏障与肠道免疫系统相互作用。IgA 可以作为食物过敏原的细胞表面受体,加速其在胃肠道内的运输。此外,生理变化,如胃肠道通透性增加或微生物群失衡,也会促进过敏原与肠道免疫系统的接触。肠上皮细胞吸收液中的过敏原通过跨细胞途径或通过细胞旁路途径的紧密连接在肠上皮细胞顶端膜运输,在顶端表面,过敏原通过胞饮作用在膜结合的囊泡中运输。嵌入肠上皮细胞顶端膜内的某些运输系统的激活可能导致渗透率的瞬时和可逆增加。M 细胞能通过主动囊泡转运将大颗粒过敏原输送到淋巴组织,由于细胞质溶酶体数量有限,不太可能在 M 细胞内处理食物过敏原。

3.2.1 食物过敏原的蛋白家族

在数以十万计的食物蛋白中,大约有 200 种被确定为食物过敏原。其余 10%的过敏反应则由不常见的过敏性蛋白或仅有轻微过敏性的食物引发,影响的人数相对较少。花生和一些树坚果属于强烈过敏食物,而一些 2S 白蛋白(如花生的 Ara h 2)、维西林(如 Ara h 1)或甘露醇(如 Ara h 3)等特定蛋白作为主要过敏原的原因尚不清楚。但无论是传统食品还是生物技术开发的转基因食品,都有可能成为潜在过敏原。

大多数食物过敏由蛋白家族引起。植物性食品中,最为显著的致敏蛋白家族为原蛋白超家族,其中包括非特异性脂质转运蛋白(non-specific lipid transfer protein, nsLTP)和 2S 白蛋白,以及 7/8S 和 11S 球蛋白的 Cupin(阿糖胞苷 H1)超家族。非特异性脂质转运蛋白是植物性食物过敏原,该蛋白具有 4 个二硫键,其结构稳定且不易被胃肠道消化,现已发现其存在于多种植物中,包括蔷薇科果实、花粉、树坚果、花生和蔬菜等。2S 白蛋白也是一种具有独特三维(3D)结构的蛋白质,由 4 个二硫键形成。花生和树坚果中的 2S 白蛋白是公认的过敏原,可引起严重的过敏反应,而其他植物如向日葵 2S 白蛋白的过敏反应较弱。有研究表明,花生和羽扇豆、芥菜和油菜籽、芝麻和罂粟籽的 2S 白蛋白之间存在交叉反应。7/8S 和 11S 球蛋白是双子叶属植物种子的主要成分,其中 7/8S 球蛋白家族的典型过敏原包括花生的 Ara h 1 蛋白和核桃的 Jug r 2 蛋白,而 11S 球蛋白家族的过敏原包括花生(Ara h 3)、大豆(Glym 6)和巴西坚果(Bere 2)。虽然这些蛋白具有相似的折叠结构,但是不同植物科蛋白序列的相似性较低,因此交叉反应性有限。泛变应原型蛋白和 Betv 1 相关蛋白已在各种植物中被鉴定出来,并主要负责花粉-食物的交叉反应性。由 profilins 组成的蛋白质是普遍存在的,它们参与了多种细胞信号转导通路。尽管不同植物蛋白具有较高的序列相似性(约 75%)和频繁的 IgE 交叉反应性,但它们作为过敏原的临床意义似乎仅限于某些植物性食物,如甜瓜和柑橘类水果。通常花粉蛋白被认为是主要增敏剂,其蛋白较为稳定,不易被胃十二指肠消化。关于蛋白致敏模式,欧洲地区存在南北差异,其中南欧致敏性较高,而北欧地区致敏性较低。Betv 1 相关蛋白具有相似的 3D 结构,并显示出相当高的序列相似性。这些蛋白在一系列花粉和植物性食物中被鉴定为过敏原,通常会引起轻微症状,而在某些情况下,如在大豆中,Bet v 1 同源过敏原会引起患者的严重反应。

动物性食物中,小清蛋白、原肌球蛋白和酪蛋白是最为重要的致敏蛋白家族。小清蛋白作为鱼类主要过敏原具有 EF‐hand 基序的特性,其由两个螺旋(E 和 F)组成并可结合 Ca^{2+},具有耐热处理和蛋白水解的抗性。清蛋白特有的折叠结构有助于与 IgE 的结合,并且与序列相似性共同解释了具有临床意义的交叉反应。原肌球蛋白是一类高度保守的蛋白质,平均长度约为 284 个氨基酸残基,由两个平行的 α 螺旋组成,是一种交叉反应性过敏原,常见于甲壳类和软体动物中,如螨虫和蟑螂。它们的 α 螺旋结构对热稳定且不易被酶解。酪蛋白是哺乳动物包括母牛、羊和人奶的主要蛋白质,在牛奶含有的蛋白质中占 80%,与 Ca^{2+} 结合形成典型的无规则卷曲结构的团簇,与 IgE 产生交叉反应。上述蛋白的保守结构以及生物活性有助于其致敏活性发挥,该家族存在超 50% 相似性的高度保守表面结构和序列解释了其临床交叉反应性。通过研究过敏原的理化特性及鉴定相关的 IgE 结合表位有助于识别高过敏原和低过敏原。

3.2.2　食物过敏流行率

食物过敏在人群中相对罕见。美国与其他西方国家食物过敏的发病率接近(成人 1%~3%,儿童 4%~8%),食物不耐受和食物中毒发病率相比其他西方国家低,而其对特定蛋白的过敏反应更为罕见。最新研究显示,我国人群食物过敏流行率在 10 年间上升了 60%,男性和女性的食物过敏患病率分别为 9% 和 10%;4~17 岁儿童的食物过敏患病率最高,高达 10%,其次是成人(7%)和婴儿(6%)。前瞻性出生队列研究发现,对食物过敏原的早期致敏是预测随后其他形式过敏发展的重要因素。发育期儿童在摄入食物时,可能存在多种因素共同作用以增加过敏性疾病发生,这些因素包括食物加工方法、久坐的室内生活方式导致机体维生素 D 水平降低、接触某些微生物的次数减少或寄生虫负担减少等。绝大多数食物过敏是由少数食物类别引起的,但这些食物的独特之处尚不完全清楚。这些过敏性食物对存在特定蛋白质过敏的人群将构成重大风险,而对非过敏性人群相对安全。食物过敏的确切原因尚不清楚,目前唯一的预防方法是避免接触过敏性食物。

食物过敏通常被描述为对食物(如牛奶、鸡蛋或花生)的过敏反应,而过去 20 年的研究已经明确导致食物过敏的原因是食物中的特定蛋白质。植物种子的营养贮藏蛋白质(某些杯状蛋白和醇溶蛋白)以及一些致病相关蛋白(脂质转移蛋白和 PR-10 家族蛋白)是主要的过敏原。总体上,约 90% 的食物过敏与少量的特定蛋白质相关,其代表性食物有花生、树坚果、牛奶、鸡蛋、鱼、甲壳类动物(如虾)、小麦和大豆。值得注意的是,由花生、某些树坚果、牛奶、鸡蛋、甲壳类(如虾)、贝类和鱼类等食物引起的过敏反应比水果和蔬菜严重。食物诱发的过敏具有地域性,如亚洲的荞麦,欧洲的芹菜,美国的核桃和山核桃,新加坡、泰国和中国香港的虾;中国人群广泛食用花生,但花生过敏罕见。由于饮食习惯差异,不同民族的食物过敏模式也有所不同。

3.2.3　IgE 介导的食物过敏

食物过敏反应常与蛋白质特异性 IgE 的产生有关,是 Ⅰ 型超敏反应的特征。食物过敏是免疫系统对原本无害的食物或食物成分产生反应,对机体健康具有重要意义。所有引起食物过敏反应的抗原都是蛋白质,大多数膳食蛋白质会刺激免疫系统对接触蛋白质产生耐受。然而,对于过敏体质人群而言,Th2 细胞提供的细胞因子和细胞表面信号,可以辅助 T 细胞和 B 细胞产生蛋白特异性 IgE 免疫球蛋白。食物过敏反应通常发生在容易过敏且对过敏原过敏的特应性个体。食物过敏是特异性的,因为个体仅对不良食物中的一种或多种特定蛋白质过敏。蛋白质的致敏特性是由于特定致敏蛋白质的内在、结构和物理化学特性,这些特性与宿主的遗传、生理和环境条件相互作用从而导致机体过敏。对食物过敏的患者评估还应包括影响过敏反应其他可能因素,如体育锻炼以及同时摄入非甾体抗炎药、β 受体阻滞剂和酒精等。此外,剂量、给药途径和给药方式以及食物基质和蛋白质呈递等外源性因素也很重要,可影响免疫反应的极化,从而导致口服耐受或过敏反应。

对食物的正常免疫反应是口服耐受,包括产生食物蛋白特异性 IgG,异常的免疫应答则可导致食物过敏。口服耐受是指通过消化系统摄入外源性抗原诱导外周免疫系统产生抗原特异性无反应状态。早在 1911 年,韦尔斯(Wells)就发现了口服耐受现象,他将卵蛋白喂养豚鼠后,再用该抗原免疫,豚鼠将不会产生过敏反应。20 世纪 70~80 年代初,又有大量实验证明:预先给动物喂卵清蛋白(ovalbumin, OVA)等蛋白抗原或绵羊红细胞后,再次用相同抗原免疫动物,动物将不会对这种抗原产生免疫应答。口服耐受可能涉及树突状细胞向 T 细胞呈递抗原和各种类型调节性 T 细胞的发育,但具体机制尚待进一步深入研究。尽管 IgE 介导的食物过敏存在遗传易感性,但目前仍不清楚为什么有些人会对某些食物中的蛋白质过敏,而不是对这些通常无害的蛋白质耐受。在婴儿期,食物过敏最常见的是胃肠道对食物过敏原的原发性致敏,而这些过敏原往往难以被消化。成人食物过敏的一个标志是继发性食物过敏的高发生率,其中主要的过敏原是吸入性的(如花粉)。由于食物和吸入性过敏原具有很高的结构同源性,食物过敏原被这些吸入性过敏原特异性 IgE 识别。一旦致敏,个体可能终生保持过敏状态。然而,幼儿通常在最初反应后五年或更长时间内通过免疫耐受对其过敏性食物(牛奶、大豆或鸡蛋)产生耐受。有研究表明,大多数过去对牛奶过敏的儿童在达到上学年龄时能够耐受牛奶。

致敏过程中,经过同型转换为产生 IgE 的浆细胞的 B 细胞产生 IgE 被认为是由过敏中的 CD4$^+$ T 细胞介导的。IgE 介导的食物过敏中,发生反应的原因是个体对食物中相对丰富的蛋白质上的至少两个表位(IgE 结合位点)产生特异性的 IgE 抗体,这些 IgE 抗体与黏膜肥大细胞和血液嗜碱性粒细胞表面的 FcεRⅠ受体结合。在随后摄入含有过敏蛋白的不良食物（即诱导阶段）后，蛋白质或蛋白质片段被吸收并与肥大细胞或嗜碱性粒细胞表面 IgE 结合，诱导肥大细胞和嗜碱性粒细胞释放组胺和白三烯，导致血管渗漏、血管水肿和神经刺激症状。食物过敏的症状是多变的，且症状出现在不同器官，包括口腔（口腔过敏综合征）、皮肤（荨麻疹和特应性湿疹恶化）、呼吸系统（鼻炎和哮喘）、胃肠系统（恶心、呕吐、腹痛、腹泻），以及其他症状，如结膜炎和血管性水肿。食物过敏最常见的症状是口腔接触性荨麻疹（即接触致敏食物后口腔黏膜立即肿胀和瘙痒），又称为口腔过敏综合征，是一种轻度反应。临床表现为嘴唇或口周麻木、瘙痒及肿胀，喉咙不适或紧缩感，在罕见情况下，可能发生严重的过敏反应。一旦确诊，患者应回避已知的过敏性食物，严重的全身性过敏反应者应给予肾上腺素治疗。在美国，每年有超过 3 万起食物性过敏反应发作事件，导致 150 多人死亡。花生、许多树坚果、牛奶和鸡蛋是导致食物引起的致命过敏反应的最常见原因。食物过敏症状与严重程度因人而异，取决于个体对哪种过敏原成分敏感。

食物过敏的诊断需要结合病史、体内外试验等，体内试验包括皮肤点刺试验和口服食物激发试验。体外试验包括血清特异性 IgE 抗体检测。对食物不良反应患者进行评估的第一步是获取详细的病史。该病史并不足以作为食物过敏诊断的唯一标准，但可以为临床医生评估过敏反应的严重程度提供依据。总 IgE 增高不能预测与症状相关的食物过敏，总 IgE 不能作为诊断食物过敏的指标，血清特异性 IgE 检测在诊断 IgE 介导的食物过敏上有明确的价值。皮肤点刺试验因简单方便、快速灵敏、价格便宜，已成为临床上最常用的过敏原检测方法，在诊断 IgE 介导的食物过敏上有一定价值，但皮肤点刺试验阳性不能单独作为确诊食物过敏的指标，需要与明确的食物过敏病史相结合进行分析判断。特应性皮肤斑贴试验有助于发现过敏食物，但其敏感性及特异性均不理想，多数情况下仍需要其他试验进行证实，其可以作为辅助诊断方法之一。上述这些诊断方法仅能证明食物特异性 IgE 抗体的存在，但不能诊断食物过敏。要证明所报告的病史与食物特异性 IgE 抗体的临床相关性，仍需要进行口服食物激发试验。双盲安慰剂对照食物激发（double-blind placebo-controlled food challenges, DBPCFC）试验是食物过敏诊断的金标准。DBPCFC 试验可以提供关于剂量对受试患者个体过敏症状发展影响的重要信息。很低剂量的食物不会引发过敏症状，说明存在无可见不良作用水平（no observed adverse effect level, NOAEL），即一定量的致敏食物对于患者个体是安全的。随着剂量的增加，患者常常会先出现轻微的食物过敏反应症状，更严重的全身症状则常发生在高剂量暴露的情况下。

3.3 乳糜泻

乳糜泻是一种免疫系统紊乱疾病,患者对含麦胶(俗称面筋)的麦粉食物异常敏感,大麦、小麦、黑麦、燕麦中的麦胶可被乙醇分解为麦胶蛋白(即麦素),其可能为本病的致病因素。正常人小肠黏膜细胞内有多肽分解酶,可将其分解为更小分子的无毒物质,但在活动性乳糜泻患者,肠黏膜细胞酶活性不足,常因不能将其分解而致病。其在北美、北欧、澳大利亚发病率较高,国内很少见。乳糜泻与进食麦粉关系密切,大量研究已证实麦胶可能是本病的致病因素,并认为其发病原因是遗传、免疫和麦胶饮食相互作用的结果。这是一种遗传性的自身免疫病,通过激活特定的 Th1 型 CD4$^+$ T 细胞对小麦、大麦和黑麦蛋白产生过敏。在患有乳糜泻的人群中,大约 50% 的患者的家庭成员在进行筛查后也被发现患有该病。乳糜泻患者会产生特异性抗体,这些抗体与肠道中的结缔组织和 T 细胞结合,而这些 T 细胞是在特定的 MHC - II 类抗原受体背景下激活的,这些抗原来自小麦蛋白麸质。当乳糜泻患者摄入食物或食用含有谷蛋白的产品时,他们的免疫系统或小肠内壁上细小的绒毛会被破坏,导致小肠内壁的绒毛变得扁平,出现营养不良,甚至诱发癌症等。本病与进食麦粉关系密切,故对本病的易感人群,应该尽量减少进食麦粉。这类人群原则上应以高蛋白、高热量、低脂肪、无刺激性、易消化的饮食为主。

3.4 转基因作物的安全评估

大多数国家,包括美国、中国、巴西以及国际食品法典委员会的成员国,都要求对转基因作物生产的食品进行严格的安全评估。国际食品法典委员会是 WHO 和联合国粮食及农业组织(Food and Agriculture Organization of United Nations, FAO)的国际食品标准项目,其网址为 https://www.codexalimentarius.org。该委员会由 185 个成员国和欧盟以及 224 名官方观察员(非成员国和非政府组织)组成,概述了许多关于食品安全和国际贸易的重要问题的指导方针。转基因作物食品的安全标准是以遵循实质等同性原则的:即从基因改造作物衍生的食物是否与从非基因改造作物衍生的食物在实质上相同?需要明确的是,任何食物都无法确保绝对安全。因此,实质等同性原则的应用是以现有的食品作为比较基础。安全性评估主要基于转基因作物与其传统作物在成分、毒理学、致敏性和营养数据方面的比较。实质等同性原则最早于 1991 年提出，并得到法典和 OECD 的认可，成为许多国家和地区转基因作物生物安全评估的主要原则。经过大量的科学研究，来自转基因作物的食品已经证明与非转基因作物的食品基本相同。转基因作物表达的蛋白质经过广泛的分析，证实它们没有致敏性或毒性。在销售转基因作物之前，这些产品需要对引入的基因所产生的蛋白质的潜在过敏活性进行评估。其中一个评估重点是确保转移至转基因作物中的基因不会产生过敏原或引起乳糜泻的谷蛋白。这种评估的目的有两个：① 保护对已知过敏蛋白或与之发生交叉反应的蛋白过敏的消费者，避免引发不良反应；② 降低过敏体质个体成为食物过敏原的编码蛋白的过敏风险。

通过生物技术改良的转基因作物对消费者潜在过敏风险分为三类：第一类风险是将已知的过敏原或与之发生交叉反应的物质转移到食品作物中，对过敏性消费者构成潜在威胁。例如，对花生过敏的人面临的风险之一是将编码主要花生过敏原的基因转移到大米或玉米中。第二类风险是新蛋白质的表达，这些蛋白质有可能成为新的过敏原，这意味着一些原本无害的蛋白质经过改良后可能引发过敏反应。第三类风险可能是最容易被忽视的，即增加转基因作物中内源性过敏原的表达。

针对潜在食物过敏原的安全性评估，已经发布一些指导文件，这些文件为评估转基因食品的潜在过敏性提供了指南。国际食品生物技术理事会（International Food Biotechnology Council，IFBC）与国际生命科学研究所（International Life Sciences Institute，ILSI）的过敏与免疫学研究所合作，发布了第一个系统方法，用于解决转基因作物的潜在过敏性问题。IFBC/ILSI 报告建议使用决策树方法，并引入了生物信息学（通过 8 个连续相同氨基酸来识别"理论"IgE 表位）和胃蛋白酶耐药性来评估潜在的致敏性。IFBC/ILSI 的评估核心是考虑转基因蛋白的来源（过敏性或非过敏性）。如果蛋白来自过敏原，建议对该过敏原过敏的患者血清进行 IgE 抗体检测，并进行额外的临床研究（如皮肤点刺试验、口服食物激发试验）。如果蛋白来自非过敏原，则建议进行 8 个或更多连续相同氨基酸的搜索和胃蛋白酶耐药性研究。如果有显著的生物信息学匹配，建议增加 IgE 抗体检测和其他临床研究。2001 年，FAO/WHO 就生物技术来源的食品召开联合协商会，制定了一种新的决策树方法和增加了一些额外建议。类似于 IFBC/ILSI 方法，FAO/WHO 方法首先考虑转基因蛋白的来源（过敏性或非过敏性），然后对其进行生物信息学和胃蛋白酶抗性分析。还推荐使用对已确定过敏原过敏的个体血清进行特异性 IgE 结合检测;但 FAO/WHO 发布指导文件时却取消了个体血清测试,并修改了生物信息学参数(即在使用 FASTA 或其他程序识别潜在的交叉反应变应原蛋白时,将阈值从 8 个连续的相同氨基酸降到 6 个,并在 80 个氨基酸窗口内引入了 35% 氨基酸同一性的新参数)。

研究数据显示,与 FAO/WHO 于 2001 年建议的 80 个氨基酸滑动窗口搜索相比,传统的 FASTA 分析(整体序列比对)产生的假阳性结果更少,假阴性率相当。此外,传统 FASTA 分析可得到更显著的预测值,该预测值可反映比对序列潜在随机发生率,并可用于评估观察比对序列的重要性、查询蛋白相关信息,能更好地反映功能相似性。FAO/WHO 还提出了一些新的建议。这些方法包括:① 非过敏原蛋白的靶向血清筛选;② 与已知过敏原无氨基酸序列同源性蛋白的靶向血清筛选;③ 动物模型。迄今,这些附加建议的特异性、敏感性或再现性尚未得到验证。因此,对于评估转基因蛋白质的潜在过敏原,现有的数据表明传统的 FASTA 分析相对较准确,而 FAO/WHO 的新建议尚需要进一步验证和研究。

目前尚无一种单一明确的检测方法能确定新型蛋白质的致敏潜力,国际食品法典委员会提出了一种称为证据权重(weight of evidence, WOE)的方法,该方法综合考虑了各种因素和实验策略,可以全面评估新蛋白质的致敏性。当前,国际上广泛采用证据权重方法,并已纳入国际食品法典委员会制定的《重组 DNA 植物衍生食品安全性评估指南》。推荐评估包括考虑引入蛋白质的来源(即新蛋白质的基因来源是否已知会诱导过敏)、寄主作物引起过敏的倾向、引入蛋白质与已知过敏原的相似性(与已知人类过敏原的氨基酸序列相似性的计算机比较)、蛋白质的理化性质(如体外对酸和酶消化的敏感性、热稳定性和糖基化状态)以及作物中的蛋白质丰度等。在适当的情况下(即观察到与已知过敏原匹配的阳性氨基酸序列,或转基因来源于已知过敏原),考虑进行特异性 IgE 测试。但这些研究需要使用来自已知过敏原并发生过敏反应(或皮肤点刺试验阳性)个体的特征良好的血清,并存在检测材料标准化、缺乏可用血清和(或)程序验证等问题。国际食品法典委员会也认识到以前推荐的某些方法(如动物模型和靶向血清筛选)尚未得到验证,但随着科学技术的发展,可能在未来的转基因蛋白质的致敏评估中发挥作用。

过去 20 年间,关于转基因蛋白致敏性的评估存在多种不同指导建议,这些不同建议常会混淆使用,而且有时会使用未验证(如动物模型)或否定(即 6 个连续氨基酸匹配)的测试方法进行安全性评估。理想情况下,应该更好地协调使用这些建议,仅使用那些"可靠科学"(同行评审的已发表数据)"验证"的终点,以评估不同地区的潜在蛋白质致敏性。

3.5 第一类潜在过敏风险评估

为了调查过敏消费者的第一类风险,我们可以使用生物信息学程序进行计算机模拟,检查已知的过敏原或交叉反应过敏原是否转移到粮食作物中。这种方法结合了基因来源和受体的安全使用史的考察。在过去的 10 年中,利用计算机生物信息学工具来评估新蛋白质的潜在过敏风险取得了重大进展。生物信息学是通过比较蛋白质序列进行分析,以评估其结构和功能之间的关系。在生物信息学中,有几个核心原则:① 蛋白质的结构由其氨基酸序列确定;② 相似的氨基酸序列通常具有相似的结构;③ 相似的序列和结构可能存在共同基因和相似功能。大多数主要的胃肠道、皮肤和呼吸道过敏原已经被鉴定和克隆,且这些过敏原中的大多数蛋白质序列已经被纳入各种数据库。因此,在产品开发早期,可以使用一系列生物信息学工具对新蛋白质进行常规筛选,以确定其与已知人类过敏原的氨基酸序列同源性和结构相似性。重要的是,生物信息学允许提出两个主要问题:这种新型蛋白质是一种现有的过敏原吗? 这种新型蛋白质是否可能与现有过敏原发生交叉反应? 相似性较高的序列通常具有相似的免疫拓扑结构。需要指出的是,生物信息学并不是要回答一种新型蛋白质是否会"成为"新的过敏原。目前的生物信息学分析通常涉及以下两个推荐标准:使用 FASTA 搜索长度为 8 个或更大的连续、相同的氨基酸序列,或者使用基于局部比对算法的搜索工具(Basic Local Alignment Search Tool,BLAST)局部比对算法搜索数据库(如 AllergenOnline 数据库)进行序列一致性大于或等于 35% 的 80 个或更长的氨基酸序列的搜索。相比基于数据的短连续相同氨基酸搜索(即理论表位),超过 80 个或更长氨基酸序列搜索>35% 的匹配一致性被认为更具相关性。

3.5.1 过敏原数据库

现已开发和建立多个过敏原数据库,这些数据库在内容、可访问性、描述性信息、数据(生物或分子数据、更新日期、序列数量)、管理程度以及用于将查询新序列与公共注释序列进行比较的信息学应用方面有所不同。AllergenOnline 数据库是一个同行评审的过敏原数据库,自 2004 年由林肯大学的食物过敏研究和资源项目（Food Allergy Research and Resource Program，FARRP）维护，包含食入、吸入（如花粉、屋尘螨和霉菌孢子）、经皮肤（如乳胶）和注射（如毒液、叮咬昆虫的唾液）等途径进入体内的过敏原。该数据库由来自世界各地的临床和过敏专科医生进行同行评审，每年更新一次。蛋白质过敏原的纳入是基于公共文献中的可用数据。已经通过使用来自过敏受试者的血清进行研究证明与 IgE 结合相关的蛋白质序列也被纳入了AllergenOnline 数据库。AllergenOnline 数据库中包含的许多蛋白质也已被证明可通过过敏受试者的皮肤点刺试验、嗜碱性粒细胞组胺释放或嗜碱性粒激活引起生物反应。数据库中列出了用于对每个致敏蛋白质组进行分类的参考文献，以及对分类过程的解释。该数据库还提供了序列比较算法，以评估潜在的新食品蛋白质过敏交叉反应的潜在风险。该数据库免费向公众开放，网址为 https://www.allergenonline.org。截至 2015 年 1 月，该数据库的第 15 版已发布，包含了 1 897 个过敏原序列。

3.5.2　IgE 介导的过敏生物信息学分析

根据 FAO/WHO 于 2001 年建议，如有 80 个或更多氨基酸片段存在超过35% 的一致性时，新型蛋白与已知过敏原就可能出现 IgE 交叉反应。又有研究指出，新型蛋白与过敏原需要有 50%~60% 的同源性，才能产生交叉反应；同源性>70%，会出现高风险交叉反应。Radauer 和 Breiteneder 分析花粉过敏原的致敏和非致敏同源物之间的序列同一性，发现蛋白质之间致敏交叉反应的先决条件是蛋白质至少有 50% 序列一致性。仅考虑蛋白质的一级结构，蛋白质<50% 的氨基酸序列同一性很少发生抗原交叉反应。开展逐步连续、相同的氨基酸片段搜索，以鉴定可能代表"理论"线性 IgE 结合表位的氨基酸序列，仅在少数过敏原中发现了 IgE 结合表位。因此，在缺乏 IgE 结合表位数据库的情况下，可以通过产生特定数据库中包含过敏原的所有重叠肽，并使用梅特卡夫（Metcalfe）等 1996 年推荐的生物信息学工具以成对的方式将它们与新型蛋白质的所有相同大小的潜在肽段进行比较来评估潜在表位。通过一些调节因子来识别序列发现，新型蛋白与已知过敏原间有 8 个连续相同氨基酸匹配可鉴定可能代表线性 IgE 表位的序列。最初旨在识别查询序列和一种或多种致敏蛋白间"理论上"共享表位的短、连续匹配氨基酸搜索的价值受到了质疑。FAO/WHO 最初建议的标准推荐使用 6 个氨基酸的连续一致性，但其由于产生了太多的假阳性而没有意义，这一标准在很大程度上遭到了质疑。此外，许多其他出版物认为，对查询蛋白和已知过敏原中发现的 8 个或更多连续

氨基酸序列的标准搜索在预测潜在的蛋白质致敏性方面也几乎没有价值。

　　生物信息学其他标准,包括使用 FASTA 局部比对算法来识别查询序列和过敏原序列之间的区域,在 80 个或更多的氨基酸残基阈值上显示 35%以上的一致性。这种方法更加可靠,旨在识别与过敏原足够相似的蛋白质,及预测可能的潜在交叉反应风险。该标准说明交叉反应性的分子基础不仅存在于蛋白质的一级结构中,还存在于三级结构中,同时考虑了构象 B 细胞表位的存在。该算法首先采用单个词进行搜索,识别两个序列之间的所有匹配单词(蛋白质序列的默认单词大小为 2)。匹配的单词会被连接、扩展,并分配一个数字“分数”,评分矩阵会给予保守区域适当的权重,并对插入/扩展的间隙预设进行惩罚。通过比较查询序列和所有数据集中蛋白质的结果分数,可以建立对比分数与蛋白质长度之间的线性关系。计算特定对齐的分数相对于所有分数的分布,以确定对齐是否有意义。这种评估反映在分配给对齐的预测值(E 值)上,E 值是评估观察到的对齐在潜在随机情况下出现的重要性的度量。较小的 E 值(如 10^{-4})表示在潜在的过敏性交叉反应性背景下存在潜在的生物学相关相似性;较大的 E 值(如>1.0)表示比对是随机的,不具有生物学相关相似性。尽管 E 值大小与蛋白质长度和数据库大小有关,但特定比对的 E 值越小,蛋白质之间的比较就越有可能反映出真正的结构相似性。FASTA 软件包中可用于检查比对结果性质的内置方法,有助于确定蛋白质序列匹配的重要性。

　　FAO/WHO 发布关于识别潜在的交叉反应致敏蛋白的建议时,还推荐使用执行搜索的标准化方法或滑动窗口方法,包括 4 个程序,其中一个步骤是“从表达蛋白中提取一个完整的 80 个氨基酸长度的序列”,然后将这些蛋白的 80 个残基序列与过敏原数据集进行后续比对,当使用 80 个氨基酸和适当的间隙惩罚,表达蛋白的氨基酸序列具有超过 35%的一致性时,应考虑交叉反应性的潜力。在该建议中还编写了从给定的查询蛋白中生成所有可能的 80 个氨基酸片段或滑动窗口的脚本,并将每个片段提交给 FASTA 分析。超过阈值的匹配(80 个氨基酸匹配度 ≥ 35%)被自动识别,并进行更仔细的检查。然而,使用滑动窗口算法对 80 个氨基酸序列的 35%或更高一致性进行阳性预测存在风险,研究数据表明,与整个蛋白质序列的传统 FASTA 分析相比,使用 80 个氨基酸的滑动窗口 FASTA 搜索会出现更高的假阳性率。Silvanovich 等也指出,使用超过 80 个氨基酸的 35%—致性匹配滑动 FASTA 窗口标准,可与使用随机选择的蛋白质序列或经过 1 000 轮序列重排后的相同序列分析获得相同的假阳性率。此外,传统的 FASTA 导出的 E 值反映了比对序列潜在随机出现的概率,其可用于评估比对序列的重要性,通常比滑动窗口导出的 E 值更低,更有显著性。研究数据还表明,与滑动窗口搜索相比,传统的 FASTA 搜索为查询蛋白质提供了更相关的识别,并更好地反映了蛋白质之间的功能相似性。在许多情况下,滑动窗口分析导致了与来自不同家族、具有不同功能的各种蛋白质的身份匹配。然而,传统 FASTA 分析获得的阳性结果仍然超过了基于临床中真实或真实过敏原的预期百分比所预测的结果。这一发现可能是由于使用了目前推荐的非常保守的 35% 的阈值标准。当洛迪奇(Ladics)等在评估玉米种子蛋白质序列时,阈值提高到 50% 时使用传统的 FASTA 分析,阳性结果的数量减少了一半。通过在 ≥80 个氨基酸的比对长度上施加 ≥35% 序列一致性的定义阈值,默认的局部比对搜索标准受到约束。这种约束忽略了许多 FASTA 特征,但这些特征却有助于确定序列之间的同源性,这些特征被纳入算法本身(如 E 值)。因此,如果蛋白质序列比对获得非常大的 E 值(如 2.0)和 35.5% 的一致性,则该比对可能仍然被大多数监管者认为是重要的。

目前推荐采用确定 E 值阈值的方法。例如,利用 E 值阈值方法对 7 695 个玉米蛋白序列进行分析,确定了 E 值的临界值为 4.7×10^{-7}。该临界值在鉴定已知过敏原时表现出 100% 有效性,但足够保守,假阳性率为 95%,因此不会忽略任何潜在的阳性匹配。最近,米尔斯基(Mirsky)等对各种评估标准进行了全面的大规模计算机评估,包括:① 查询蛋白与长度为 80 个氨基酸的过敏原相比有 35% 一致性;② 查询蛋白与过敏原间任何一致性序列(具有某种最小长度)比对;③ 查询蛋白和 E 值低于某个阈值的过敏原之间的比对。如果查询蛋白与长度为 80 个氨基酸的过敏原相比有 35% 的一致性;或者在查询蛋白与过敏原中发现 13 个或更多氨基酸的某个序列;以及查询蛋白与过敏原比对 E 值 $\leq 10^{-4}$,则可判定查询蛋白具有潜在的致敏性。这些数据表明,在评估两种蛋白质之间的潜在过敏性交叉反应性时,应将氨基酸序列比对和 E 值联合使用。目前,最受重视的标准是在 80 个或更多氨基酸的任何片段上有 35% 的一致性匹配。可以得出结论,在任何 80 个氨基酸片段上使用大于 35% 一致性匹配(基于 FASTA 或其他等效程序)是对交叉反应潜力的高度保守估计(即许多假阳性)。因此,尽管这些序列比对方法有用,但很可能有许多潜在有益的蛋白质被不必要地剔除。

所有已知蛋白质家族中仅有一小部分属于过敏原,而含有过敏原的蛋白质家族还包括数百种非过敏性蛋白质。目前还没有已知的将蛋白质鉴定为过敏原的独特基序,更好地了解结构属性和构象表位可能有助于评估致敏潜力,这就需要开展识别致敏性 IgE 表位序列的相关研究。近年来,通过解析过敏原与抗体片段(Fab 或 Fab)复合物的 X 射线衍射晶体结构,已经鉴定出 7 种过敏原的构象表位。为深入了解 B 细胞库和交叉反应的分子基础，以实现对食物过敏原的过敏性预测，必须研究其三维结构。虽然构象表位在吸入性过敏原中普遍存在，但如果过敏原在消化道中没有完全裂解，且抗消化片段被吸收，食物过敏原中也可能含有构象表位。如果此方法被证明具有预测性，基于蛋白质构象结构的方法可能有助于提高证据权重方法的有效性。过敏性蛋白结构数据库（Structural Database of Allergenic Protein，SDAP）是一个网络服务器，可提供对致敏蛋白的序列、结构和 IgE 表位的快速交叉引用访问。SDAP 的组件包含有关过敏原名称、来源、序列、结构、IgE 表位和参考文献的信息，以及在线访问主要蛋白质数据库（PDB、SWISS PROT/TrEMBL、PIRALN、NCBI 分类浏览器）和文献（PubMed、MEDLINE）的简单链接。SDAP 中的计算组件通过一种基于氨基酸侧链保守特性的原始算法，识别与用户提供的肽相似或选自 IgE 表位的 SDAP 的已知过敏原的区域。这些类型的生物信息学工具具有快速确定过敏原之间潜在交叉反应性的潜力，并筛选新蛋白质是否存在与已知过敏原同样的 IgE 表位。然而，这些方法的主要局限性在于它们还不能进行预测。尤其是已知晶体结构的过敏原相对较少，并且蛋白质结构可能更多地与其内在功能有关，而极少与蛋白质致敏相关。然而，了解过敏原的三维结构以定位抗体识别位点是有用的。在 WHO/国际免疫学联合会（International Union of Immunological Societies，IUIS）过敏原命名小组委员会批准的系统过敏原命名的官方数据库中，约有 715 个过敏原，其中 75 个过敏原已经明确三维结构，根据 WHO/IUIS 过敏原命名数据库和蛋白质数据库评估，发现仅有 24 种属于食物过敏原。因此，需要进一步的数据来评估蛋白质结构在预测蛋白质交叉反应性中的效用。特别是，可以表征蛋白质致敏性的序列基序的鉴定。

　　总之，基于线性序列比较的生物信息学技术可以通过使用更先进的工具来改进，如 E 值阈值。此外，为了提高生物信息学分析的能力，通过使用结构数据库和适当的比较序列将有助于确定蛋白质和已知过敏原之间的相似程度。来源于过敏原和构象表位的三维结构的信息可能有利于在个案基础上评估新蛋白质的致敏性。具体而言，IgE 抗体结合表位在过敏原中的位置对于识别过敏原同源蛋白中的潜在过敏原具有重要意义。

3.5.3　乳糜泻的生物信息学分析

　　国际食品法典委员会要求对源自小麦、大麦、黑麦、燕麦的蛋白质进行乳糜泻潜力评估，但未提供评估过程的指导（如生物信息工具的使用），但有些蛋白质已在参考文献中明确报道属于潜在乳糜泻诱导蛋白。现有小麦、大麦和黑麦中引起 T 细胞刺激或肠上皮发生病变的肽数据库(www.allergenonline.org/celiachome.shtml),该数据库属于 AllergenOnline 数据库的一部分,用于 IgE 介导转基因蛋白的潜在致敏性的生物信息学评估。目前,乳糜泻数据库包含 1 016 个肽段,这些肽段的公开数据表明,它们在乳糜泻患者的 MHC－Ⅱ DQ2.5 或 DQ8 细胞上具有 T 细胞反应性,有的对肠道上皮细胞有毒性作用,有的可使肠绒毛发生病理改变。转基因作物的蛋白质氨基酸序列可通过搜索数据库找到完全匹配的肽段,或通过 FASTA 搜索与已知乳糜泻的蛋白质匹配序列,使用所提出的超过至少 100 个氨基酸或更小的 E 值$<1\times10^{-15}$之类的阈值、$>45\%$同一性标准来判定潜在乳糜泻诱导物。与 IgE 致敏性评估类似,生物信息学工具和数据库能够识别可能诱导乳糜泻的潜在蛋白质。从禾本科以外的植物中提取的基因导致乳糜泻的风险很小,即使它们与致乳糜泻的胶原蛋白属于同源物,它们也不太可能导致乳糜泻。蛋白质如果不符合上述标准,诱发乳糜泻的可能极小。如果发现显著匹配,应使用乳糜泻受试者的细胞或食物激发物进行测试,并使用细胞分析或可能的食物激发物评估风险,从而降低过敏导致乳糜泻的风险。

3.6　第二类潜在过敏风险评估

第二类风险涉及新蛋白质的表达,这些蛋白质可能成为新的过敏原。我们可以通过评估作物中蛋白质的物理/化学性质和丰度来评估这种潜在的风险。

3.6.1　蛋白质丰度和对胃蛋白酶的稳定性

为了评估第二类潜在过敏风险,就需要对转基因作物中蛋白质的理化特性及其丰度进行评估。理化特性包括对体外胃蛋白酶和胰蛋白酶消化的稳定性、糖基化状态和加热稳定性(即加工效应)。梅特卡夫指出,在体外消化试验中,对胃蛋白酶稳定且含量丰富的蛋白质更可能成为食物过敏原。然而,尽管许多主要的食物过敏原是稳定的,或者蛋白质部分是稳定和丰富的,但相关性很低。植物食品中存在多种主要致敏蛋白质,其丰度尚未有一致的共识,但在植物食品中,这些蛋白质含量超出食品蛋白质部分的 1%。此外,在转基因作物中新蛋白的表达水平非常低,在 ppm 或 ppb 范围内。例如,mon 810 转基因玉米中检测到的 Cry1Ab 表达水平为（0.83±0.15）ppm；Herculex 1 转基因玉米中的 Cry1F 表达水平为 71~115 ppm；DBT418 玉米籽粒中 Cry1Ac 表达量为 36~42.8 ng/g 干重，查询 WHO/全球环境监测系统（global environmental monitoring system，GEMS）数据库得知，人类玉米消费量为 4.98 g/（kg·d），因此，42.8 ng/g Cry1Ac 的 DBT418 玉米对应人类消费量约为 213 ng/（kg·d）。

　　许多食物过敏原具有共同的特性，特别是其稳定性，这可以通过使用变性剂（如热处理）和生化指标（如抗胃蛋白酶解）来判断。事实上，对消化抵抗是许多（尽管不是所有）会被人类胃肠道敏化的膳食蛋白质的共同特性。为了使过敏原在胃肠道中致敏，它必须具有保护其结构不被降解的特性（如对低 pH、胆汁盐和蛋白水解的抵抗力），从而确保足够数量的完整形式过敏原被肠道吸收，使黏膜免疫系统增敏。因为缺乏体外模拟胃肠道消化的通用方法，所以对消化在蛋白质致敏中的作用研究受到局限。阿斯特伍德（Astwood）等首次应用体外胃蛋白酶消化测定法来解决食物过敏原稳定性问题。该项研究中，许多食物过敏原或其肽片段在体外可对抗蛋白消化和水解。随后已有几项研究重复了胃蛋白酶对各种蛋白质的消化测定。

　　从初步报道以来，已经有几个研究重复了多种蛋白质的胃蛋白酶消化试验。血清特异性生长因子测定的参数已有许多变化，包括 pH 测定、胃蛋白酶纯度、胃蛋白酶与靶蛋白的比值、靶蛋白的纯度及检测方法。在国际多个实验室共同研究下，建立了一个标准化的体外胃蛋白酶评价方案。由于胃蛋白酶消化抗性和致敏潜力间的相关性很低，有些食物中的蛋白质不易消化，也不会产生致敏。同样也不能得出致敏性食物蛋白质必然更难消化的结论。通过对猕猴桃的研究发现，有些不稳定过敏原可能受食物基质成分的保护免受胃蛋白酶消化。因此，蛋白质消化率的测量不应被视为新蛋白质安全性评估的独立终点。因为没有单一因素被认为可以预测蛋白质的致过敏性，所以应该使用证据权重法，该方法综合考虑了各种因素及实验方法，可以全面评估新蛋白质的致敏潜力。

3.6.2　热稳定性

　　热稳定性是食物过敏原在烹饪或加工后保持或增加致敏性的一个重要特征。蛋白质的功能通常与它们的天然折叠构象相关，因此蛋白质功能的丧失与天然结构的丧失密切相关。因为蛋白质功能与其生物物理特性相关，故选择蛋白质的功能测定（如酶活性）进行过敏性风险评估中热稳定性的评估。虽然功能测定通常用于测试新型食品蛋白质的热稳定性，但一些监管机构也要求纳入免疫检测,使用动物体内产生的多克隆 IgG 抗体替代 IgE 结合检测。然而,在评估新蛋白质的致敏性时,动物 IgG 结合测试并不认为是合适的替代方法,因为这是免疫原性而非致敏性的指标。此外,抗体结合不一定与蛋白质的功能丧失相关,将这两个不同的终点结合在一起用于评估并不能增加识别潜在致敏性的证据权重,它们有可能产生相互矛盾的结果。例如,磷蛋白乙酰转移酶(phosphinothricin acetyltransferase, PAT)蛋白在 40 ~ 45℃(15 分钟)或 60℃(10 分钟)下失活,但即使在经过 100℃ 的热处理后,仍能检测到其免疫反应性。这些结果表明,即使 PAT 蛋白失去其酶活性,免疫反应性仍然是可检测的。此外,抗 PAT 抗体对蛋白热处理前后的识别能力相同,表明与变性相关的构象变化不影响 IgG 与其结合。因此,加热或免疫检测时功能活性的丧失与蛋白质致敏状态间的相关性尚未证实。在熟食中保持致敏性(即在体内引发 IgE 结合的能力)和保持内源性蛋白质功能(酶活性或生物活性)之间存在明显差异。

热介导的蛋白解折叠可导致其功能丧失,而这可能与免疫状态的变化同时发生。例如,构象 IgE 结合位点的丧失(对天然蛋白质产生致敏的地方)。然而,蛋白质解折叠也可能对其自身不产生任何影响,因为只有线性表位是相关的;或者解折叠也可能会暴露隐藏的致敏表位。然而,这些免疫影响并不与蛋白质功能本身的丧失相关或由其引起。热处理已被证明可以完全消除有些过敏原的过敏潜力,如马铃薯中的帕坦蛋白、水果中存在的几丁质酶和榛子 Cor a 1.04 过敏原。这些属于不完全过敏原,不能致敏,但在对交叉反应蛋白致敏后会引发致敏反应。猕猴桃有几种过敏原,包括交叉反应性脂质转移蛋白和几丁质酶,但大多数似乎都对热敏感。豆粕的生产过程涉及热处理,热处理使其发生的极大改变可提取蛋白质的特性及其免疫特性,但热处理豆粕的致敏性并没有显著改变。某些食物生食或其生食成分不致敏,但在加工后食用却会产生过敏反应,这种新过敏原已在山核桃、小麦粉、烤花生、扁豆、杏仁、腰果和核桃、大豆、虾、扇贝、金枪鱼、鸡蛋、苹果、李子、牛奶和土豆中得到鉴定。

总之,蛋白质构象变化和功能丧失与蛋白质过敏原临床致敏性改变没有一致性关联:蛋白质构象变化可能不改变其致敏性,也可能增加或降低其致敏性。对于新蛋白质,没有办法预测其致敏性变化。作为转基因作物过敏风险评估的一部分,功能分析或免疫检测对新蛋白质的热稳定性评估不一定与致敏风险相关,新蛋白质的热稳定性结果在过敏性风险评估中没有已知的预测价值。在支持新蛋白质更广泛安全性评估的有限方法中,如果蛋白质具有与其功能相关的一些已知的不良毒理学影响,则热失活可能与烹饪或加工食品的毒理学风险评估相关。

3.6.3　糖基化状态

有些蛋白质过敏原发生了糖基化,表明糖基可能有助于蛋白质致敏。寡糖是在真核细胞合成过程中或合成后天然添加至许多蛋白质中。最常见的糖基化是低聚糖与天冬酰胺(N 连接)或丝氨酸/苏氨酸(O 连接)的共价连接。糖基化会影响蛋白质的物理性质,如稳定性、疏水性、溶解性和电荷,从而可能影响其抗原性和致敏性。抗原提呈细胞对糖基化蛋白比对非糖基化蛋白的摄取能力强,这可能是由于抗原提呈细胞表面存在特异性糖受体。据报道,抗原提呈细胞通过受体介导的蛋白质摄取可定量增加蛋白质的抗原性。由此可见,抗原提呈细胞可有效地处理糖基化蛋白并增强免疫反应。加里多-阿兰迪亚(Garrido - Arandia)等研究 N -糖基化在猕猴桃过敏反应中的作用,发现糖可诱导抗原提呈细胞活化,从而在致敏中发挥作用。但导致过敏反应的仍是蛋白,而不是糖。大约 20%的过敏患者会产生特异性抗聚糖 IgE,尽管抗体结合糖蛋白在食物、昆虫毒液和花粉中很常见,但产生交叉反应的碳水化合物决定簇似乎不引起患者出现临床症状。由于仍有许多糖基化蛋白质不致敏,应该综合考虑新型蛋白质致敏潜力的所有证据和数据,而不仅仅是考虑糖基化的影响。

3.7　第三类潜在过敏风险评估

内源性过敏原对于转基因作物的潜在风险一直备受关注。然而,风险评估中测量内源性过敏原的作用最小,而国际食品法典委员会文件中提出,内源性过敏原(包括营养素、抗营养素和有毒物质)的测量是转基因作物"关键成分分析"的一部分(Codex Alimentarius Commission, 2009)。此外,欧盟委员会最近建议将测量大豆中的内源性过敏原水平(欧盟委员会实施条例 No.503/2013)作为转基因作物成分评估的一部分。然而,该建议引起了许多争论,转基因作物中内源性过敏原的测量不能增加其风险评估的原因有以下几个。首先,无论是转基因食品还是非转基因食品,过敏者都会尽量避免食用此类食物。由于含有的大豆产品是根据包括欧盟法规在内的标签法规进行标记的,过敏性患者可以控制此风险。因此,当已知食物具有致敏性并受到相应控制时,过敏原的水平是无关紧要的。其次,非转基因作物中内源性过敏原的水平会因品种的遗传差异、种子浓度以及与环境的相互作用(即温度、湿度、营养物、植物病原体、昆虫负载等)存在很大差异。这些数据并不令人吃惊,因为与传统育种方法相比,通过转基因插入少量基因对作物组成的影响较小。再次,有研究通过比较非转基因和转基因大豆各品种间 IgE 的结合,发现转基因和非转基因品种间没有显著性差异。最后,由于缺乏过敏反应致敏或引发阶段单个蛋白质阈值的数据,阻碍了对转基因作物和非转基因作物间差异的解释。此外,暴露于单个蛋白质过敏原与致敏和(或)其他临床症状风险间没有定量关联,内源性过敏原的测量与转基因作物风险评估间的相关性仍不清楚,而传统的育种策略,如化学突变和辐射突变,也可能改变现有内源性致敏蛋白水平。

3.7.1　内源性过敏原的分析方法

目前,不同作物品种间过敏原的微小差异的测量技术已有很大进步,但如何将这些数据纳入食品安全风险评估中仍存在挑战。原有转基因大豆提取物的内源性过敏原数据是通过二维(2D)凝胶电泳实验获得的,根据蛋白质等电点(pI)和分子量对蛋白质进行分离,并与抗体(即利用来自特征良好、临床相关的大豆过敏受试者的血清的 IgE 免疫印迹)或基于染料的检测方法偶联,并对斑点进行定量。最终,使用质谱技术鉴定分析有显著差异的蛋白。该定量研究必须考虑 2D 斑点的多样性与 2D 凝胶的低通量定量问题。此外,由于食物过敏个体的患病率通常很低(即成年人 1%~2%,儿童 4%~6%),缺乏足够数量过敏受试者的特征明确、临床相关的血清样本,很难进行评估内源性过敏原的免疫印迹研究。以大豆为例,北美儿童和成人的患病率分别为 0.4% 和 0.3%,欧盟的患病率更低。

最近,已经建立多种测定蛋白表达水平的方法,包括质谱分析和 ELISA 等。ELISA 的局限性在于很难获得经验证的方法、试剂和标准。质谱分析对蛋白质的定量可以使用一种名为多重反应监测的技术来实现,在此过程中,将内源性蛋白质的信号与合成重同位素标记的内标信号进行比较。更具体地说,多重反应监测分析来自感兴趣蛋白质的监测肽,所述感兴趣蛋白质是通常使用胰蛋白酶产生的蛋白水解的特异性产物。内标物是与感兴趣的内源性肽相同的合成肽,这些肽通过添加含有重同位素的氨基酸进行标记,从而改变其质荷比,但没有其他变化。由于多重反应监测是串联质谱的一种形式,多肽在分析过程中被碎片化,从而验证特定肽的序列,提高了分析的特异性。欧盟法规建议使用分析工具如 ELISA 和（或）质谱分析来定量测量内源性过敏原。蛋白质组学技术在转基因作物安全评估中的常规应用面临的主要挑战是验证和标准化方法，以确保其再现性和稳定性，并解释数据的重要性。因此，有必要评估这些内源性过敏原在非转基因作物中的自然变异性。

3.7.2　特异性 IgE 血清筛选

为了评估增加转基因作物（如大豆）的致敏性的第三类风险，我们可以使用多种测试，如特异性 IgE 测试、ELISA 或质谱技术，它们可以帮助评估蛋白质在转基因作物中引起过敏的潜力。

特异性 IgE 抗体与过敏性疾病的病程密切相关。蛋白质或食物的 IgE 结合能力是其引发临床反应的先决条件，即蛋白质或食物在致敏人群中引发过敏反应的能力。因此，Codex（2003，2009）建议将特异性 IgE 血清筛查作为识别潜在过敏原的证据之一。当一个基因来自已知的过敏原时，需要进行特异性 IgE 血清筛查研究。同样，当在新蛋白和致敏蛋白之间观察到显著的氨基酸一致性时（如，≥80 个氨基酸≥35% 的一致性），也需要进行特异性 IgE 血清筛选研究。特异性血清筛查包括用对特定过敏原有临床食物过敏记录的患者的血清测试感兴趣的蛋白质，以确认测试的蛋白质与患者产生 IgE 抗体的蛋白质没有交叉反应。通常使用 IgE 特异性蛋白质印迹法和 ELISA 来鉴定致敏蛋白。然而，进行有科学意义的 IgE 血清筛查存在困难，部分原因是缺乏标准化的方法，并且缺乏足够数量良好特征的人类血清样本，因为患有特定临床过敏的个体的发病率相当低；另外，由于体外 IgE 结合结果可能不明确，假阳性结合会将蛋白质误判为可能的过敏原。对于主要过敏原（即 50% 以上对该物质敏感的个体在 IgE 特异性免疫分析中对其有反应的过敏原），FAO/WHO 于 2001 年指出，至少需要 8 份相关血清样本才能以 99% 的确定性确认新的蛋白质不是过敏原。FAO/WHO 进一步指出，可能需要至少 24 份相关血清才能对轻微过敏原实现 99% 的确定性。但可能无法获得足够数量的特征良好的临床血清样本。过敏个体的选择需有特定要求，首先要明确血清捐献者对目标过敏原过敏，而口服食物激发试验阳性是最可靠的检测，但出于实际或伦理要求，通常不进行此测试，可替代选择结合临床病史和皮肤点刺试验阳性结果进行确定。在检测过程中，还必须优化条件（如检测方法、阻断试剂的优化），以建立测定灵敏度和特异性，并最大限度地减少检测结果的假阳性。检测过程中还要考虑以下问题，包括使用适当的阻滞剂以防止非特异性结合，避免存在于血清中可干扰 IgE 检测的高浓度 IgG，并证明 ELISA 中抗 IgE 组分（二抗）的特异性。

除了直接结合测试外，还应进行蛋白质印迹法检测和 ELISA 检测以证明已识别的 IgE 结合的特异性，并进一步减少检测结果的假阳性。这些研究包括保持蛋白靶点不变，同时改变可溶性抑制剂（如纯特异性蛋白、提取物或非相关对照蛋白）与过敏受试者血清混合的浓度，以在定量分析中生成抑制曲线。或者可以通过使用固定抑制剂浓度以定性或半定量方式进行此类研究。在过敏受试者血清与各种抑制剂孵育后，如果先前能观察到的 IgE 结合能力消失表明 IgE 不能与靶蛋白特异性结合。由于有时会产生与临床无关的 IgE 结合，特别是测定碳水化合物相关因素间的交叉反应性时，开展抑制研究非常必要。一般而言，除非潜在致敏蛋白有多种碳水化合物，否则 IgE 抗体与碳水化合物结构域的结合与临床过敏无关。如果有证据表明 IgE 在体外结合，并且希望继续开发转基因作物，则应使用嗜碱性粒细胞激活或嗜碱性粒细胞组织胺释放来测试结合反应。或者，可以采用高度标准化的试验材料以及已充分了解并同意接受食物激发测试的受试者来进行皮肤划痕试验或双盲安慰剂对照口服食物激发试验，但由于伦理问题，后一种方法较难操作。如果没有证据表明该蛋白质可能是基于来源的过敏原，并且缺乏生物信息学匹配，那么就没有理由进行血清 IgE 测试。

3.8 进一步评估/验证的方法

3.8.1 动物模型

动物模型在评估过敏和免疫疗法机制以及对过敏原进行初步排名方面具有一定的应用前景。动物模型经常用于确认食物的低致敏性（如婴儿配方奶粉）。研究人员还使用动物模型来预测食物中新型蛋白质的致敏潜力。FAO/WHO（2001）针对使用动物模型预测食物过敏提出建议，要求基于两种不同的致敏途径在两种动物模型中测试每种新蛋白，其中没有经过验证的动物模型也可以用于预测食物的致敏性。为此，开发建立了多种预测食物蛋白质潜在致敏性的不同品系动物模型，包括大鼠、小鼠、猪或狗等多种模型。这些模型大多基于受试对象的抗体（即 IgE 或 IgG）反应水平及其频率开展评估。

　　目前,尚没有一种动物模型经过广泛的过敏原和非过敏原测试,也缺乏动物模型再现性和预测价值(敏感性和特异性)的数据。动物模型仍存在以下问题: ① 最合适的检测终点或实验设计的选择。不同的物种(如小鼠、大鼠、猪和狗)和实验设计会对研究结果产生影响,包括各种佐剂的潜在用途、给药方案(即抗原总量和时间)以及致敏和激发的暴露途径。例如,口服或灌胃可能是食物蛋白质最相关的暴露途径,但却需要克服蛋白质先前暴露和给药均匀性引起的口服耐受(如通过佐剂联合给药)。佐剂联合给药可增强 IgE 抗体对蛋白质的反应,特别是通过灌胃暴露,因此人们担心这可能会降低反应的特异性。腹腔注射可以克服胃肠道暴露食物蛋白质引起的口服耐受,而且腹腔注射诱导的抗原提呈和淋巴途径不同,因此腹腔注射可能是对新型蛋白质致敏性最直接的评估。此外,还需要考虑其他暴露途径(如经皮、皮下或吸入)的致敏差异。例如,BALB/C 小鼠经皮注射卵清蛋白比通过腹腔注射能更加有效地诱导抗原特异性 IgE 产生。② 阳性过敏反应的检测指标。鉴于 IgE 是致敏最常见的标志物,并且从机制上讲,它对诱导人类最常见的过敏反应至关重要,因此选择该终点进行检测似乎是有效的。但体外抗原结合测定的抗原特异性 IgE 丰度与食物过敏临床症状并非绝对相关。例如,通过被动皮肤过敏试验、主动皮肤过敏试验,或主动全身过敏反应和(或)抗原特异性 IgE 血清水平的体外测量(即 ELISA 法测定的抗体滴度)与体内蛋白质特异性生物活性 IgE 水平并不能完全一致。动物模型测试中阴性或阳性过敏反应的指标,如抗体滴度水平、被动皮肤过敏试验测定中阳性反应者的数量和(或)过敏临床症状的频率和严重程度,可能会在不同的动物模型中表现不一致(即正确识别阳性和阴性的能力)。理想情况下,任何动物模型的有效性都应该基于对多种过敏原进行效力排名的论证,应与已知的人类过敏原的流行率和反应严重程度相当。而目前仍缺乏这些食物对人类致敏潜力的资料,只有口服食物激发试验的严重程度信息。③ 最适合测试的蛋白质形式(即分离的纯蛋白质与食物基质中的蛋白质)。到目前为止,还没有一种动物模型用纯蛋白质或未加工或加工的食物进行全面的评估和验证。

3.8.2　靶向血清筛查

　　FAO/WHO(2001)还建议使用有针对性的人类血清学筛查,以确定与任何已知过敏原不相似的蛋白质是否存在敏化或交叉反应风险。因此,建议使用对与基因来源广泛相关的物质(即双子叶植物、单子叶植物、真菌/酵母、脊椎动物、无脊椎动物)过敏患者的血清进行靶向血清筛查,以帮助识别潜在的交叉反应蛋白。例如,对于来自双子叶植物的基因,将使用一个或多个其他双子叶植物过敏的个体进行血清检测。如前所述,对于任何血清筛查研究,从足够数量的受试者中获得特征良好、临床相关的人类血清至关重要。由于靶向血清筛查测定中发现的某些类型的 IgE 结合可能与临床过敏症状无关,存在高比例的假阳性率和假阴性率,而且交叉反应性 IgE 抗体的出现并不总是与临床食物过敏相关。因此,靶向血清筛查的预测价值或临床意义尚不确定。国际食品法典委员会将其列为有待进一步开发和验证的技术。

3.8.3 免疫佐剂性和胃蛋白酶消化率测定

《欧洲食品安全指南(2011)》包括许多未经证实的测试建议,包括评估新蛋白质的潜在免疫佐剂性和胃蛋白酶消化率测定。佐剂是一种免疫刺激性化合物,可以增加和(或)调节可用抗原的免疫原性,从而产生更强、更持久的免疫反应。许多天然材料被用作免疫佐剂,这些材料经常存在于食物中,包括皂苷、凝集素、甲壳素、牛磺酸、锂、霍乱毒素、脂多糖及 Cry 蛋白。有关 Bt Cry 杀虫蛋白潜在佐剂性的研究引发了人们对摄入某些 Cry 蛋白是否会改变免疫调节的疑问。但这些研究使用动物模型评估疫苗中潜在 Bt Cry 杀虫蛋白的佐剂性,研究设计重点关注的是识别 Bt Cry 蛋白暴露动物模型后的佐剂性,包括在制备纯化 Bt Cry 蛋白进行日粮测试时可能共同暴露于预想外毒素或已知免疫调节分子(如脂多糖或真菌毒素)、抗酸剂(如氢氧化铝)的使用,口服外暴露和(或)大剂量 Bt Cry 蛋白的暴露。如前所述,Cry 蛋白在转基因作物中的含量很低,为 ppm 和 ppb 水平,在对有害污染物的最佳控制并使用阳性对照的研究中,结果显示 Cry 蛋白通过口服途径具有较低或没有免疫作用。已知的 Cry 蛋白对胃消化的易感性与低的饮食暴露水平(即 ppm 或 ppb)相结合,支持了这样一个结论,即在转基因作物中表达的 Cry 蛋白极不可能具有任何作为佐剂的潜力。由于目前没有证据支持 Cry 蛋白与已知的分裂原或凝集素具有序列相似性,且含有 Cry 蛋白的宿主植物无致敏性,因此不必测试 Cry 蛋白或转基因作物的佐剂性。此外,目前仍缺乏经过验证的方法来测试蛋白质的佐剂性,尚无合适的动物模型。当前正在开发基于生理学的胃蛋白酶消化率测定的作用。例如,国际生命科学研究所的健康和环境科学研究所正在评估一种使用各种致敏和非致敏蛋白质的胃-十二指肠体外消化试验,但目前同样缺乏有效的方法验证这种消化率测定。

3.9 小 结

转基因或普通食物均有可能出现食物过敏,经胃肠道进食是其主要危险因素之一,但仅部分食物会引发严重症状,而食物蛋白质也只有少数会诱发过敏反应。2009 年,国际食品法典委员会颁布的有关食品安全的评估指南旨在最大限度地识别食物过敏重大风险的可能性。其评估过程有助于识别可能存在严重食物过敏风险的蛋白质,且已明确能被胃蛋白酶快速消化或食物中含量低的蛋白质成分致敏风险较低。但预测没有明显风险因素的新蛋白质的敏化作用的准确性较低。与非转基因作物相比,转基因作物的内源性过敏原的含量较低,即使内源性过敏原的含量增加,其致敏风险也未增加。新型食物的致敏风险主要来源于过敏原的引入,或转移与主要过敏原几乎相同且能够引起交叉反应的蛋白质。这类食物存在高风险易过敏人群,其评估方法相对简单。如何确定转基因作物是否安全,目前已建立一套广泛应用的安全性评估程序,并利用证据权重法对转基因作物的潜在致敏性和毒性进行评估。事实上,转基因作物比历史上任何其他食品都经历了更多的测试。自从转基因作物首次商业化以来,尚无报道现有批准和商业化的转基因作物中引入的新蛋白质可引发食物过敏。

参考文献

AALBERSE RC, 2000. Structural biology of allergens. Journal of Allergy and Clinical Immunology, 106(2): 228 - 238.

ABADIE V, SOLLID LM, BARREIRO LB, et al., 2011. Integration of genetic and immunological insights into a model of celiac disease pathogenesis. Annual Review of Immunology, 29: 493 - 525.

ADEL-PATIENT K, GUIMARAES VD, PARIS A, et al., 2011. Immunological and metabolomic impacts of administration of Cry1Ab protein and MON 810 maize in mouse. PLoS One, 6(1): e16346.

AHRENS B, QUARCOO D, BUHNER S, et al., 2014. Development of an animal model to evaluate the allergenicity of food allergens. International Archives of Allergy and Immunology, 164(2): 89 - 96.

ALDEMIR H, BARS R, HEROUET-GUICHENEY C, 2009. Murine models for evaluating the allergenicity of novel proteins and foods. Regulatory Toxicology and Pharmacology, 54 (3

Suppl): S52 – S57.

ALTMANN F, 2007. The role of protein glycosylation in allergy. International Archives of Allergy and Immunology, 142(2): 99 – 115.

ASERO R, BALLMER-WEBER BK, BEYER K, et al., 2007. IgE mediated food allergen diagnosis: current status and new perspectives. Molecular Nutrition and Food Research, 51(1): 135 – 147.

BALLMER-WEBER BK, HOFFMANN-SOMMERGRUBER K, 2011. Molecular diagnosis of fruit and vegetable allergy. Current Opinions in Allergy and Clinical Immunology, 11(3): 229 – 235.

BALLMER-WEBER BK, HOLZHAUSER T, SCIBILIA J, et al., 2007. Clinical characteristics of soybean allergy in Europe: a double-blind, placebo-controlled food challenge study. Journal of Allergy and Clinical Immunology, 119(6): 1489 – 1496.

BANNON GA, OGAWA T, 2006. Evaluation of available IgE-binding epitope data and its utility in bioinformatics. Molecular Nutrition and Food Research, 50(7): 638 – 644.

BATISTA R, NUNES B, CARMO M, et al., 2005. Lack of detectable allergenicity of transgenic maize and soya samples. Journal of Allergy and Clinical Immunology, 116(2): 403 – 410.

BERIN MC, SAMPSON HA, 2013. Food allergy: an enigmatic epidemic. Trends in Immunology, 34 (8): 390 – 397.

BESLER M, STEINHART H, PASCHKE A, 2001. Stability of food allergens and allergenicity of processed foods. Journal of Chromatography B: Biomedical Sciences and Applications, 756(1 – 2): 207 – 228.

BETZ FS, HAMMOND BG, FUCHS RL, 2000. Safety and advantages of *Bacillus thuringiensis*-protected plants to control insect pests. Regulatory Toxicology and Pharmacology, 32(2): 156 – 173.

BIRMINGHAM NP, PARVATANENI S, HASSAN HM, et al., 2007. An adjuvant-free mouse model of tree nut allergy using hazelnut as a model tree nut. International Archives of Allergy and Immunology, 144(3): 203 – 210.

BJÖRKSTÉN B, CREVEL R, HISCHENHUBER C, et al., 2008. Criteria for identifying allergenic foods of public health importance. Regulatory Toxicology and Pharmacology, 51(1): 42 – 52.

BOWMAN CC, SELGRADE MK, 2008. Differences in allergenic potential of food extracts following oral exposure in mice reflect differences in digestibility: potential approaches to safety assessment. Toxicological Sciences, 102(1): 100 – 109.

BOYCE JA, ASSA'AD A, BURKS AW, et al., 2010. Guidelines for the diagnosis and management of food allergy in the United States: report of the NIAID-sponsored expert panel. Journal of Allergy and Clinical Immunology, 126(6 Suppl): S1 – S58.

BREITENEDER H, MILLS EN, 2005. Molecular properties of food allergens. Journal of Allergy and Clinical Immunology, 115(1): 14 – 23.

BRUN V, MASSELON C, GARIN J, et al., 2009. Isotope dilution strategies for absolute quantitative proteomics. Journal of Proteomics, 72(5): 740 – 749.

BURKS AW, TANG M, SICHERER S, et al., 2012. ICON: food allergy. Journal of Allergy and Clinical Immunology, 129(4): 906 – 920.

CAMARCA A, ANDERSON RP, MAMONE G, et al., 2009. Intestinal T cell responses to gluten peptides are largely heterogeneous: implications for a peptide-based therapy in celiac disease. Journal of Immunology, 182(7): 4158 – 4166.

CAMPBELL PM, REINER D, MOORE AE, et al., 2011. Comparison of the α-amylase inhibitor-1 from common bean (Phaseolus vulgaris) varieties and transgenic expression in other legumes – – post-translational modifications and immunogenicity. Journal of Agriculture and Food Chemistry, 59(11): 6047 – 6054.

Codex Alimentarius Commission, 2003. Alinorm 03/34: Joint FAO/WHO Food Standard Programme.

Codex Alimentarius Commission, 2003. Appendix III, Guideline for the conduct of food safety assessment of foods derived from recombinant-DNA plants, and Appendix IV, Annex on the assessment of possible allergenicity.

Codex Alimentarius Commission, 2009. In Foods derived from modern biotechnology.

DI SABATINO A, CORAZZA GR, 2009. Coeliac disease. Lancet, 373(9673): 1480 – 1493.

DOEKES G, LARSEN P, SIGSGAARD T, et al., 2004. IgE sensitization to bacterial and fungal biopesticides in a cohort of Danish greenhouse workers: the BIOGART study. American Journal of Industrial Medicine, 46(4): 404 – 407.

EFSA, 2010. Panel on GMOs: scientific opinion on the assessment of allergenicity of GM plants and microorganisms and derived food and feed. EFSA Journal, 8(7), 1168 – 1190.

EFSA, 2011. Guidance for risk assessment of food and feed from genetically modified plants. EFSA Journal, 9(5), 1 – 50.

FAO/WHO, 2001. Evaluation of allergenicity of genetically modified foods: report of a joint FAO/WHO expert consultation on allergenicity of foods derived from biotechnology.

FEDERICI BA, SIEGEL JP, 2008. Safety assessment of Bacillus thuringiensis and Bt crops used in insect control//B. G. HAMMOND. Food safety of proteins in agricultural biotechnology, food science and technology. New York: CRC Press.

FERNANDEZ A, MILLS EN, LOVIK M, et al., 2013. Endogenous allergens and compositional analysis in the allergenicity assessment of genetically modified plants. Food and Chemical Toxicology, 62, 1 – 6.

FREDERIKSEN K, ROSENQUIST H, JØRGENSEN K, et al., 2006. Occurrence of natural Bacillus thuringiensis contaminants and residues of Bacillus thuringiensis-based insecticides on fresh fruits and vegetables. Applied Environmental Microbiology, 72(5): 3435 – 3440.

FUNKE T, HAN H, HEALY-FRIED ML, et al., 2006. Molecular basis for the herbicide resistance of roundup ready crops. Proceedings of the National Academy of Sciences, 103(35): 13010 – 13015.

FU TJ, 2002. Digestion stability as a criterion for protein allergenicity assessment. Annals of the NY Academy of Science, 964: 99 – 110.

GADERMAIER G, HAUSER M, EGGER M, et al., 2011. Sensitization prevalence, antibody cross-reactivity and immunogenic peptide profile of Api g 2, the non-specific lipid transfer protein 1 of celery. PLoS One, 6(8): e24150.

GARRIDO-ARANDIA M, MURUA-GARCÍA A, PALACIN A, et al., 2014. The role of N-glycosylation in kiwi allergy. Food Science & Nutrition, 2(3): 260 – 271.

GENDEL SM, JENKINS JA, 2006. Allergen sequence databases. Molecular Nutrition and Food Research, 50(7): 633 – 637.

GOODMAN RE, 2006. Practical and predictive bioinformatics methods for the identification of potentially cross-reactive protein matches. Molecular Nutrition and Food Research, 50(7): 655 – 660.

GOODMAN RE, 2008. Performing IgE serum testing due to bioinformatics matches in the allergenicity assessment of GM crops. Food and Chemical Toxicology, 46 Suppl 10: S24 – S34.

GOODMAN RE, LEACH JN, 2004. Assessing the allergenicity of proteins introduced into genetically modified crops using specific human IgE assays. Journal of AOAC International, 87(6): 1423 – 1432.

GOODMAN RE, TETTEH AO, 2011. Suggested improvements for the allergenicity assessment of genetically modified plants in foods. Current Allergy and Asthma Report, 11(4): 317 – 324.

GOODMAN RE, VIETHS S, SAMPSON HA, et al., 2008. Allergenicity assessment of genetically modified crops – what makes sense? Nature Biotechnology, 26(1): 73 – 81.

GUILBERT TW, MORGAN WJ, ZEIGER RS, et al., 2004. Atopic characteristics of children with recurrent wheezing at high risk for the development of childhood asthma. Journal of Allergy and Clinical Immunology, 114(6): 1282 – 1287.

HAMMOND BG, JEZ JM, 2011. Impact of food processing on the dietary risk assessment for proteins introduced into biotechnology-derived soybean and corn crops. Food and Chemical Toxicology, 49(4): 711 – 721.

HARPER B, MCCLAIN S, GANKO EW, 2012. Interpreting the biological relevance of bioinformatic analyses with T-DNA sequence for protein allergenicity. Regulatory Toxicology and Pharmacology, 63(3): 426 – 432.

HELM RM, FURUTA GT, STANLEY JS, et al., 2002. A neonatal swine model for peanut allergy. Journal of Allergy and Clinical Immunology, 109(1): 136 – 142.

HEPBURN P, HOWLETT J, BOEING H, et al., 2008. The application of post-market monitoring to novel foods. Food and Chemical Toxicology, 46(1): 9 – 33.

HERMAN RA, LADICS GS, 2011. Endogenous allergen up regulation: transgenic vs traditionally bred crops. Food and Chemical Toxicology, 49(10): 2667 – 2669.

HERMAN RA, PRICE WD, 2013. Unintended compositional changes in genetically modified (GM) crops: 20 years of research. Journal of Agriculture and Food Chemistry, 61(48): 11695 – 11701.

HERMAN RA, SONG P, THIRUMALAISWAMYSEKHAR A, 2009. Value of eight-amino-acid matches in predicting the allergenicity status of proteins: an empirical bioinformatic investigation. Clinical and Molecular Allergy, 7: 9.

HERMAN RA, STORER NP, GAO Y, 2006. Digestion assays in allergenicity assessment of transgenic proteins. Environmental Health Perspective, 114(8): 1154 – 1157.

HERMAN RA, WOOLHISER MM, LADICS GS, et al., 2007. Stability of a set of allergens and non-allergens in simulated gastric fluid. International Journal of Food Science and Nutrition, 58(2): 125-141.

HEROUET-GUICHENEY C, ALDEMIR H, BARS R, et al., 2008. Inter-laboratory comparisons of assessment of the allergenic potential of proteins in mice. Journal of Applied Toxicology, 29(2): 141-148.

HOFFMANN-SOMMERGRUBER K, MILLS EN, 2009. Food allergen protein families and their structural characteristics and application in component-resolved diagnosis: new data from the EuroPrevall project. Analytical and Bioanalytical Chemistry, 395(1): 25-35.

HOFF M, SON DY, GUBESCH M, et al., 2007. Serum testing of genetically modified soybeans with special emphasis on potential allergenicity of the heterologous protein CP4EPSPS. Molecular Nutrition and Food Research, 51(8): 946-955.

HOLZHAUSER T, VAN REE R, POULSEN LK, et al., 2008. Analytical criteria for performance characteristics of IgE binding methods for evaluating safety of biotech food products. Food and Chemical Toxicology, 46 Suppl 10: S15-S19.

HOUSTON NL, LEE DG, STEVENSON SE, et al., 2010. Quantitation of soybean allergens using tandem mass spectrometry. Journal of Proteome Research, 10(2): 763-773.

HÉROUET C, ESDAILE DJ, MALLYON BA, et al., 2005. Safety evaluation of the phosphinothricin acetyltransferase proteins encoded by the pat and bar sequences that confer tolerance to glufosinate-ammonium herbicide in transgenic plants. Regulatory Toxicology and Pharmacology, 41(2): 134-149.

IBRAHIM MA, GRIKO N, JUNKER M, et al., 2010. *Bacillus thuringiensis*: a genomics and proteomics perspective. Bioengineered Bugs, 1(1): 31-50.

ILLI S, VON MUTIUS E, LAU S, et al., 2006. Perennial allergen sensitisation early in life and chronic asthma in children: a birth cohort study. Lancet, 368(9537): 763-770.

INAGAWA H, KOHCHI C, SOMA GI, 2011. Oral administration of lipopolysaccharides for the prevention of various diseases: benefit and usefulness. Anticancer Research, 31(7): 2431-2436.

JÄRVELÄ I, TORNIAINEN S, KOLHO KL, 2009. Molecular genetics of human lactase deficiencies. Annals of Medicine, 41(8): 568-575.

KIRKPATRICK DS, GERBER SA, GYGI SP, 2005. The absolute quantification strategy: a general procedure for the quantification of proteins and post-translational modifications. Methods, 35 (3): 265-273.

KÖNIG A, COCKBURN A, CREVEL RW, et al., 2004. Assessment of the safety of foods derived from genetically modified (GM) crops. Food and Chemical Toxicology, 42(7): 1047-1088.

KROGHSBO S, MADSEN C, POULSEN M, et al., 2008. Immunotoxicological studies of genetically modified rice expressing PHA-E lectin or Bt toxin in Wistar rats. Toxicology, 245(1-2): 24-34.

KULIS M, MACQUEEN I, LI Y, et al., 2012. Pepsinized cashew proteins are hypoallergenic and immunogenic and provide effective immunotherapy in mice with cashew allergy. Journal of Allergy and Clinical Immunology, 130(3): 716-723.

LADICS GS, BANNON GA, SILVANOVICH A, et al., 2007. Comparison of conventional FASTA identity searches with the 80 amino acid sliding window FASTA search for the elucidation of potential identities to known allergens. Molecular Nutrition and Food Research, 51(8): 985-998.

LADICS GS, BARDINA L, CRESSMAN RF, et al., 2006. Lack of cross-reactivity between the *Bacillus thuringiensis* derived protein Cry1F in maize grain and dust mite Der p 7 protein with human sera positive for Der p 7 - IgE. Regulatory Toxicology and Pharmacology, 44(2): 136-143.

LADICS GS, BARTHOLOMAEUS A, BREGITZER P, et al., 2015. Genetic basis and detection of unintended effects in genetically modified crop plants. Transgenic Research, 24(4): 587-603.

LADICS GS, HOLSAPPLE MP, ASTWOOD JD, et al., 2003. Workshop overview: approaches to the assessment of the allergenic potential of food from genetically modified crops. Toxicological Sciences, 73(1): 8-16.

LADICS GS, KNIPPELS LM, PENNINKS AH, et al., 2010. Review of animal models designed to predict the potential allergenicity of novel proteins in genetically modified crops. Regulatory Toxicology and Pharmacology, 56(2): 212-224.

LEONARD MM, VASAGAR B, 2014. US perspective on gluten-related diseases. Clinical and Experimental Gastroenterology, 7: 25-37.

LEUNG TF, YUNG E, WONG YS, et al., 2009. Parent-reported adverse food reactions in Hong Kong Chinese pre-schoolers: epidemiology, clinical spectrum and risk factors. Pediatric Allergy and Immunology, 20(4): 339-346.

LIDHOLM J, BALLMER-WEBER BK, MARI A, et al., 2006. Component-resolved diagnostics in food allergy. Current Opinion in Allergy and Clinical Immunology, 6(3): 234-240.

LIU B, TENG D, WANG X, et al., 2012. Expression of the soybean allergenic protein P34 in Escherichia coli and its indirect ELISA detection method. Applied Microbiology and Biotechnology, 94(5): 1337-1345.

MANDALARI G, ADEL-PATIENT K, BARKHOLT V, et al., 2009. *In vitro* digestibility of b-casein and b-lactoglobulin under simulated human gastric and duodenal conditions: a multilaboratory evaluation. Regulatory Toxicology and Pharmacology, 55(3): 372-381.

MCCLAIN S, BANNON GA, 2006. Animal models of food allergy: opportunities and barriers. Current Allergy and Asthma Reports, 6(2): 141-144.

NAVULURI L, PARVATANENI S, HASSAN H, et al., 2006. Allergic and anaphylactic response to sesame seeds in mice: identification of Ses I 3 and basic subunit of 11s globulins as allergens. International Archives of Allergy and Immunology, 140(3): 270-276.

OFORI-ANTI AO, ARIYARATHNA H, CHEN L, et al., 2008. Establishing objective detection limits for the pepsin digestion assay used in the assessment of genetically modified foods. Regulatory Toxicology and Pharmacology, 52(2): 94-103.

OSTERBALLE M, HANSEN TK, MORTZ CG, et al., 2005. The prevalence of food hypersensitivity in an unselected population of children and adults. Pediatric Allergy and Immunology, 16(7): 567-573.

PANDA R, ARIYARATHNA H, AMNUAYCHEEWA P, et al., 2013. Challenges in testing genetically modified crops for potential increases in endogenous allergen expression for safety. Allergy, 68(2): 142-151.

POULSEN LK, VIETHS S, VAN REE R, 2006. Allergen specific IgE testing in the diagnosis of food allergy and the event of a positive match in the bioinformatics search. Molecular Nutrition and Food Research, 50(7): 645-654.

PRIVALLE L, BANNON G, HERMAN R, et al., 2011. Heat stability and its utility in the assessment of the potential allergenicity of novel proteins. Regulatory Toxicology and Pharmacology, 61(3): 292-295.

RABILLOUD T, CHEVALLET M, LUCHE S, et al., 2010. Two-dimensional gel electrophoresis in proteomics: past, present, and future. Journal of Proteomics, 73(11): 2064-2077.

RADAUER C, BREITENEDER H, 2006. Pollen allergens are restricted to few protein families and show distinct patterns of species distribution. Journal of Allergy and Clinical Immunology, 117(1): 141-147.

RADAUER C, BREITENEDER H, 2007. Evolutionary biology of plant food allergens. Journal of Allergy and Clinical Immunology, 120(3): 518-525.

RADAUER C, BUBLIN M, WAGNER S, et al., 2008. Allergens are distributed into few protein families and possess a restricted number of biochemical functions. Journal of Allergy and Clinical Immunology, 121(4): 847-852.

RUBIO-TAPIA A, VAN DYKE CT, LAHR BD, et al., 2008. Predictors of family risk for celiac disease: a population-based study. Clinical Gastroenterology and Hepatology, 6(9): 983-987.

SAMPSON HA, MUÑOZ-FURLONG A, CAMPBELL RL, et al., 2006. Second symposium on the definition and management of anaphylaxis: summary reportd-second national institute of allergy and infectious disease/food allergy and anaphylaxis network symposium. Journal of Allergy and Clinical Immunology, 117(2): 391-397.

SÁNCHEZ-MONGE R, BLANCO C, PERALES AD, et al., 2000. Class I chitinases, the panallergens responsible for the latexfruit syndrome, are induced by ethylene treatment and inactivated by heating. Journal of Allergy and Clinical Immunology, 106(1 Pt 1): 190-195.

SILVANOVICH A, NEMETH MA, SONG P, et al., 2006. The value of short amino acid sequence matches for prediction of protein allergenicity. Toxicol Sci, 90(1): 252-258.

STEVENSON SE, HOUSTON NL, THELEN JJ, 2010. Evolution of seed allergen quantificationd from antibodies to mass spectrometry. Regulatory Toxicology and Pharmacology, 58(3 Suppl): S36-S41.

STEVENSON SE, WOODS CA, HONG B, et al., 2012. Environmental effects on allergen levels in commercially grown nongenetically modified soybeans: assessing variation across North America. Frontiers in Plant Science, 3: 196.

SUN N, ZHOU C, PU Q, et al., 2013. Allergic reactions compared between BN and Wistar rats after oral exposure to ovalbumin. Journal of Immunotoxicology, 10(1): 67 - 74.

U.S. Environmental Protection Agency, 2011. *Bacillus thuringiensis* preliminary work plan and summary document for registration review: initial docket.

VOJDANI A, 2009. Detection of IgE, IgG, IgA and IgM antibodies against raw and processed food antigens. Nutrition & Metabolism, 6: 22.

World Health Organization, 1999. Environmental Health Criteria 217: Microbial Pest Control Agent *Bacillus thuringiensis*.

YOUNG GJ, ZHANG S, MIRSKY HP, et al., 2012. Assessment of possible allergenicity of hypothetical ORFs in common plant food genomes using current bioinformatic guidelines and its implications for the safety assessment of GM crops. Food and Chemical Toxicology, 50(10): 3741 - 3751.

ZUIDMEER L, GOLDHAHN K, RONA RJ, et al., 2008. The prevalence of plant food allergies: a systematic review. Journal of Allergy and Clinical Immunology, 121(5): 1210 - 1218.

（陈福彬,黄海燕）

第4章
化学物质和药物诱发的哮喘

4.1 引　　言

　　哮喘是一种常见的慢性炎症性肺部疾病,通常是由于吸入过敏原或刺激物所引起,其特征为突然呼吸急促,平滑肌收缩,炎症反应,黏膜水肿,支气管和细支气管产生黏液以致气道狭窄、呼吸不畅。依据支气管高反应性和气道炎症,哮喘可分为轻度、中度和重度。临床症状通常包括咳嗽、气喘、胸闷和呼吸困难,治疗后可恢复正常。

　　全球约有3亿人被诊断为哮喘,每年有超过25万人死亡;截至2025年,估计哮喘患者数量将增至1亿。2001~2010年,美国哮喘患病人数以每年2.9%的速度增长;2011年,哮喘影响了2 590万美国人。哮喘的流行会因年龄、种族和性别而异。哮喘有多个诱因,包括暴露于室内和室外的过敏原、化学物质,职业暴露甚至药物间互相作用等。过敏性哮喘因年龄和过敏原的不同而有显著差异。室内尘螨(house dust mite, HDM)暴露可诱发超过50%的儿童和青少年出现哮喘。此外,大量的室内与室外过敏原也是哮喘的“罪魁祸首”,包括霉菌、猫、螨虫、狗和花粉等。职业暴露包括低分子量和高分子量化合物暴露,可导致15%~25%的成人哮喘。尽管乳胶是否会导致哮喘尚不清楚,但一般认为其导致的哮喘不到一般非特异性过敏人群的1%。化学物质,如异氰酸酯暴露,会导致大约10%的职业人群罹患哮喘。药物诱发的哮喘因药物而异。例如,接受血管紧张素转换酶(angiotensin-converting enzyme, ACE)抑制剂治疗的患者中,约有15%出现哮喘症状,而成人对阿司匹林过敏率为3%~5%,当患者出现哮喘时,这一比例会显著增加。据统计2007年,美国由哮喘所造成的医疗费用、生产力损失和过早死亡导致的经济损失约为560亿美元,且之后这一数字一直在稳步上升。哮喘会严重影响睡眠,限制社交、学习、工作及身体活动,显著降低生活质量。

　　哮喘可分为两类:特异性哮喘或非特异性哮喘。特异性哮喘与IgE介导有关,皮肤试验阳性、鼻炎和湿疹是其常见特征,可能是由接触到过敏原,如花粉、动物毛发等所致。非特异性哮喘典型表现为皮肤过敏原试验阴性,且无临床症状及家族史。非特异性哮喘患者无特异性过敏原接触,可突然发作。

哮喘的诱发因素很多,从毒理学角度来看,诱因包括:① 蛋白质、类似于蛋白质过敏原的洗涤剂酶、尘螨、花粉、霉菌及动物皮屑等,吸入暴露这些过敏原后,会产生特应性过敏反应及炎症(通常是嗜酸性的),最终可致哮喘。② 高反应性的低分子量化学物质或半抗原可与蛋白质共价结合形成大分子,并被免疫系统识别,产生半抗原特异性免疫反应,该反应可由 IgE 或非 IgE 介导。皮肤接触此类化学物质可致敏,但吸入是特异性哮喘的主要暴露途径。③ 单次或多次高剂量吸入刺激性物质,可造成可逆或不可逆的气道阻塞,并表现为非特异性免疫,单次高剂量接触刺激物诱发的过敏反应又被称为反应性气道功能障碍综合征。④ 药物,至今已发现可能诱发哮喘发作的药物有数百种之多,主要途径为口服暴露。药物诱发哮喘的机制尚不清楚,不同药物其诱发机制不同。

4.2 高分子量过敏原与哮喘

高分子量过敏原是指分子质量大于 10 kDa 的过敏原,会诱发哮喘反应。哮喘可发生在生命早期(职业暴露除外),并持续到成年期,伴随肺功能下降和持续的气道炎症。最初的过敏原暴露通常发生在室内环境中,源自动物、植物、细菌或真菌等完全过敏原。引起哮喘的高分子量过敏原会诱发过敏原特异性 IgE 反应,可通过皮肤点刺试验或血清中 IgE 水平来识别。

高分子量过敏原暴露可激活机体抗原提呈细胞,使初始 T 细胞分化为 Th2 细胞(而不是 Th1 细胞),并诱导 IgE(而不是 IgG)抗体合成。抗原提呈细胞主要由树突状细胞组成,它们可以通过破坏上皮细胞或直接作用于上皮细胞间通信连接。当树突状细胞遇到抗原时,它们会引发幼稚 CD4$^+$ T 细胞分化,形成 T 辅助细胞 Th2 或 Th17。Th2 细胞的极化会导致 Th2 细胞因子和趋化因子的表达增强,其中包括 IL-4、IL-5、IL-6、IL-9、IL-10 和 IL-13。这些因子的增加会激活 T 细胞反应。T 细胞激活又会引发 B 细胞产生 IgE 转换和细胞因子。当身体受到抗原攻击时,表达 FcεRI 的细胞数量增加,FcεRI 是一种重要的受体,存在于效应细胞(如肥大细胞和嗜碱性粒细胞)表面。当 FcεRI 受体被激活时,会导致血管活性介质(如组胺、前列腺素和白三烯)释放,这些介质的释放会引起支气管黏膜水肿、黏液产生和平滑肌收缩,从而导致黏膜组织炎症。在肺黏膜和间质中,嗜酸性粒细胞通过趋化因子(CCL11、CCL24 和 CCL26)从骨髓中被招募。

4.2.1　高分子量过敏原诱导的哮喘

室内和室外环境中均存在多种形式的高分子量过敏原。室内过敏原主要来自室内的灰尘和尘螨,包括尘螨过敏原(Derp1)、猫过敏原(Feld1)、狗过敏原(Canf1)、蟑螂过敏原(Blag2)、啮齿动物和昆虫过敏原等,这些过敏原可诱发与哮喘相关的多种症状。相对室内,室外空气过敏原对哮喘患者的感染风险较高,与哮喘相关的室外过敏原,包括草和豚草花粉,以及其他来源花粉(如树木、灌木和花卉)。

霉菌和真菌也可能引起室内过敏和哮喘。真菌孢子广泛存在于环境中,其引发的过敏症状与其他环境过敏原类似。其中,链格孢菌、曲霉和枝孢菌是导致过敏性鼻炎和过敏性哮喘的重要因素。孢子通过激活各种受体,包括 Toll 样受体(Toll-like receptor, TLR),刺激上皮细胞产生 NF - κB 和丝裂原活化蛋白激酶。霉菌的蛋白水解成分可破坏上皮细胞连接,激活蛋白酶激酶受体,从而诱导细胞因子和前列腺素生成。

除了室内高分子量过敏原外,还存在职业性高分子量过敏原。大多数职业哮喘的诱导因素是来自植物或动物蛋白的高分子量过敏原,如天然橡胶乳胶、酶和实验动物过敏原。过敏反应常常由高分子量职业暴露引起,其中一个典型的例子就是洗涤剂酶,洗涤剂酶通常来源于细菌或真菌生物体。洗涤工业中主要使用的是蛋白酶、淀粉酶、脂肪酶和纤维素酶,长期接触这些酶可能会引起过敏性抗体介导的超敏反应和皮肤刺激反应,但这种反应通常是温和且可逆的。此外,这些酶还可引起酶特异性 IgE 过敏抗体反应,产生过敏或哮喘。天然橡胶乳胶(natural rubber latex, NRL)因具有独特性而被广泛使用,它主要有两种暴露途径: ① 皮肤接触;② 吸入暴露。对易感个体而言,NRL 致敏会引起与肥大细胞表面受体具有高亲和力的 NRL 特异性 IgE 或 IgG4 抗体诱导的超敏反应。当 NRL 暴露时,抗体与 NRL 抗原结合,导致肥大细胞脱颗粒,进而释放组胺和花生四烯酸,这些炎症介质最终导致血管通透性增加、血管扩张和支气管收缩。皮肤接触乳胶后可引发细胞介导的过敏反应或接触性皮炎。其他来源的职业性高分子量过敏原,如小麦和黑麦面粉会引发哮喘,牡蛎和对虾等也可诱发哮喘;另外,农业生产也可能会接触到高分子量过敏原,主要是由动物和微生物的暴露所致。

4.2.2　佐剂诱导的哮喘

佐剂是指可增强人体对抗原的免疫反应的一类化学物质,可通过形成颗粒-抗原复合物来促进抗原呈递,其中固体或油性颗粒发挥关键作用。自然环境中的佐剂包括内毒素、螨虫 DNA、细菌 DNA 或病原体。此外,其他天然佐剂有葡聚糖、甘露聚糖和分枝杆菌提取物胞壁酰二肽。佐剂可通过促进巨噬细胞和树突状细胞共表达刺激分子和细胞因子产生免疫反应。

烟草烟雾中的化学物质可刺激免疫细胞产生炎症介质,如 IL‑6 和 TNF‑α,导致气道炎症和气道重塑。此外,烟草烟雾中的化学物质还可抑制免疫细胞功能,如抑制 T 细胞的活性和降低 NK 细胞的数量和活性。有研究发现,吸烟与哮喘的进展相关。吸烟会诱导气道炎症,增加 T 细胞数量,尤其是 CD8$^+$ T 细胞,以及在气道壁、支气管分泌物中出现的中性粒细胞、浸润单核细胞和巨噬细胞。尼古丁是一种在香烟烟雾中发现的化学物质,已被证实具有 T 细胞增殖抑制作用,可降低 T 细胞受体连接第二信使的反应,还会减少树突状细胞共刺激分子的表达和 IL‑12 的产生,增加 T 细胞的极化,诱发哮喘。

4.3　低分子量过敏原与哮喘

某些低分子量化学物质,如异氰酸酯、酸酐、活性染料、铂盐和金属酸,可诱发哮喘。这些低分子量化学物质通常属于亲电子试剂,可与蛋白质上的羟基、氨基、巯基结合。这些低分子量过敏原,必须与蛋白质结合形成半抗原-蛋白复合物,诱导半抗原特异性免疫反应。易感个体暴露于这些低分子量过敏原会产生气流限制、高反应性和炎症等肺部反应。低分子量过敏原诱导的哮喘会因致敏药物和暴露程度不同产生不同的肺部反应。考虑到哮喘对低分子量过敏原反应的异质性,年龄、性别、特异性和吸烟状况等因素可能在引发哮喘发病中发挥重要作用。近期研究显示,低分子量过敏原可能比高分子量过敏原诱导的哮喘症状严重。

4.3.1　诱导哮喘的低分子量化学物质

已知能诱发哮喘的低分子量化学物质大多来自职业接触。例如,二异氰酸酯是一种聚氨酯聚合物,可诱发哮喘,含有两个 N =C =O 基团,广泛用于黏合剂、油漆、泡沫等产品,职业接触的二异氰酸酯主要有 TDI、六亚甲基二异氰酸酯及甲烷二异氰酸酯;酸酐是一种常见的有机化学物质,广泛用于烷酸树脂和环氧树脂的制造,同时也是油漆、清漆和塑料等产品的重要组成部分,酸酐可诱发哮喘,还会对人体黏膜产生刺激和过敏反应;低分子量金属也能诱发哮喘,这些金属包括铂、硫酸镍、铑、铬酸盐、钴、碳化钨、锰、铬和镍。

4.3.1.1　吸入暴露

化学物质的理化特性、暴露时间和强度以及暴露方式,是其呼吸致敏的重要影响因素。多项研究证实,多种职业过敏原存在着暴露-敏感和暴露-效应的关系。初始致敏所需的暴露剂量可能要比在致敏受试者产生同样症状的剂量高。吸入暴露低分子量过敏原,机体可释放炎症介质如组胺和前列腺素,或在后期出现黏液增加、支气管收缩和嗜酸性粒细胞渗透至呼吸道。这些免疫反应主要由 Th2 介导的细胞因子产生。最新研究表明,肺部还会出现其他免疫反应,如干扰素的表观遗传调控与二异氰酸酯诱导的哮喘相关反应;但肺部 IL-4 的产生和 IgE 表达并未增加。这可能是由低分子量暴露的持续时间或个体遗传因素不同所致。

4.3.1.2　皮肤暴露

皮肤暴露是低分子量过敏原致敏的主要途径之一,变应性接触性皮炎和哮喘是其常见临床症状。低分子量过敏原可穿透皮肤角质层激活皮肤抗原提呈细胞朗格汉斯细胞诱导超敏反应。朗格汉斯细胞被激活后迁移至局部淋巴结并引发 T 细胞增殖。当局部淋巴结的幼稚 T 细胞被激活后,出现克隆扩增成为效应器和(或)记忆 T 细胞。低分子量过敏原的皮肤致敏效应受多种因素影响,包括年龄、性别和暴露程度。致敏剂量存在明显的性别差异,其中女性多低于男性。

4.3.2　作用机制

由于缺乏可靠方法识别和表征呼吸道化学性过敏原,化学物质诱导哮喘的机制尚不清楚。因诱导哮喘的低分子量过敏原多样性,其发病机制也不同。化学性哮喘可能是由慢性炎症和气道重塑产生的气道高反应引起,长期的组织损伤可诱发免疫反应,导致呼吸道过敏。部分低分子量暴露诱导的职业性哮喘与 IgE 反应有关,如铂盐、活性染料、酸酐和某些木材等,可产生类似于高分子量过敏原诱导的免疫反应,伴有 IgE 介导的嗜酸性炎症。有研究表明,非特异性哮喘患者有中性粒细胞炎症,伴有 T 细胞刺激。

工业中应用最广泛的异氰酸盐是 TDI,其是引起职业性哮喘最常见的原因。暴露于 TDI 环境的工人,有 5% ~ 15% 会出现哮喘,明显高于普通人群,且诱发的哮喘经常发展为重症哮喘。有研究提示,TDI 诱发哮喘的主要作用环节有两个:其一是支气管上皮细胞作为主要靶细胞,TDI 对支气管上皮细胞的作用,可导致细胞结构的失常和生物活性因子的释放,在 TDI 哮喘中扮演重要角色;其二是 TDI 与体内形成的大分子如 TDI – HSA 渗透到黏膜下组织被抗原提呈细胞(如树突状细胞)提呈后产生活性物质,这些活性物质与支气管上皮细胞产生的细胞因子一同活化淋巴细胞(包括 Th1 细胞和 Th2 细胞)、中性粒细胞等炎症细胞,从而引起下游一系列炎症反应。

4.3.3　低分子量过敏原诱导哮喘的诊断

低分子量过敏原诱导的哮喘是支气管高反应性下出现的气道狭窄性疾病,可表现为咳嗽、咳痰和呼吸困难等,但患者肺功能正常,又被称为非特异性支气管炎,其病因和发病机制尚不清楚。有研究报道,非特异性支气管炎可能与气道炎症和免疫反应有关,但需要进一步的研究来确定其确切的病因和治疗方法。

依据病史、临床表现、症状、发作时的体征,结合肺功能的检测以及实验室的检查,可以明确哮喘诊断。有研究发现,当气道发生某些炎症反应时,气道上皮细胞内的诱导型一氧化氮合酶表达增加,进而引起呼出气一氧化氮(fractional exhaled nitric oxide, FeNO)水平升高,呼出气一氧化氮可作为气道炎症的生物标志物。目前常用诱导痰分析直接评估气道炎症成分。但在化学性哮喘中,呼出气一氧化氮的测定比诱导痰分析更具优势,可以反映气道的炎症及高反应性,具有很高的敏感性和特异性,并且具有无创、简便、迅速、安全等特点。呼出气一氧化氮测定是目前国际上唯一用于临床常规直接检测气道炎症的生物学指标,能够直接、客观、精准地筛查出早期气道的病变。

20 世纪 70 年代初期,Pepys 等学者最早提出特异性吸入激发试验,并将其成功应用于接触铂复合盐、抗菌药物、哌嗪、木尘、TDI、合成树脂所致哮喘患者的诊断中。目前特异性吸入激发试验已得到广泛应用,并被大多数国家或机构作为职业性变应性哮喘诊断的主要方法之一,被普遍认为是判断职业接触和哮喘发病关系的金标准。特异性吸入激发试验也被称为过敏原支气管激发试验(allergen bronchial provocation test, A – BPT)。

4.3.4 哮喘相关低分子量过敏原的预测

目前预测低分子量过敏原诱导哮喘主要依赖于体内模型,如豚鼠测试、IgE产生和啮齿动物的细胞因子指纹图谱,大多数呼吸道致敏剂在啮齿动物变应性接触性皮炎测试中呈阳性。最近,人们一直在努力开发一种基于高通量细胞的检测方法,以确定一种化学物质是否能诱导呼吸道致敏。此外,研究人员还专注于骨髓细胞系(MUTZ-3)中表型和基因型生物标志物的开发,以对可能成为敏化剂的低分子量化学物质进行分类。

4.4 刺激性哮喘

刺激性哮喘有两种类型,第一类是单一高浓度刺激物吸入暴露诱发反应性气道功能障碍综合征,此类刺激诱发的哮喘来源于蒸气、气体或烟雾暴露,在首次暴露后24 h内出现非特异性气道高反应性。第二类是低到中等程度刺激物的反复暴露导致的反应性气道功能障碍综合征,反应性气道功能障碍综合征通常是在几天、几周或几个月内反复暴露于低浓度的气体、蒸气或烟雾后出现。

4.4.1 刺激性哮喘病因学

刺激性哮喘较少见,仅占职业性哮喘患者的1/5。1992~2001年工作和职业呼吸系统疾病监测数据显示,诱发反应性气道功能障碍综合征的主要因素包括刺激性气体(42%)、溶剂蒸气(18%)、金属烟雾(11%)、酸雾(9%)和其他来源(18%),具体包括地板密封剂、含有氨的喷漆、加热酸的熏蒸雾、金属涂层去除剂和烟雾等。肺部损伤的严重程度与刺激物的暴露强度、物理特性(包括蒸气压、溶解度和化学反应性)等密切相关。

4.4.2 刺激性哮喘的诊断和治疗

单次高浓度暴露诱发的反应性气道功能障碍综合征通常由于职业意外暴露,表现为气道炎症、气道重塑改变、持续的气道高反应性和哮喘等症状。人体暴露后可立即出现眼睛、鼻子和喉咙的灼烧感,开始表现为咳嗽、呼吸急促和胸部不适,有些人可能会出现喘息等症状。有些患者的反应性气道功能障碍综合征症状是短暂的,并在12周或更短时间内消退,但有些患者在首次发病后数年内仍表现出哮喘症状和非特异性气道高反应性。流行病学调查显示,反复接触低浓度和高浓度氯、二氧化硫和(或)臭氧的工人需要更长的时间才能出现临床哮喘症状。有报道3名纸浆厂工人反复暴露于氯气几年后,出现持续的哮喘症状、非特异性支气管高反应性和(或)可变气流阻塞。低至中等水平的慢性暴露是否会诱发哮喘,尚未达成共识。

反应性气道功能障碍综合征的治疗类似于急性吸入性损伤患者,通常是给予雾化支气管扩张剂,支气管扩张剂主要治疗支气管收缩或支气管痉挛。反应性气道功能障碍综合征患者活检结果显示,急性吸入事故发生数年后患者出现嗜酸性粒细胞炎症,表明吸入类固醇治疗反应性气道功能障碍综合征是合理的。由于大多数刺激性哮喘来自意外暴露,因此预防措施的重点是避免工作场所接触刺激物,要求在可能意外接触刺激物的工作场所实施职业卫生措施,包括良好的控制措施、通风、安全宣教及可能的呼吸防护装置。

4.4.3 刺激性哮喘的发病机制

刺激性哮喘被认为是非免疫性哮喘。当吸入刺激物时,炎症反应被激活,导致肺部上皮细胞和驻留细胞损伤。反应性气道功能障碍综合征的病理特征包括单核细胞炎症、上皮脱落、黏膜水肿、黏膜鳞状细胞化生、基底膜和网状细胞增厚以及胶原相关的支气管壁纤维化等。

证据表明,刺激物暴露可能会改变肺离子通道,其中包括瞬时受体电位香草酸亚型1(transient receptor potential vanillin 1, TRPV1)和瞬时受体电位锚蛋白-1(TRPA1)通道。这些通道受到刺激时,会产生一系列炎症产物,包括缓激肽、三磷酸腺苷、PGE_2、神经生长因子、蛋白酶和血清素。当TRPV1和TRPA1持续增强时,就会引发刺激性哮喘。神经源性炎症是由激活的神经末梢释放神经肽引起的,还可诱发持续的气道炎症、神经可塑性、气道重塑、持续的气道高反应性和哮喘症状。

总之,单次暴露刺激物可引发哮喘或反应性气道功能障碍综合征,相较于多次、低或中度重复暴露更为明确。我们需要进一步研究,以明确低到中等浓度的刺激物暴露是否会诱发哮喘。口服皮质类固醇治疗反应性气道功能障碍综合征是否有效尚需进一步研究。刺激物诱导反应性气道功能障碍综合征受遗传因素影响,对其发病机制的研究有助于开发更好的治疗手段。

4.5　药物性哮喘

所有由药物导致的哮喘发作统称药物性哮喘,多种药物可诱发哮喘,最常见症状是支气管痉挛。药物引起的支气管痉挛通常发生在同时患有哮喘、其他形式的气道高反应性或药物过敏的患者身上。支气管痉挛是免疫过敏反应或非免疫过敏反应。

4.5.1　药物性哮喘的病因

诱导哮喘常见的药物包括阿司匹林、非甾体抗炎药、β 受体阻滞剂、碘化放射性对照染料、亚硫酸盐和 N-乙酰半胱氨酸。其中,非甾体抗炎药和阿司匹林引起的药物性支气管痉挛发病率最高。阿司匹林哮喘(aspirin induced asthma,AIA)是阿司匹林的一种常见不良反应,其发病机制尚未完全阐明,目前较为公认与环氧合酶/5-脂氧合酶失平衡有关,阿司匹林优先阻断环氧合酶,从而抑制前列腺素和血栓素的生成;但阿司匹林不阻断 5-脂氧合酶,大量未能被环氧合酶利用的花生四烯酸底物则通过 5-脂氧合酶生成大量的白三烯(LTC_4、LTD_4、LTE_4),后者是强有力的支气管收缩剂和促分泌素。其他药物诱导的哮喘发病机制还包括甲基多巴引起的 IgG 抗体沉淀,以及肥大细胞在过敏反应中释放颗粒等。

4.5.2　药物性哮喘的危险因素

药物性哮喘的危险因素因诱发哮喘或支气管痉挛的药物类型而异。AIA 的危险因素包括先前存在的哮喘、鼻息肉病,以及 20 多岁或 30 多岁患有慢性鼻炎的女性,其中 30%~65% 鼻息肉患者会有 AIA。β 受体阻滞剂诱导的哮喘与先前存在的气道高反应性有关,而 ACE 抑制剂诱导的支气管痉挛有几个危险因素,包括女性、非裔美国人或亚洲人、老年人或心力衰竭。

4.5.3　药物性哮喘的诊断和治疗

药物性哮喘和支气管痉挛的主要症状包括呼吸急促、心动过速、喘息、发汗、发绀、呼吸困难、咳嗽、气短、胸闷、焦虑和烦躁。阿司匹林加重性呼吸系统疾病(aspirin exacerbated respiratory disease,AERD)的特点是哮喘、有鼻息肉的慢性鼻窦炎、阿司匹林呼吸反应(Samter's triad)。AIA 患者表现为气道慢性炎症,以嗜酸性粒细胞增多、气道上皮受损、细胞因子产生及黏附分子上调为特征。典型的由 ACE 抑制剂引起的咳嗽表现为干咳,伴有咽喉部瘙痒感,胸片、纤维支气管镜等检查均无异常,停药后症状可消失。

药物性哮喘是根据诱导哮喘的相关药物进行治疗,治疗 AIA 通常使用 5 - 脂氧合酶抑制剂(如齐留通,Zileuton)和半胱氨酰白三烯(cys - LT)受体拮抗剂(如扎鲁司特和孟鲁司特)。齐留通可抑制胱氨酸白三烯、羟基二十碳四烯酸(HETE)和 LTB$_4$,服用这些药物的患者仍应谨慎使用阿司匹林、非甾体抗炎药和其他交叉反应药物;如果怀疑 ACE 抑制剂是咳嗽的来源,则应停止使用。此外,还有其他可替代 ACE 抑制剂的药物,包括血管紧张素 Ⅱ 受体阻滞剂或来自不同类别药物的抗高血压药物。ACE 抑制剂诱发的咳嗽可通过吸入色甘酸钠治疗,而 β 受体阻滞剂引起的支气管痉挛则通过异丙托溴铵治疗。

4.5.4 阿司匹林、β 受体阻滞剂和 ACE 抑制剂诱导的哮喘的发病机制

AIA 的发病机制尚不完全清楚,有证据表明阿司匹林和非甾体抗炎药抑制 COX,导致花生四烯酸通过 LTC4 途径代谢,从而产生促炎 cys - LT。其中涉及两种 COX:COX - 1 合成保护性脂质,COX - 2 在炎症反应下被诱导,产生促炎性前列腺素和 cys - LT。COX - 1 抑制使 PGE$_2$ 和脂氧素生成减少,白三烯合成增加。PGE$_2$ 是独特的,因为它在其他组织中具有促炎性,但在呼吸系统中,它可以防止支气管收缩,增强气道平滑肌松弛,并抑制肥大细胞介质的释放和炎症细胞的募集。虽然 cys - LT 生成增加,但 LTC$_4$ 是导致 AIA 的主要原因。有人认为 AIA 是阿司匹林诱导 COX - 2 结构变化的结果,从而产生脂氧合酶途径产物和介质,从而诱导 AIA 呼吸症状。

AIA 患者的外周血白细胞中 15 - HETE 的含量是阿司匹林耐受性哮喘患者的 3.6 倍。15 - HETE 可刺激肥大细胞产生促炎介质,诱导气道中的黏液糖蛋白分泌,并收缩人类支气管平滑肌。AIA 增加 15 - HETE 产生的机制尚不清楚。对波兰人群的研究发现,AIA 与 LTC$_4$ 合成酶基因启动子区的多态性(等位基因 C)存在关联。这种等位基因的变化可导致 LTC$_4$ 合成酶表达增加。

β 受体阻滞剂通常用于治疗心脏疾病,包括心肌梗死、心绞痛、心力衰竭和心律失常。β 受体阻滞剂选择性地抑制 β 肾上腺素受体,从而产生非选择性或心脏选择性作用。非选择性 β 受体阻滞剂是 β1 和 β2 肾上腺素能受体的拮抗剂,而其他 β 受体阻滞剂具有心脏选择性,主要与 β1 肾上腺素能受体结合。心脏主要是 β1 受体,而肺脏 β2 受体含量是 β1 受体的 4 倍。当服用非

选择性 β 受体阻滞剂时,哮喘患者会出现支气管痉挛和支气管超敏反应,而非哮喘患者无此症状,因此非选择性 β 受体阻滞剂对于哮喘患者属于禁忌。当给予非选择性 β 受体阻滞剂时,吸入 β2 肾上腺素能激动剂(β 受体激动剂)的剂量-反应曲线在缓解支气管痉挛方面的作用有限。

ACE 抑制剂诱导的支气管痉挛的确切机制尚不清楚,但它确实可将血管紧张素 I 转化为血管紧张素 II,并负责促炎性缓激肽、P 物质和神经激肽 A 的代谢。这些促炎介质可在肺部积聚,引发咳嗽。缓激肽是一种能增加血管通透性的血管舒张剂,缓激肽和 P 物质能激活肥大细胞,释放额外的促炎介质,吸入缓激肽后会诱发支气管痉挛。缓激肽还可刺激血栓素 A_2、PGI2 和 PGE_2 的产生,PGE_2 又可通过激活传入神经元通路受体来刺激咳嗽。缓激肽、PGI2 和 PGE_2 可直接激活无髓鞘感觉 C 纤维而诱发咳嗽。

阿司匹林、非甾体抗炎药、β 受体阻滞剂和 ACE 抑制剂是导致药物诱发哮喘的主要因素。成年期常见的 AIA 通常表现为阿司匹林不耐受三联征。哮喘患者使用 β 受体阻滞剂会增加支气管过敏和支气管痉挛风险。ACE 抑制剂可通过多种促炎因子诱发哮喘,但其确切作用机制尚不清楚。

4.6 小 结

哮喘是一种复杂的多因素疾病,其发病机制多样。例如,有大量关于高分子量过敏原暴露可诱导 IgE 介导的免疫反应,可以通过皮肤点刺试验进行诊断的报道。抗组胺药和其他相似类型的过敏药物通常能有效抑制这些过敏原的免疫反应。佐剂能增强先天免疫反应,可加重过敏原单独接触产生的免疫反应。低分子量化学半抗原本身不能激活免疫系统,其与蛋白质结合就可产生特异性和非特异性哮喘。虽然低分子量化学半抗原如异氰酸酯和酸酐,已被确定为半抗原,但其确切作用机制尚不清楚。刺激性哮喘不会引起特异性哮喘,研究表明,单次高剂量接触刺激物可能会导致个体在初次暴露数年内出现气道超敏反应。药物性哮喘的激活机制因具体药物而异。例如,阿司匹林和其他非甾体抗炎药可能通过改变 COX-1 通路,导致气道限制和哮喘;β 受体阻滞剂也可产生类似症状,但发病机制完全不同,非选择性 β 受体阻滞剂通过作用心脏和肺脏的 β1 肾上腺素能受体,导致哮喘样症状。停药是解决药物性哮喘症状的最佳方案。遗传也是引发哮喘发生的重要因素,部分归因于个体遗传多态性,识别这些多态性有助于早期发现敏感人群。

参考文献

AGACHE I, AKDIS C, JUTEL M, et al., 2012. Untangling asthma phenotypes and endotypes. Allergy, 67(7): 835 – 846.

BABU KS, MARSHALL BG, 2004. Drug-induced airway diseases. Clinics in Chest Medicine, 25 (1): 113 – 122.

BARDANA EJ, 1999. Reactive airways dysfunction syndrome (RADS): guidelines for diagnosis and treatment and insight into likely prognosis. Annals of Allergy, Asthma & Immunology, 83(6 Pt 2): 583 – 586.

BARNETT SB, NURMAGAMBETOV TA, 2011. Costs of asthma in the United States: 2002 – 2007. Journal of Allergy and Clinical Immunology, 127(1): 145 – 152.

BAUR X, SIGSGAARD T, AASEN TB, et al., 2012. Guidelines for the management of work-related asthma. European Respiratory Journal, 39(3): 529 – 545.

BAUTISTA DM, MOVAHED P, HINMAN A, et al., 2005. Pungent products from garlic activate the sensory ion channel TRPA1. Proceedings of the National Academy of Sciences, 102(34): 12248 – 12252.

BEACH J, ROWE BH, BLITZ S, et al., 2005. Diagnosis and management of work-related asthma. Evid Rep Technol Assess (Summ), 129: 1 – 8.

BENGTSON SH, EDDLESTON J, MÖRGELIN M, et al., 2008. Regulation of kinin B2 receptors by bradykinin in human lung cells. Biological Chemistry, 389(11): 1435 – 1440.

BROOKS SM, 2010. Occupational, environmental, and irritant-induced cough. Otolaryngologic Clinics of North America, 43(1): 85 – 96.

CANNING BJ, 2006. Anatomy and neurophysiology of the cough reflex. Chest, 129 (1 Suppl): 33S – 47S.

CARTIER A, 2015. New causes of immunologic occupational asthma, 2012 – 2014. Current Opinion in Allergy and Clinical Immunology, 15(2): 117 – 123.

CHIPINDA I, HETTICK JM, SIEGEL PD, 2011. Haptenation: chemical reactivity and protein binding. Journal of Allergy, 2011: 839682.

COVAR RA, MACOMBER BA, SZEFLER SJ, 2005. Medications as asthma triggers. Immunol Allergy Clin North Am, 25(1): 169 – 190.

CRUZ AA, BOUSQUET J, KHALTAEV N, 2007. Global surveillance, prevention and control of chronic respiratory diseases: a comprehensive approach. Geneva: World Health Organization.

DART RA, GOLLUB S, LAZAR J, et al., 2003. Treatment of systemic hypertension in patients with pulmonary disease. Chest, 123(1): 222 – 243.

DICPINIGAITIS PV, 2006. Angiotensin-converting enzyme inhibitor-induced cough. Chest, 129 (1 Suppl): 169S – 173S.

DIPIRO J, 2008. Pharmacotherapy: a pathophysiologic approach. New York: McGraw-Hill Medical.

DUFOUR MH, LEMIÈRE C, PRINCE P, et al., 2009. Comparative airway response to high- versus low-molecular weight agents in occupational asthma. European Respiratory Journal, 33(4):

734 - 739.

DYKEWICZ MS, 2009. Occupational asthma: current concepts in pathogenesis, diagnosis, and management. Journal of Allergy and Clinical Immunology, 123(3): 519 - 528.

FORRERYD A, JOHANSSON H, ALBREKT AS, et al., 2015. Prediction of chemical respiratory sensitizers using GARD, a novel in vitro assay based on a genomic biomarker signature. PLoS ONE, 10(3): e0118808.

GAFFIN JM, PHIPATANAKUL W, 2009. The role of indoor allergens in the development of asthma. Current Opinion in Allergy and Clinical Immunology, 9(2): 128 - 135.

GATTI R, 2006. Protease-activated receptor - 2 activation exaggerates TRPV1-mediated cough in guinea pigs. Journal of Applied Physiology, 101(2): 506 - 511.

HAMMAD H, LAMBRECHT BN, 2008. Dendritic cells and epithelial cells: linking innate and adaptive immunity in asthma. Nature Reviews Immunology, 8(3): 193 - 204.

HARDIN BD, KELMAN BJ, SAXON A, 2003. Adverse human health effects associated with molds in the indoor environment. Journal of Occupational and Environmental Medicine, 45(5): 470 - 478.

HENNEBERGER PK, OLIN AC, ANDERSSON E, et al., 2005. The incidence of respiratory symptoms and diseases among pulp mill workers with peak exposures to ozone and other irritant gases. Chest, 128(4): 3028 - 3037.

HEPNER DL, CASTELLS MC, 2003. Latex allergy: an update. Anesthesia & Analgesia, 96(4): 1219 - 1229.

HICKS A, MONKARSH SP, HOFFMAN AF, et al., 2007. Leukotriene B4 receptor antagonists as therapeutics for inflammatory disease: preclinical and clinical developments. Expert Opinion on Investigational Drugs, 16(12): 1909 - 1920.

HOLGATE ST, POLOSA R, 2008. Treatment strategies for allergy and asthma. Nature Reviews Immunology, 8(3): 218 - 230.

NOVAK N, BIEBER T, 2003. Allergic and nonallergic forms of atopic diseases. Journal of Allergy and Clinical Immunology, 112(2): 252 - 262.

O'BRIEN IM, NEWMAN-TAYLOR AJ, BWRGE PS, et al., 1979. Toluene di-isocyanate-induced asthma. II. inhalition challenge tests and bronchial reactirity studies. Clin Allergy, 9(1): 7 - 15.

ORRIOLS R, COSTA R, ALBANELL M, et al., 2006. Reported occupational respiratory diseases in Catalonia. Occupational and Environmental Medicine, 63(4): 255 - 260.

OUYANG B, BERNSTEIN DI, LUMMUS ZL, et al., 2013. Interferon-γ promoter is hypermethylated in blood DNA from workers with confirmed diisocyanate asthma. Toxicological Sciences, 133(2): 218 - 224.

PALIKHE NS, KIM JH, PARK HS, 2011. Biomarkers predicting isocyanate-induced asthma. Allergy Asthma Immunol Res, 3(1): 21 - 26.

PARIS C, HERIN F, PENVEN E, et al., 2016. First evidence of occupational asthma to argan powder in a cosmetic factory. Allergy, 71(4): 550 - 555.

PARK JS, CHANG HS, PARK CS, et al., 2005. Association analysis of cysteinyl-leukotriene receptor 2 (CYSLTR2) polymorphisms with aspirin intolerance in asthmatics. Pharmacogenet Genomics, 15(7): 483 – 492.

PEDEN D, REED CE, 2010. Environmental and occupational allergies. Journal of Allergy and Clinical Immunology, 125 (2 Suppl 2): S150 – S160.

PEPYS J, PICKERING CA, LOUDON HW, 1972. Asthma due to inhaled chemical agents-piperazine dihydrochloride. Clin Allergy, 2(2): 189 – 196.

PERFETTI L, BRAMÉ B, FERRARI M, et al., 2003. Occupational asthma (OA) with sensitization to diphenylmethane diisocyanate (MDI) presenting at the onset like a reactive airways dysfunction syndrome (RADS). Am J Ind Med, 44(3): 325 – 328.

PETROVSKY N, COOPER PD, 2014. Carbohydrate-based immune adjuvants. Expert Review of Vaccines, 10(4): 523 – 537.

PFAAR O, KLIMEK L, 2006. Aspirin desensitization in aspirin intolerance: update on current standards and recent improvements. Current Opinion in Allergy and Clinical Immunology, 6(3): 161 – 166.

PHAM LE D, KIM MA, YOON MG, et al., 2014. Serum specific IgG response to toluene diisocyanate-tissue transglutaminase conjugate in toluene diisocyanate-induced occupational asthmatics. Ann Allergy Asthma Immunol, 113(1): 48 – 54.

PLASCHKE PP, JANSON C, NORRMAN E, et al., 2000. Onset and remission of allergic rhinitis and asthma and the relationship with atopic sensitization and smoking. Am J Respir Crit Care Med, 162(3 Pt 1): 920 – 924.

POMÉS A, CHAPMAN MD, WÜNSCHMANN S, 2016. Indoor allergens and allergic respiratory disease. Current Allergy and Asthma Reports, 16(6): 43.

POSADAS S, PICHLER W, 2007. Delayed drug hypersensitivity reactions-new concepts. Clinical & Experimental Allergy, 37(7): 989 – 999.

POYNTER ME, 2012. Airway epithelial regulation of allergic sensitization in asthma. Pulmonary Pharmacology & Therapeutics, 25(6): 438 – 446.

QUIRCE S, BERNSTEIN JA, 2011. Old and new causes of occupational asthma. Immunology and Allergy Clinics of North America, 31(4): 677 – 698.

RASMUSSEN F, SIERSTED HC, LAMBRECHTSEN J, et al., 2000. Impact of airway lability, atopy, and tobacco smoking on the development of asthmalike symptoms in asymptomatic teenagers. Chest, 117(5): 1330 – 1335.

SANAK M, 2022. Aspirin-induced asthma: a still evolving area of basic and clinical research. Pol Arch Intern Med, 132(2): 16219.

SASTRE B, DEL POZO V, 2012. Role of PGE2 in asthma and nonasthmatic eosinophilic bronchitis. Mediators Inflamm, 2012: 645383.

SASTRE J, VANDENPLAS O, PARK HS, 2003. Pathogenesis of occupational asthma. European Respiratory Journal, 22(2): 364 – 373.

SCHWEIGERT MK, MACKENZIE DP, SARLO K, 2000. Occupational asthma and allergy associated with the use of enzymes in the detergent industry-a review of the epidemiology, toxicology and methods of prevention. Clinical Experimental Allergy, 30(11): 1511 - 1518.

SELF T, SOBERMAN JE, BUBLA JM, et al., 2005. Cardioselective beta-blockers in patients with asthma and concomitant heart failure or history of myocardial infarction: when do benefits outweigh risks? Journal of Asthma, 40(8): 839 - 845.

SELGRADE MK, BLAIN RB, FEDAK KM, et al., 2013. Potential risk of asthma associated with in utero exposure to xenobiotics. Birth Defects Research. Part C, Embryo Today: Reviews, 99(1): 1 - 13.

SIRAK TE, JELIC S, LE JEMTEL TH, 2004. Therapeutic update: non-selective beta- and alpha-adrenergic blockade in patients with coexistent chronic obstructive pulmonary disease and chronic heart failure. J Am Coll Cardiol, 44(3): 497 - 502.

SOKOL K, SUR S, AMEREDES BT, 2014. Inhaled environmental allergens and toxicants as determinants of the asthma phenotype. Advances in Experimental Medicine and Biology, 795: 43 - 73.

STEVENSON D, SZCZEKLIK A, 2006. Clinical and pathologic perspectives on aspirin sensitivity and asthma. Journal of Allergy and Clinical Immunology, 118(4): 773 - 786.

STIRLING RG, CHUNG KF, 2001. Severe asthma: definition and mechanisms. Allergy, 56(9): 825 - 840.

SYKES A, JOHNSTON SL, 2008. Etiology of asthma exacerbations. Journal of Allergy and Clinical Immunology, 122(4): 685 - 688.

SZCZEKLIK A, STEVENSON DD, 2003. Aspirin-induced asthma: advances in pathogenesis, diagnosis, and management. J Allergy Clin Immunol, 111(5): 913 - 921.

TAKAFUJI S, NAKAGAWA T, 2004. Drug-induced pulmonary disorders. Internal Medicine, 43 (3): 169 - 170.

TAKEMURA M, QUARCOO D, NIIMI A, et al., 2008. Is TRPV1 a useful target in respiratory diseases? Pulm Pharmacol Ther, 21(6): 833 - 839.

TAN J, BERNSTEIN JA, 2014. Occupational asthma: an overview. Current Allergy and Asthma Reports, 14(5): 431.

TARLO SM, LEMIERE C, 2014. Occupational asthma. New England Journal of Medicine, 370(7): 640 - 649.

TAYLOR-CLARK TE, MCALEXANDER MA, NASSENSTEIN C, et al., 2008. Relative contributions of TRPA1 and TRPV1 channels in the activation of vagal bronchopulmonary C-fibres by the endogenous autacoid 4-oxononenal. J Physiol, 586(14): 3447 - 3459.

TREVISANI M, SIEMENS J, MATERAZZI S, et al., 2007. 4-Hydroxynonenal, an endogenous aldehyde, causes pain and neurogenic inflammation through activation of the irritant receptor TRPA1. Proceedings of the National Academy of Sciences, 104(33): 13519 - 13524.

VANDENPLAS O, 2011. Occupational asthma: etiologies and risk factors. Allergy, Asthma and Immunology Research, 3(3): 157 - 167.

VARGHESE M, GLAUM MC, LOCKEY RF, 2010. Drug-induced rhinitis. Clinical & Experimental

Allergy, 40(3): 381 – 384.

VAUGHAN RP, 2006. Adenosine sensory transduction pathways contribute to activation of the sensory irritation response to inspired irritant vapors. Toxicological Sciences, 93(2): 411 – 421.

VELAZQUEZ JR, TERAN LM, 2012. Aspirin-intolerant asthma: a comprehensive review of biomarkers and pathophysiology. Clinical Reviews in Allergy & Immunology, 45(1): 75 – 86.

WENZEL SE, 2012. Asthma phenotypes: the evolution from clinical to molecular approaches. Nature Medicine, 18(5): 716 – 725.

WOOLF CJ, MA Q, 2007. Nociceptors — noxious stimulus detectors. Neuron, 55(3): 353 – 364.

WOO SW, BANG S, CHUNG MW, et al., 2009. Lack of association between ACE and bradykinin B2 receptor gene polymorphisms and ACE inhibitor-induced coughing in hypertensive Koreans. Journal of Clinical Pharmacy and Therapeutics, 34(5): 561 – 567.

YEATTS K, SLY P, SHORE S, et al., 2006. A brief targeted review of susceptibility factors, environmental exposures, asthma incidence, and recommendations for future asthma incidence research. Environmental Health Perspectives, 114(4): 634 – 640.

（任晓虎）

第5章
药物特异质反应

5.1 引　言

药物特异质反应(idiosyncratic drug reaction，IDR)是由药物引起的一类遗传性异常反应，发生在有遗传性药物代谢和反应变异的个体。在性质上和药物在正常人体中引起的反应相似，但表现为特异性反应：其一是低剂量药物引起高度敏感性；其二是对大剂量药物不敏感。IDR 是患者发病和死亡的一个重要原因，IDR 通常直到Ⅲ期临床试验后期或药物上市后才被检测到，很大程度上增加药物开发的潜在风险。

特异质反应属于药物不良反应的一类，不同于变态反应。是少数遗传缺陷者由于缺少特定的生化物质而造成的药物异常反应，大多数接触特定物质的人或动物不会发生特异质反应，但有些药物的不良反应具有特异质反应的所有特征，在适当的条件下，超过50%的人会出现这种不良反应。药物是引起特异质反应的最常见原因，有证据表明，大多数 IDR 是免疫介导的，但 IDR 发生机制尚无确凿的研究证据。本文将重点阐述 IDR 的特性、类型及机制假说等。

5.2 药物特异质反应特性

针对 IDR 开展机制研究非常困难，而 IDR 的临床特征可为机制研究提供重要线索。

5.2.1 剂量依赖性

IDR 的发生通常与剂量无关，在许多情况下，在治疗范围内使用更高剂量药物反而不会增加 IDR 发病率，很多患者在任何剂量下都不会出现 IDR。由于大多数 IDR 不涉及药物的治疗效果，因此没有理由使 IDR 的剂量-反应曲线与治疗效果的剂量-响应曲线处于相同的范围内,在大多数情况下,IDR 的量效曲线相对于治疗效果向左偏移(图 5.1),并会出现两个剂量-反应曲线重叠,较高的治疗剂量会增加 IDR 风险。一般而言,高剂量给药比低剂量给药更有可能发生 IDR,每天 10 mg 或更少剂量给药可显著降低 IDR 发生风险。由此可见,IDR 发生存在剂量阈值,低于这个剂量将不会出现 IDR。

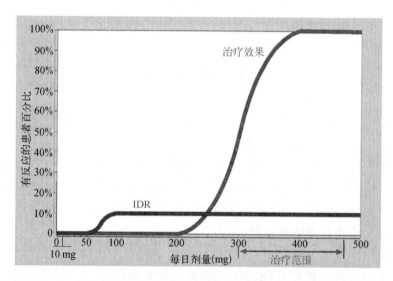

图 5.1 药物治疗效果的剂量-反应曲线与 IDR 的剂量-反应曲线

5.2.2 发病时间

通常,IDR 发病时间相对滞后,一般是在药物使用后 1~2 周出现,特发性肝损伤或粒细胞缺乏症的出现时间为药物使用后 1~3 个月,自身免疫反应出现时间为药物使用后 1 年以上,如果再次服用药物,发病速度会加速。出现这种滞后现象的可能原因是,只有少数的 T 细胞具有反应性,且这些细胞需要成熟和增殖到足够数量才呈现临床症状。这种延迟属于典型的免疫反应,且通常会产生记忆 T 细胞,在再次抗原刺激时产生更快速的免疫反应。

但有些 IDR 却在首次刺激时产生,如替罗非班和埃替非巴肽诱导的血小板减少症,可能是由其他免疫原诱导的抗体引起,恰好与药物修饰的血小板发生交叉反应;其他药物如泰利霉素和氟喹诺酮类药物可诱导肝损伤。目前 IDR 的发病机制尚不清楚。尽管 IDR 复发快速且更加严重,但通常会出现与首次 IDR 相似的延迟发病甚至有些不复发,这种免疫记忆缺失可作为 IDR 的证据。肝素诱导的血小板减少症是由免疫介导的,因为它是由与肝素-血小板因子 4 复合物结合的抗体引起的,在这些抗体检测不到时,再激发通常不会诱导血小板减少症。此外,对轻度西美拉加群或异烟肼诱导的肝损伤的患者进行再激发通常也不会复发。由此可见,轻度的 IDR 通常与免疫记忆无关,可能是由于免疫耐受导致记忆 T 细胞的缺失或失能。

5.2.3　反应类型多样

一般而言,任何能导致严重 IDR 的药物都会诱导相同靶器官出现轻度 IDR。例如,异烟肼,大多数接受该药物治疗的患者不会出现肝损伤,持续治疗会有 20% 的患者出现轻度肝损伤和 1‰ 的患者出现非常严重的肝损伤。这种现象非常实用,严重 IDR 发生率通常太低,无法在 Ⅲ 期临床试验中检测,而轻度 IDR 可为寻找严重 IDR 提供线索,但严重 IDR 与轻度 IDR 发生比例存在很大差异,有些药物会导致高发的轻度 IDR,但极少会出现严重 IDR。

有些药物会导致患者出现不同靶器官的 IDR。例如,奈韦拉平可诱发严重的皮疹或肝损伤,阿莫地喹可导致肝损伤和(或)粒细胞缺乏症,这可能与药物形成活性代谢物的能力有关。如果药物活性代谢物的形成局限于某个器官,则该药物可能只出现该器官的 IDR。而有些药物可诱发同一靶器官不同类型的 IDR,如某个药物可使一些患者表现为轻度黄斑丘疹,而有些患者却出现危及生命的中毒性表皮坏死松解症(toxic epidermal necrolysis, TEN),究其原因可能是不同患者诱导的免疫反应类型不同。

5.3　药物特异质反应类型

IDR 几乎可以影响任何器官,皮肤、肝脏和血细胞是最常见的靶器官。有些反应是广泛的超敏反应,可同时影响多个器官,靶器官 IDR 类型存在很大的个体差异。

5.3.1　皮疹

皮肤是 IDR 重要靶器官之一,皮疹反应存在很多类型,以下是药物引起的几种皮疹类型。

5.3.1.1　斑丘疹

斑丘疹又称为麻疹样皮疹、发疹型药疹,属于最常见且最温和的皮疹类型。发病时间通常是在药物使用后的 1~2 周,特征是小的红色病变,大部分是平坦的,有一个凸起的部分,因此被称为斑丘疹。皮疹首先于躯干或颈部出现,时有发热,轻微的皮疹通常会自行消退;但有些也会进展为更严重的症状而出现大量的斑丘疹。几乎所有药物都能引起斑丘疹,但抗生素诱发的斑丘疹最常见,这会增加诊断难度,感染尤其是病毒感染会出现非常类似的皮疹,而且抗生素经常被错误地用于治疗病毒感染。

斑丘疹发病的主要参与细胞是 CD4⁺ Th1 细胞,CD4 与 MHC - Ⅱ类分子结合,而 MHC - Ⅱ类分子的最高表达是在抗原提呈细胞上。CD4⁺ T 细胞与角质形成细胞的结合是有限的,这限制了 CD4⁺ T 细胞介导的皮肤损伤,因此,该类型皮疹反应症状轻。

5.3.1.2 荨麻疹

荨麻疹属于第二大常见的皮疹类型。这种皮疹的特征是大面积隆起的瘙痒性皮损,一般持续时间不超过 24 h。然而,新的病变可能会出现,荨麻疹的持续时间可能超过 24 h。荨麻疹通常是过敏性反应的一个重要特征。抗生素,特别是 β - 内酰胺类,是引发荨麻疹的常见药物,非甾体抗炎药也经常涉及其中。通常,药物诱导的荨麻疹是由抗药物 IgE 抗体介导,然而它也可被免疫复合物诱导,麻醉性镇痛药和 X 线造影剂也可通过诱导非 IgE 介导的肥大细胞脱颗粒而引起荨麻疹。有些患者出现复发性荨麻疹,与药物治疗或其他任何明显暴露无关,可通过运动或寒冷等刺激来诱发荨麻疹,但第一次发作与接触药物有关,属于慢性荨麻疹,类似一种自身免疫性综合征。

5.3.1.3 固定性药疹

固定性药疹是药疹中比较常见的临床类型,这种药疹长在同一部位,反复出现,故命名为固定性药疹,它是一种独特类型的皮肤药物反应,以再次接触致病药物后同一部位皮疹复发为特征。急性固定性药疹通常表现为单个或少量的暗红色或紫罗兰色斑块。

与大多数其他皮疹不同,固定性药疹均由药物引起。常见药物有安替比林衍生物、巴比妥类、四环素类、磺胺类药物和卡马西平。它是由 CD8⁺ T 细胞介导。严重的固定性药疹与 TEN 症状类似,但也有不同:固定性药疹的发病时间通常较短,不到 1 周,其中 CD4⁺ T 细胞(包括表达 FoxP3 的细胞)的病变水平较高,而表达颗粒溶素的 T 细胞数量较低。

5.3.1.4 伴嗜酸性粒细胞增多和全身症状的药物反应

伴嗜酸性粒细胞增多和全身症状的药物反应又称药物超敏综合征,反应症状存在个体差异,但有几个共同的特征:典型症状包括开始服药 2~6 周后出现发热、皮疹、嗜酸性粒细胞增多、异型淋巴细胞、淋巴结病和肝炎;皮肤病理分析显示,血管周围存在嗜酸性粒细胞和非典型淋巴细胞浸润,受累器官通常包括肾脏、肺和(或)大脑;诊断暂时缺乏标准,有些患者不出现嗜酸性粒细胞增多等典型症状;贴片试验和淋巴细胞增殖试验通常呈阳性,但假阴性试验的发生率相对较高。诱发该综合征的常见药物包括芳香族抗惊厥药、别嘌醇、米诺环素和磺胺类抗生素,病死率约为 10%,发病机制尚不清楚,但有大量证据表明它是由 T 细胞介导的。一个有趣的特性是,它似乎与病毒的重新激活有关,特别是人类疱疹病毒 6 型,但目前仍不清楚病毒在皮疹发病中发挥什么作用,是病毒诱发皮疹和其他器官损伤,还是皮疹导致免疫紊乱重新激活病毒?

5.3.1.5 史–约综合征/TEN

史–约综合征(Stevens-Johnson syndrome, SJS)/TEN 是严重的皮肤黏膜反应,属于最严重的药物皮疹。虽然很罕见,每年每百万人只有 1~2 例发生,但死亡率非常高(约 30%)。出现该反应最常见药物包括磺胺类抗生素、芳香族抗惊厥药、别嘌醇和奈韦拉平。虽 SJS 与 TEN 发病机制相同,但 SJS 是 TEN 相对较轻的表现,SJS 波及面积不超过总皮肤面积的 10%,而 TEN 会超过 30%。发病时间为 1~3 周,开始出现的是非特异性症状,如发热、眼睛刺痛、吞咽疼痛、角质形成细胞坏死、表皮分离(尼氏征),黏膜几乎总是受累。CD8$^+$ T 细胞和 NK 细胞是 TEN 患者水疱液中的主要细胞类型,但其他细胞也可能在 TEN 发病中发挥作用。CD40 配体染色强烈,颗粒溶素似乎是角质形成细胞死亡的重要介质。虽然大多数 SJS 和 TEN 是药物诱导的,但也有些发病却没有药物用药史,或仅有对乙酰氨基酚或布洛芬等不易诱发 TEN 的常见药物用药史。

5.3.2 药物性肝损伤特异质型

药物性肝损伤特异质型(idiosyncratic drug-induced liver injury, IDILI)是最可能导致药物停药的 IDR。肝脏是药物代谢的主要脏器,因而也是药物损伤的主要靶器官。药物可被代谢为反应性代谢物,与肝蛋白结合并导致肝损伤。IDILI 占暴发性肝衰竭病例的 13% 以上,因此,它是患者、医生和药物开发遇到的一个主要问题。

IDILI 与其他类型肝炎症状类似,因此很难确定两者之间的因果关系。IDILI 可导致急性肝衰竭,但与其他 IDR 一样,伴有肝酶水平升高的轻度肝损伤更为常见,且会自行缓解,这种现象称为适应,其机制将在后面讨论,适应失效时将会导致严重的 IDILI。如果能及时诊断出 IDILI,去除药物后通常会恢复,但某些时候,即使停药肝损伤也仍在进展,最终导致肝衰竭。

肝损伤的经典指标是丙氨酸转氨酶(alanine transaminase, ALT),ALT 在肝脏中的含量较为丰富,但也广泛存在于人体肾脏、心脏及肌肉组织中,因此 ALT 不是完全特异的肝损伤指标。天冬氨酸转氨酶(aspartate transaminase, AST)可用于诊断酒精性肝炎,它的肝脏特异性不如 ALT,许多组织中均可见,酒精性肝炎 AST 含量通常高于 ALT。对乙酰氨基酚等药物的急性中毒或其他损伤(如缺血)引起的肝损伤,ALT 可高达 1 000 U/L,约为正常上限的 25 倍,然而只有不到 5% 肝细胞出现死亡,不会显著影响肝功能;相反,较低水平 ALT 持续较长一段时间却有可能出现更严重的肝损伤甚至肝衰竭。碱性磷酸酶(alkaline phosphatase, ALP)是诊断胆道系统疾病时常用的指标。另外,存在一些新的肝损伤生物标志物,如 miR‐122 是肝脏特异性 miRNA,仅在肝脏中产生,升高时间稍早,且升高幅度大于 ALT;谷氨酸脱氢酶是一种线粒体酶,主要存在于肝细胞中,是肝功能检查中的一项常用指标。

肝脏还参与消除胆红素和氨、制造凝血因子等功能,因此这些参数也可以作为衡量肝功能的指标。如果 IDILI 病例出现黄疸(胆红素增加),同时伴有 ALT 升高,病例死亡率可达 10%,也就是说,如果 IDILI 肝损伤导致肝损害,后果将非常严重,但这只适用于无其他疾病如胆囊疾病或吉尔伯特综合征(Gilbert syndrome, Gilbert 综合征)导致胆红素增加的情况,已被监管机构用作药物导致肝衰竭的风险评估。如前所述,轻度 IDR 更为常见,如果药物没有显著增加 ALT 升高的概率,就不太可能导致肝衰竭,这就是众所周知的 Hy's 定律。然而,并不是所有能导致 ALT 升高的药物都与肝衰竭的发生风险相关。例如,肝素诱导的 ALT 升高的发生率非常高,但它可能永远不会导致肝衰竭。

IDILI 具有 3 种最常见类型,分别为肝细胞性 IDILI、胆汁淤积性 IDILI 和自身免疫性 IDILI。

5.3.2.1 肝细胞性 IDILI

肝细胞性 IDILI 是最常出现肝衰竭的一类 IDILI,它占 IDILI 病例的 90%。

顾名思义,这种肝损伤的特征是肝细胞直接死亡。发病时间为 1~3 个月,常伴有食欲下降、恶心和右上腹疼痛,主要表现为 ALT 升高,ALT/ALP 的值大于 5。肝脏受损后,会损害肝功能,出现黄疸和胆红素升高。胆红素是血红素的分解代谢产物,如果血清胆红素过高,则表明肝脏病变或胆管阻塞等异常。正常人体中的胆红素分为结合胆红素和未结合胆红素,未结合胆红素是指未与葡萄糖醛酸结合的胆红素,也称间接胆红素。结合胆红素也称为直接胆红素,是间接胆红素进入肝后,在肝内葡萄糖醛酸基转移酶的作用下与葡萄糖醛酸结合生成的。血液中的大多数胆红素是结合的,随着肝损伤或胆道系统梗阻,结合胆红素增加。但在 Gilbert's 综合征或溶血性贫血中,未结合胆红素增加。鉴于 Gilbert's 综合征较为常见,发病率为 5% 左右,它可能会导致肝功能整体下降的错误指示。肝细胞性 IDILI 可导致严重的肝损伤,需要接受肝移植才能存活。肝细胞性 IDILI 的病理表现为炎症、坏死、凋亡、肝小叶结构紊乱、肝细胞呈玫瑰花环样改变和出血,30%~40% 的病例会出现外周血和(或)肝脏中嗜酸性粒细胞的数量增加。

诱发肝细胞 IDILI 的药物包括异烟肼、双氯芬酸、丙戊酸、丙硫氧嘧啶、非尔氨酯和奈韦拉平。异烟肼是所有常用药物中 IDILI 发病率最高的药物之一,但因为其药效和缺乏安全替代品,仍被广泛使用。使用异烟肼的人出现轻度肝损伤高达 20%,出现重度肝损伤的约占 1%。异烟肼主要在肝脏中代谢,直接反应性代谢产物为二氮烯或二氮氢氧化物,代谢产物可通过多种途径导致肝细胞死亡,其中包括免疫介导的损伤和(或)直接作用肝细胞。异烟肼诱导的 IDILI 发病时间各不相同,大多数轻度肝损伤患者使用异烟肼 1~6 个月会出现 ALT 升高,肝组织伴有多小叶性坏死和单核细胞浸润。

5.3.2.2 胆汁淤积性 IDILI

胆汁淤积性 IDILI 症状较轻,胆汁淤积往往在停药后仍可持续存在一段时间。胆汁淤积性 IDILI 的血清生化特征为 ALT/ALP 值小于 2,当 ALT/ALP 值为 2~5 时,为混合肝细胞-胆汁淤积性 IDILI。胆汁淤积性 IDILI 是第二常见 IDILI,表现为功能性胆道梗阻。胆汁的过度淤积可能是胆汁运输受抑所致,胆汁淤积性肝损伤在药物去除后可能需要长达 1 年的时间才能恢复。这种损伤持续时间长,可引起慢性肝病和肝内胆管破坏,称为胆管消失综合征。胆汁淤积性 IDILI 的组织改变是肝细胞中胆汁淤积、胆栓形成和胆管缺乏,还可出现轻度炎症、坏死和细胞凋亡。胆道梗阻可导致胆管破裂,出现肝坏死和肝损伤。

诱发胆汁淤积性 IDILI 的药物有阿莫西林/克拉维酸、氟氯西林、舒林酸和氯丙嗪。阿莫西林/克拉维酸诱导的胆汁淤积性 IDILI 较为典型,发病率为(1~17)/10 万,临床症状较轻,可自行恢复。阿莫西林/克拉维酸诱导的 IDILI 一般在使用药物 4 周内出现,16 周内恢复,但有些患者可能保持胆汁淤积性 IDILI 的长期病程特征。该类型 IDILI 病理学改变表现为小叶间胆管数量的减少。

5.3.2.3　自身免疫性 IDILI

自身免疫性 IDILI 主要发生在女性,与高丙种球蛋白血症和自身抗体相关。自身免疫性 IDILI 有两种类型:第一型与抗平滑肌抗体有关,最为常见;第二型与抗肝-肾微粒体抗体有关,主要是细胞色素 P450 和葡萄糖醛酸转移酶 1A,两者都与抗核抗体相关。自身免疫性 IDILI 起病时间长,发作之前通常需要 1 年以上的药物暴露,症状在停药后可缓慢改善,这是与特发性自身免疫性肝炎的不同之处。使用类固醇治疗自身免疫性 IDILI 可加速症状恢复,停药后,自身免疫性 IDILI 不再复发。组织学特征性表现为界面性肝炎伴局灶性坏死和浆细胞增多。与特发性自身免疫性肝炎不同,汇管区存在中性粒细胞和细胞内胆汁淤积。

最常诱发自身免疫性 IDILI 的药物有米诺环素、呋喃妥因、α-甲基多巴和普鲁卡因胺、双氯芬酸和他汀类药物。此外,许多生物制剂也会导致自身免疫性肝炎,如抗肿瘤坏死因子抗体、抗 CD25(达齐珠单抗)、利拉鲁肽(用于治疗糖尿病的胰高血糖素样肽-1 激动剂)。

5.3.3　药物引起的血细胞不良反应

血细胞的 IDR 较为常见,用于治疗癌症的细胞毒性药物通常会影响血细胞,尤其是中性粒细胞。但细胞毒性药物引起的中性粒细胞减少症并不是特异性的,且发病时间通常短于 IDR。

5.3.3.1　粒细胞缺乏症

粒细胞缺乏症是指粒细胞数量减少,主要包括中性粒细胞和嗜酸性粒细胞,因为嗜碱性粒细胞缺乏会将药物氧化为反应性代谢物所需的过氧化物酶,所以嗜碱性粒细胞不受影响。中性粒细胞长期缺乏与感染诱发的高死亡率密切相关,中性粒细胞减少是指外周血中性粒细胞绝对值计数低于 1 500 个/μL,但中性粒细胞的正常参考值存在种族差异,健康的非裔美国人的中性粒细胞数量低于 1 500 个/μL 极为常见,低于 1 000 个/μL 为严重的中性粒细胞减少,低于 500 个/μL 为粒细胞缺乏症。粒细胞缺乏症起初并无明显症状,待中性粒细胞数量低于 500 个/μL 时容易感染,出现发热和(或)喉咙痛。

与细胞毒性药物引起的中性粒细胞减少相比,特殊药物诱导的粒细胞缺乏症的发病时间明显延迟,通常为 1~3 个月(细胞毒性药物相关的中性粒细胞减少发病仅 10 天)。如果特殊药物诱导的粒细胞缺乏症是由免疫介导的,那么再次用药时发病时间就会更短,但情况往往并非如此。氯氮平诱导的粒细胞缺乏症,再次发病时间通常与首次暴露相同。虽然自身免疫性中性粒细胞减少与抗中性粒细胞抗体相关,并且药物可导致自身免疫性中性粒细胞减少,但抗中性粒细胞抗体似乎并不参与大多数特异性药物诱导的粒细胞缺乏症。例如,由氨基比林和安乃近引起的粒细胞缺乏症,它的平均发病时间也比大多数特应性药物诱导的粒细胞缺乏症短,再次用药会破坏中性粒细胞并伴有发热症状。

由利妥昔单抗(一种抗 CD20 的抗体)引起的中性粒细胞减少症和粒细胞减少症非常特殊,这种中性粒细胞减少通常发生在药物停用后和 B 细胞恢复期间,B 细胞被抗体耗尽,与高水平的 GAFF 有关(GAFF 是一种参与 B 细胞恢复的抗凋亡因子)。

一般来说,易氧化为活性代谢物的药物更可能诱发特异性粒细胞缺乏症,这些药物包括氯氮平、阿莫地喹、普鲁卡因胺、氨苯砜、丙硫氧嘧啶、氨基比林和维纳利酮。尽管中性粒细胞和中性粒细胞前体中的细胞色素 P450 水平与肝脏中相当,但它们存在其他氧化酶,后者可将药物氧化为活性代谢物诱发粒细胞缺乏症。

有些药物引起的粒细胞缺乏症与特定的 HLA 基因型有关。例如,卡比马唑和甲巯咪唑,与粒细胞缺乏症发生风险相关的 HLA 基因型为 HLA－B＊3802 和 HLA－DRB1－0803,这表明特异性药物诱导的粒细胞缺乏症是由免疫介导的。如果抗体介导的反应在药物诱导的粒细胞缺乏症中不常见,推测大多数特异性药物诱导的粒细胞缺乏症是由细胞介导的,但这一假设更难验证。

5.3.3.2 血小板减少症

血小板参与血液凝固,严重的血小板减少会导致瘀斑和严重出血,其中颅内出血最为可怕。大多数特异性药物诱导的血小板减少症是由抗血小板抗体介导的。与中性粒细胞不同,血小板代谢药物的能力非常有限,如果药物与血小板的结合诱导形成抗血小板抗体,那么这些药物本质具有内在化学反应性,如β-内酰胺在其他器官可形成活性代谢物磺胺甲噁唑;或与血小板非共价作用(如肝素)。与其他IDR类似,从开始用药到出现血小板减少需要一段时间(约为1周),但相比特异性药物诱发的粒细胞缺乏症(1个月),所需时间较短。不同药物产生的抗血小板抗体的类型不同,这些抗体如何导致血小板减少作用机制尚不清楚。

诱发血小板减少症最常见的药物是肝素,它是由识别肝素和血小板因子4复合物的抗体引起的,这些抗体可导致血小板聚集,血小板聚集会引起血栓和血小板减少症,该免疫反应没有免疫记忆,具体来说,大约需要10周抗体清除后,患者如果再次使用肝素,一般不会复发,如果复发,其发病时间与初次接触的发病时间相似。另一种常见药物是奎宁及非对映体奎尼丁,它是由识别血小板糖蛋白Ⅱb/Ⅲa的抗体介导产生,与肝素诱导血小板减少症不同,免疫反应存在免疫记忆。奎宁与糖蛋白的结合是可逆的,如果清洗血小板,抗体不再与血小板结合,但抗体与奎宁的活性代谢物共价结合。除此之外,金盐、左旋多巴、普鲁卡因胺和青霉胺等药物,可通过产生自身抗体导致血小板减少,这些抗体与药物无关,这些药物非依赖性抗体可在停药时与血小板结合,而这些药物也可诱发其他类型的自身免疫反应。

5.3.3.3 溶血性贫血

药物引起的溶血性贫血比药物引起的血小板减少症少见,发病率最高的药物是α-甲基多巴,接受该药物治疗的患者出现红细胞自身抗体的发生率高达20%,但大多没有明显的溶血性贫血表现。目前,最常引起溶血性贫血的药物是β-内酰胺类,它可诱导产生药物依赖性抗体。另一类与溶血性贫血相关的药物是铂类药物,该类药物能诱导产生药物依赖性抗红细胞抗体,还可改变红细胞膜,导致免疫球蛋白和(或)补体的吸收和缩短红细胞的半衰期。

5.3.3.4 再生障碍性贫血

再生障碍性贫血会影响所有血细胞,首发症状是由血小板缺乏引起。多数诱发再生障碍性贫血的药物会出现粒细胞缺乏症,如磺胺类抗生素和丙硫氧嘧啶,而苯甲酸酯只会引起再生障碍性贫血,氯氮平只会引起粒细胞缺乏症,这可能与代谢药物关键酶存在部位相关,其中苯甲酸酯最后的酶促步骤是通过醇脱氢酶将醇氧化为醛,且醇脱氢酶可存在于任何细胞中;氯氮平的代谢活化是由中性粒细胞中的髓过氧化物酶或其他酶介导的。

由氯霉素诱发的再生障碍性贫血通常在停药后 1~3 个月发病,发病时间越晚,死亡率越高。与药物诱发的粒细胞缺乏症不同,多数再生障碍性贫血是特发性的,也可由病毒引起,因此病因分析比较困难,有报道,使用氯霉素滴眼液可出现再生障碍性贫血,但目前也不能完全确定其是由氯霉素引起的。

再生障碍性贫血通常在停药后发生,此外,再生障碍性贫血,无论是特发性的还是药物诱导的,通常表现在免疫抑制反应。再生障碍性贫血主要应用抗胸腺细胞球蛋白联合环孢素进行免疫抑制治疗,而糖皮质激素通常无效。多数再生障碍性贫血患者产生 IFN-γ 的 T 细胞(包括 CD4$^+$ T 细胞和 CD8$^+$ T 细胞)数量增加,这与 Th1 转录因子 T-bet 的上调有关。此外,Th17 细胞增加,T 调节细胞减少。上述研究提示多种免疫细胞参与此免疫反应。

5.3.4　药物诱导的自身免疫

药物除了可诱发自身免疫性肝炎和自身免疫性溶血性贫血外,还可诱发其他的自身免疫性疾病。药物可导致类似特发性狼疮的全身性自身免疫综合征,又被称为药物诱导性狼疮,其与特发性狼疮相似,但临床症状相对较轻,药物诱导性狼疮不侵犯大脑和肾脏,发病时间较长,大多几个月,临床症状出现前通常需要 1 年多的用药史,自身抗体可在症状出现前检测。药物性狼疮的临床表现有关节痛、肌肉痛、发热、皮疹和胸膜炎,不同的药物会有不同的临床表现,如普鲁卡因胺会诱发胸膜炎,奎尼丁可导致皮疹。药物性狼疮患者抗核抗体谱阳性,抗核抗体检测具有非常重要的诊断意义。几乎所有接受普鲁卡因胺治疗 1 年以上的患者都会存在抗核抗体,而只有 20% 的患者会出现明显的狼疮症状。药物诱导的自身免疫性狼疮与特发性狼疮不同,特别是,特发性狼疮通常与抗双链 DNA 抗体有关,而药物诱导的狼疮通常与抗组胺药抗核抗体有关。不同药物诱导产生的自身抗体也会不同,丙硫氧嘧啶和米诺环素诱导的药物性狼疮存在核周抗中性粒细胞抗体,这种抗体在其他药物反应中未见。其他的异常指标还包括 C 反应蛋白增加、贫血、白细胞减少、血小板减少和低补体血症。

诱发狼疮的药物很多,但大多发病率较低。最常导致狼疮样综合征的两种药物是普鲁卡因胺和肼屈嗪,肼屈嗪可诱导药物诱导性狼疮,但在治疗与狼疮性肾损伤相关的高血压时,却未加重特发性狼疮的症状。其他易诱发狼疮的药物还包括异烟肼、米诺环素、奎尼丁、丙硫氧嘧啶、甲硫咪唑、卡马西平和他汀类药物。

除了前面已讨论过的自身免疫性肝炎和溶血性贫血外,其他形式的自身免疫反应包括血管炎、结节病、间质性肺病、抗磷脂综合征、脱髓鞘疾病、银屑病、甲状腺自身免疫、天疱疮和炎症性眼病等。抗肿瘤坏死因子抗体可产生广泛的自身免疫反应;伊匹单抗可抑制免疫耐受(用于癌症治疗),也可诱发自身免疫反应。

5.4 药物特异质反应机制假说

IDR 机制假说有很多种,但任何假说或模型都应以临床表现为基础,原则上,应利用 IDR 患者开展研究,最好是在 IDR 发作前收集样本,但由于 IDR 的不可预测性,这一般很难实现,因此,虽然有大量的假说,但对这些不良反应的机制仍知之甚少。

5.4.1 活性代谢物

大量间接证据表明,多数 IDR 是由药物活性代谢物(如青霉素)诱发的,并不是由母体药物本身诱发,除非母体药物具有化学反应性。药物如西米拉坦、别嘌醇和吡嗪酰胺诱发的 IDR,却与活性代谢物无关,是由药物本身诱发的自身免疫反应。阿巴卡韦可以产生活性代谢物,但目前没有证据支持活性代谢物与阿巴卡韦诱导的 IDR 有关。肝脏是大多数药物代谢的主要场所,所以也是 IDR 的常见靶器官。

目前,有多种方法可用于检测活性代谢物。肝细胞中形成的活性代谢物的量与药物 IDILI 发生风险显著相关,可通过将标准浓度下放射性标记药物的共价结合量乘以该药物的每日剂量以计算活性代谢物的量,但这种风险预测并不精准。首先,任何对共价结合的估计都需要从动物到人类或从体外到体内的外推,这种外推存在很大的不确定性;此外,不同的活性代谢物的结合模式有所不同,即使那些具有相似化学反应性的活性代谢物也会存在不同的结合模式,可能非共价结合会干扰蛋白质的直接结合,而且也并不是所有的共价结合都能导致 IDR。活性代谢物诱导的细胞应激或损伤达到一定程度才能诱发免疫反应,这将在后面章节进行详细阐述。活性代谢物不一定仅产生一种 IDR,此外,许多药物,如卡马西平可能会形成几种不同的活性代谢物。

大多数活性代谢物反应性很强,作用位点通常靠近其活性代谢物产生的部位。因此,活性代谢物的反应性和作用位点是 IDR 类型的决定因素。不同器官存在不同的生物活化酶：肝脏中，最重要的是细胞色素 P450 混合功能氧化酶系统；皮肤中，磺基转移酶是主要的生物活化酶；而在中性粒细胞中，主要的氧化酶是髓过氧化物酶，如图 5.2 所示。

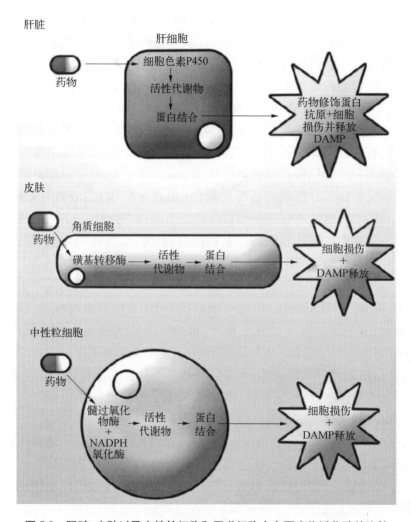

图 5.2　肝脏、皮肤以及中性粒细胞和巨噬细胞中主要生物活化酶的比较

肝脏中，主要的生物激活途径涉及细胞色素 P450；皮肤中，磺基转移酶可能是主要的生物活化酶；中性粒细胞和巨噬细胞中，主要的氧化酶是髓过氧化物酶

　　反应性强的活性代谢物由于无法远离它们的形成细胞，故产生细胞内抗原，细胞内抗原被 MHC‐Ⅰ类分子提呈，从而产生 CD8$^+$ T 细胞介导的免疫反应。而反应性较低的活性代谢物和内在反应性药物（如 β‐内酰胺），通过产

生细胞外抗原,由 MHC-Ⅱ类分子提呈,产生抗体介导的免疫反应。

(1)肝脏:是药物代谢的主要场所,也是 IDR 的作用靶点。肝脏中参与药物代谢的关键酶是细胞色素 P450,虽然肠道、肾脏和肺脏中也有大量的细胞色素 P450,但它在肝脏中的含量最多。肝脏还含有其他氧化酶,如黄素依赖性单加氧酶和黄嘌呤氧化酶,它们具有更窄的底物特异性。此外,肝脏还有其他几种能够代谢药物的酶,如还原酶、水解酶和结合酶,这些酶主要是参与药物的解毒。但也有例外,托卡朋通过还原活化,非尔氨酯经过水解形成主要活性代谢物,羧酸的葡糖醛酸化形成反应性较弱的酰基葡糖醛酸,二溴乙烯通过与谷胱甘肽结合活化等参与药物的解毒。

如前所述,许多活性代谢物反应性很强,作用位点与其活性代谢物产生的部位接近,有些甚至与形成它们的酶直接发生反应,在肝细胞中发生共价结合,导致肝细胞性肝损伤。有些活性代谢物运输到胆汁可导致胆汁淤积性肝损伤。例如,特比萘芬形成的活性代谢物(迈克尔受体)与谷胱甘肽结合,结合物被运输到胆汁中,导致胆汁淤积性肝损伤;吩噻嗪直接与谷胱甘肽形成结合物,结合物集于胆汁导致胆汁淤积性肝损伤。其他药物如氟氯西林和阿莫西林/克拉维酸是反应性 β-内酰胺类药物,不需要生物活化,也会导致胆汁淤积性肝损伤。

(2)皮肤:与肝脏相比,皮肤中细胞色素 P450 酶的浓度很低,除了维生素 D、维 A 酸、类固醇和一些致癌物外,很少有研究报道药物在皮肤中代谢。皮肤中存在大量的结合酶,尤其是磺基转移酶。米诺地尔通过在皮肤中形成硫酸盐代谢物来促进头发生长,大多数硫酸盐偶联物不具有化学反应性,但硫酸盐是一个相对较好的离去基团,如果硫酸盐丢失形成的正电荷可以像苄基硫酸盐那样稳定,那么硫酸盐代谢物就具有化学反应性。例如,有研究表明,奈韦拉平的苄基硫酸盐代谢物在皮肤中共价结合,是奈韦拉平诱发大鼠皮肤皮疹形成的主要原因。此外,还有其他几种导致 TEN 的药物有可能形成反应性硫酸盐结合物。因此,皮肤中磺基转移酶对药物或其中间代谢物的生物活化可能是严重皮疹发病的常见病因。

(3)中性粒细胞和巨噬细胞:中性粒细胞和中性粒细胞前体含有大量的髓过氧化物酶和还原型烟酰胺腺嘌呤二核苷酸磷酸(nicotinamide adenine dinucleotide phosphate, NADPH)氧化酶。髓过氧化物酶和过氧化氢的结合可以直接或通过形成次氯酸将这些药物氧化为活性代谢物,次氯酸也可以将这些药物还原为活性代谢物。例如,药物氯氮平治疗的患者中,可见氯氮平可与中性粒细胞发生共价结合,髓过氧化物酶缺陷小鼠中的这种共价结合虽减少

50%,但仍能观察到明显的共价结合,这种共价结合在 NADPH 氧化酶缺陷小鼠未见明显改变。髓过氧化物酶的 *436 A* 等位基因变异的患者(髓过氧化物酶活性降低)更容易出现氯氮平诱导的粒细胞缺乏,而 NADPH 氧化酶多态性与氯氮平诱导的粒细胞缺乏风险无关。小鼠中性粒细胞的髓过氧化物酶活性只有人类中性粒细胞的 10%,小鼠实验结果外推到人存在很大的不确定性。因此,髓过氧化物酶氧化虽是药物诱发粒细胞缺乏症非常有吸引力的假说,但这些细胞中是否存在其他氧化酶将药物氧化为活性代谢物仍不清楚。有学者认为,黄素依赖氧化酶可能参与氯氮平的生物活化,但仍无证据证明氯氮平是黄素依赖性氧化酶的底物,或者中性粒细胞及其前体具有黄素依赖性氧化酶活性。

在药物诱导的狼疮和其他 IDR 发病机制中,抗原提呈细胞中髓过氧化物酶将药物氧化为活性代谢物也可能发挥重要作用。

5.4.2　免疫系统

免疫系统非常复杂,它不仅要对病原体产生快速反应,还要阻止免疫反应诱发严重损害。例如,乙型肝炎病毒(hepatitis B virus, HBV)引起的大多数肝损伤通常由消除病毒的免疫反应引起。免疫反应必须具有复杂的补救系统,以防止病原体轻易击败它。免疫反应必须具有多态性,即使一种病原体感染可致命,但并不是在所有个体中都发生,从而确保物种的生存延续。免疫反应的这些基本特征使其研究相当困难,这也意味着不同个体对同一药物会有不同反应。

目前普遍认为,大多数皮疹、抗体介导的血小板减少症和溶血性贫血都是免疫介导的。而免疫系统参与 IDILI 和特异性药物诱导的粒细胞缺乏症却存在争议,IDILI 分为代谢性或免疫性两种类型,这种分类是基于 IDILI 是否出现发热、皮疹和(或)抗药物抗体。例如,异烟肼诱导的 IDILI 为代谢性 IDILI,美国国立卫生研究院进行的经典研究表明,大鼠急性肝毒性是由 N-乙酰肼生物活化诱导产生。有研究报道,异烟肼诱导的轻度 IDILI 不出现发热或皮疹,再次激发时通常不会迅速发生 IDILI。此外,慢乙酰化表型的患者出现 IDILI 风险略高,慢乙酰化表型引起的风险差异不能解释异烟肼诱导 IDILI 的特殊性。目前,有多个研究证据强烈支持异烟肼诱导的 IDILI 是由免疫介导产生的。异烟肼的代谢非常复杂,存在种属差异,在小鼠体内通过代谢物的共价结合产生急性毒性,而在人体通过直接将异烟肼氧化为重氮氢氧化物诱发 IDILI。异烟肼诱导的肝损伤患者再次用药时会立即复发,出现发热和皮疹,异烟肼诱导的肝衰竭患者体内都有参与异烟肼生物活化的 P450 和（或）异烟肼修饰蛋白抗体。异烟肼诱导的轻度肝损伤对异烟肼修饰蛋白的淋巴细胞转化试验呈阳性，而异烟肼诱导的重度肝损伤患者对异烟肼的淋巴细胞转化试验呈阳性。与 IDILI 免疫机制的证据相反，尽管药物代谢差异无疑是某些药物引起 IDILI 的关键因素，但药物代谢酶的多态性却不能解释 IDR 的特殊性。充分的研究证据表明，过量使用药物对乙酰氨基酚诱导的严重肝损伤是直接细胞毒性，服用治疗剂量的对乙酰氨基酚出现严重肝损伤的受试者具有 Th2 适应性和先天免疫反应。

HLA 多态性比药物代谢酶多态性更能预测 IDR 风险，如果大多数 IDR 是由活性代谢物诱导并且是免疫介导的，那么活性代谢物是如何诱导免疫反应导致 IDR？目前存在以下几种假说。

5.4.2.1 半抗原假说

药物过敏中的免疫反应通常可以用半抗原假说来解释。它假定分子质量小于 1 000 Da 的药物本身太小，无法引起免疫反应。然而，如果一种具有化学反应的药物或药物代谢物与蛋白质共价结合，从而形成所谓的半抗原载体复合体，那么这种经过修饰的蛋白质可以诱导免疫反应。最近，p-i 概念（或与免疫受体的药理作用）补充了这一概念，它假定一些缺乏半抗原特性的药物可以直接或可逆性地（非共价）结合到免疫受体上，从而来刺激细胞。例如，某种药物可能与特定的 TCR 结合，这种结合足以刺激 T 细胞分泌细胞因子和增殖，并发挥细胞毒性。p-i 概念对我们理解药物与特异性免疫系统的相互作用和药物超敏反应具有重大意义。它基于对 T 细胞克隆与药物反应的广泛研究，以及最近对转染药物特异性 TCR 的杂交瘤细胞的广泛研究。这是一种高度特异性的相互作用，依赖于一种 TCR 的表达，药物可以以足够的亲和力结合到 TCR 中，从而引起信号转导。药物添加到药物特异性 T 细胞克隆或杂交瘤细胞后，Ca^{2+} 的快速流入几分钟内就会刺激 T 细胞。由于免疫系统只能以免疫方式反应，药物刺激免疫受体后产生的症状类似于识别肽抗原后的免疫反应，尽管它实际上是通过某些 T 细胞的 TCR 对其进行药物刺激。

5.4.2.2 危险假说

虽然半抗原假说可以帮助解释许多 IDR，但它是不完善的。一般来说，外来蛋白不会引起强烈的免疫反应，Janeway 将佐剂称为免疫学家的"肮脏的小秘密"。佐剂通过病原体相关分子模式（pathogen associated molecular patterns,

PAMP)激活抗原提呈细胞。1994 年,法国女科学家 Matzinger 首次发表了激发免疫或炎症反应的危险假说,并在 2004 年与韩国科学家 Seong 一起,进一步提出了损伤相关分子模式(damage associated molecular pattern, DAMP)的概念。与 PAMP 相比,DAMP 将模式识别的范围大大拓宽,囊括了机体应对外源或内源性刺激时所产生的信号分子、炎性蛋白、组织成分以及自体细胞受损后外泄的 DNA、RNA、代谢产物等形形色色的分子。从结果上说,DAMP 与 PAMP 交错共享着许多下游的信号通路,导向产生免疫或炎症反应,可谓殊途同归。Matzinger 提出了危险假说,该假说指出,除非某种东西对生物体造成了某种类型的伤害,否则免疫系统就会忽略它。虽然这一假说最初存在争议,但很明显,免疫反应需要两种信号。第一个信号是指抗原提呈细胞上的抗原肽-MHC 分子复合物与 TCR 特异性识别,这与半抗原假说相对应。第二个信号是由在抗原提呈细胞上调的共刺激分子产生。抗原提呈细胞和 T 细胞之间存在很多相互作用,其中一个共刺激对是抗原提呈细胞上的 B7(CD80 和 CD86)与 T 细胞上的 CD28 相互作用,另一个是抗原提呈细胞上的 CD40 通过 CD40L 激活 T 细胞。受损细胞释放出被称为 DAMP 的分子,其中包括高迁移率族蛋白 B 1(high mobility group protein B 1, HMGB1)和 S100A8。这些 DAMP 通过 TLR 和晚期糖基化终末产物受体(advanced glycation end product receptor)等激活抗原提呈细胞,导致共刺激分子的上调。因此,药物可能通过损伤细胞,释放 DAMP 和激活抗原提呈细胞,从而诱发 IDR。第二个信号对应于危险假说,它是半抗原假说的补充。

5.4.2.3 药物相互作用(p-i)假说

Pichler 发现,有 IDR 病史的患者淋巴细胞通常会直接对药物本身产生反应,因此推测,药物可以通过与 MHC-TCR 复合物相互作用产生免疫反应,称为 p-i 假说。其最初起源于对磺胺甲噁唑超敏反应患者的研究,磺胺甲噁唑是一种芳香伯胺,而芳香伯胺易被氧化成活性代谢物,有相对较高的 IDR 风险。p-i 假说是基于这些患者的 T 细胞反应是诱发皮疹或其他 IDR 反应的主要原因,看似是合理的假设,但却被证实是错误的。例如,奈韦拉平诱导的大鼠皮疹是由化学反应性硫酸盐代谢物诱发的,但出现皮疹的大鼠 T 细胞对药物本身也有反应;异烟肼可观察到淋巴细胞转化试验阳性,其中出现轻度损伤患者的细胞只对药物修饰蛋白有反应,而严重损伤患者的细胞同时会对药物本身产生反应。这是一种新的生物学现象——表位扩散(epitope spreading),指的是免疫系统开始攻击体内其他部位表面上的之前未被要求摧毁的抗原。大多数引起 IDILI 的药物可能是因为它们在肝脏中被代谢为活性代谢物,而这些活性代谢物的形成不能通过淋巴细胞转化试验进行测试。如果不是因为表位扩散,可以预计淋巴细胞转化试验对药物 IDILI 反应是阴性的。抗血栓药希美加群治疗会导致 IDILI 高发,它并不是通过形成活性代谢物产生免疫反应,而是通过与 MHC 等位基因 *DRB1 * 1 * 07* 和 *DQA1 * 02* 的结合,这些等位基因的存在是希美加群诱导肝损伤高风险因素。因此,p‑i 假说是这类 IDR 发生的最可能机制。

5.4.2.4　内源肽的改变

阿巴卡韦与 HLA‑B * 57: 01 结合可改变结合袋的形状和化学性质,并改变与之结合的内源性多肽,这会导致类似于宿主抗移植物反应诱发的多器官超敏反应。这种免疫反应虽不涉及活性代谢物,但阿巴卡韦确实形成了活性代谢物,且这种活性代谢物可能在诱导免疫反应中发挥作用。有研究报道,卡马西平和别嘌醇诱导的超敏反应可能涉及这一机制,但仍缺乏确凿的证据。

5.4.2.5　免疫平衡改变

近年来,新型生物制剂的开发主要用于增强癌症治疗中的细胞免疫,主要是通过抑制免疫耐受或刺激淋巴细胞增强免疫。同样,这些生物制剂将会引发多种免疫不良反应。另一类用于调节免疫反应的生物制剂是那些抑制免疫反应的制剂,主要用于治疗免疫性疾病,如炎症性肠病、类风湿关节炎和多发性硬化症。这些制剂,特别是抗肿瘤坏死因子抗体,可引发各种免疫不良反应。由此可见,免疫平衡紊乱都可能导致 IDR。

5.4.2.6　炎症小体激活

炎症小体是一种多蛋白促炎复合物,包括 NOD 样受体(NOD-like receptor,NLR)和胱天蛋白酶-1(caspase‑1)。NLR 传感器位于细胞内,主要功能是识别体内的 DAMP 或 PAMP,炎症小体结构和功能见图 5.3。最具特征的炎症小体是 NALP3 炎症小体,它由凋亡相关斑点样蛋白(ASC)、含 pyrin 结构域 NOD 样受体家族 3(NLRP3)和原胱天蛋白酶-1(pro-caspase‑1)组成。NALP3 炎性小体在粒细胞、单核细胞、树突状细胞、B 细胞和 T 细胞中表达。NALP3 炎症小体介导促炎半胱天冬酶和细胞因子的产生。炎性小体组装由 PAMP 或 DAMP 触发,如果 NALP3 炎症小体检测到 PAMP 或 DAMP,则激活的 caspase‑1 将 pro‑IL‑1β 分裂为其活性形式 IL‑1β,产生其他促炎细胞因

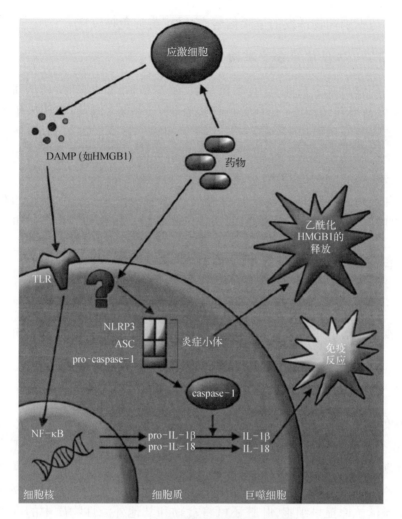

图 5.3　炎症小体结构和功能示意图

巨噬细胞中的炎症小体水平最高,它们通过刺激 TLR,激活衔接蛋白(ASC)的 caspase‑1,导致 pro‑caspase‑1 聚集,转化为活性 caspase‑1。caspase‑1 又将 pro‑IL‑1β 和 pro‑IL‑18 转化为活性形式。药物或活性代谢物也可通过某些未知机制直接激活炎症小体,导致乙酰化 HMGB1 的释放

子,如 IL‑33。IL‑1β 是一种强大的促炎症分子。NLR 中 NALP3 具有检测 DAMP 的能力。用 DAMP 处理的巨噬细胞显示 pro‑IL‑1β 的裂解和生物活性形式 IL‑1β 的细胞外释放。损伤肝细胞产生的 ATP 和 HMGB1 等 DAMP 也可导致抗原提呈细胞中炎症小体的激活并促进免疫反应。炎症小体激活会导致巨噬细胞产生和释放乙酰化的 HMGB1,而乙酰化的 HMGB1 水平可能是肝衰竭风险的预后指标。线粒体损伤也可导致炎症小体激活。因此,炎症小

体可能参与识别药物诱发的危险信号,启动促炎症免疫反应。

5.4.2.7 结合信号分子激活免疫细胞

有些药物具有亲核性,含有亲核基团、硫醇和肼,如青霉胺、异烟肼和肼屈嗪,可诱发自身免疫反应(包括狼疮样综合征)。抗原提呈细胞和T细胞间相互作用可能涉及抗原提呈细胞上的醛和T细胞上氨基的可逆共价结合,所涉及的分子机制尚不清楚。这种共价结合是可逆的,但当抗原提呈细胞和T细胞间形成免疫突触时,这种结合就会持续一段时间,并导致信号转导。抗原提呈细胞和药物之间的不可逆结合也会导致类似的信号转导和细胞活化。例如,青霉胺与醛反应形成噻唑烷环,活化巨噬细胞。这种相互作用很可能与某些药物引起的自身免疫反应有关。活性代谢物也可直接与各种信号分子共价结合,但可能需要大量的活性代谢物才能产生显著影响。

5.4.2.8 表观遗传效应

表观遗传效应可导致免疫系统的激活,如普鲁卡因胺和肼屈嗪,可通过抑制DNA甲基化活化淋巴细胞,导致狼疮样综合征等自身免疫病。

5.4.3 免疫耐受

免疫耐受是指对抗原特异性应答的T细胞与B细胞,在抗原刺激下,不能被激活,不能产生特异性免疫效应细胞及特异性抗体,从而不能执行正常免疫应答的现象。肝脏中的免疫细胞主要呈现免疫耐受状态。肝脏通常暴露于营养物和肠道细菌分解产生的大量肠道抗原中,肠道还可产生DAMP的PAMP类似物激活抗原提呈细胞,肝脏还可将食物和其他外源性物质中的许多分子代谢为活性代谢物。若肝脏中的免疫细胞对上述分子产生炎症反应,则将会导致严重肝损伤。

肝脏是一个特殊的免疫耐受器官,肝脏中的免疫细胞主要呈现免疫耐受状态,它具有独特的结构和细胞,参与免疫耐受(图5.4)。肝脏内血流丰富,有两条血管负责血液供应:1/4来自肝动脉,3/4来自门静脉。肝动脉是来自心脏的动脉血,主要供给氧气;门静脉收集消化道的静脉血,主要供给营养。门静脉血流入肝窦,增加抗原与肝细胞相互作用的机会,肝窦内皮细胞(liver sinusoidal endothelial cell, LSEC)位于肝血窦表面,是肝脏与血液接触的第一道防线,也是肝脏中含量最多的非实质细胞。抗原刺激LSEC可导致Th1细胞分泌IFN-γ减少、Th17细胞分泌IL-17减少。此外,LSEC依赖TGF-β

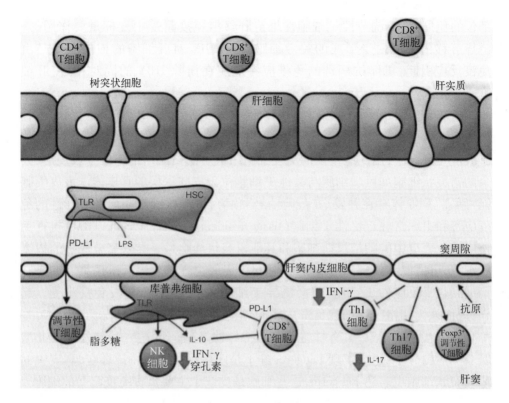

图 5.4 肝脏结构及其免疫耐受机制图

启动 CD4$^+$ T 细胞产生 Foxp3$^+$ 调节性 T 细胞。库普弗细胞是肝脏中第二丰富的非实质细胞，是位于肝窦内表面的吞噬细胞，表达程序性死亡配体 1（programmed death-ligand 1，PD－L1），库普弗细胞在脂多糖刺激后可分泌 IL－10。肝细胞与 LSEC 之间存在的狭窄间隙称窦周隙（Disse 腔），其内充满血浆，是肝细胞与血浆之间进行物质交换的场所。肝星状细胞位于窦周隙，主要储存维生素 A，并与肝纤维化密切相关。静止的星状细胞不表达 PD－L1，TLR 刺激时，PD－L1 表达，促进诱导调节性 T 细胞生成。肝细胞组成肝的实质，是行使肝功能的主要细胞，包括合成、分泌和代谢物质。炎症刺激下，肝细胞能表达 MHC－Ⅱ类分子，具有显著的抗原提取、加工和提呈作用。除库普弗细胞外，肝脏还含有其他巨噬细胞和树突状细胞，如 NK 细胞是肝脏中主要的淋巴细胞之一，占淋巴细胞总数的 30%～50%。肝脏 NK 细胞具备其他传统 NK 细胞不具备的免疫记忆功能，且具有较低的细胞溶解活性。与外周血不同，肝脏含有的 CD8$^+$ T 细胞数量超过 CD4$^+$ T 细胞，并存在大量非典型 T 细胞（如 γδT 细胞和自然杀伤 T 细胞）。肝脏通过调节性 T 细胞来影响身体其他部位的免疫反应,调节性 T 细胞在维持肝移植免疫耐受中发挥重要作用,是诱导肝移植免疫耐受形成的关键细胞。但 HBV 对肝细胞的损伤主要是由免疫反应引起,机体抗病毒的免疫应答反应在清除 HBV 的同时,可使肝细胞受损。

皮肤是人体最大的免疫器官,内含有多种免疫细胞和免疫因子,同时也是人体免疫反应的启动器官和发挥免疫效应的地方。皮肤中的免疫系统主要位于表皮与真皮中,由一些重要的免疫细胞组成。朗格汉斯细胞位于表皮层,其余的树突状细胞如巨噬细胞与其他 T 细胞位于皮肤深层的真皮内。表皮细胞能"感知"病原体存在并发送"危险信号"预警,树突状细胞能启动多样性的免疫应答和组织常驻记忆性 T 细胞(tissue resident memory T cell, TRM)执行免疫应答。表皮中的朗格汉斯细胞和其他树突状细胞是一类未完全成熟的树突状细胞,可摄取和处理入侵的抗原,通过淋巴管道迁移至局部淋巴结。如果它们遇到自身反应性 T 细胞,就会诱导 T 细胞无能或缺失,诱发免疫耐受。起初,人们认为朗格汉斯细胞负责皮肤的免疫耐受。Langerin 又称为 CD207,是一种钙依赖性凝集素,具有甘露糖结合特异性,Langerin 是一种新发现的 II 型跨膜糖蛋白分子,研究发现 Langerin 并不是朗格汉斯细胞特异存在,真皮中的小树突状细胞也表达 Langerin,这些细胞是皮肤中主要负责免疫耐受的细胞。

5.4.4 非免疫假说

研究证据表明,大多数 IDR 是免疫介导的,但在大多数情况却难以证明。因此,很可能存在其他的作用机制,如线粒体损伤和内质网应激导致炎症小体活化。

5.4.4.1 线粒体损伤

药物可通过诱导线粒体损伤发生 IDILI,如对乙酰氨基酚诱导的 IDILI 涉及线粒体损伤,但对乙酰氨基酚诱导的 IDILI 并非特异性。药物或其代谢产物的直接作用和氧化应激是造成线粒体损伤的主要机制。线粒体是细胞的动力源,参与许多代谢活动,如内源性分子的氧化,包括脂肪酸、丙酮酸和几种氨基酸。这些氧化反应产生还原当量,即 $FADH_2$ 和 NADH,然后被线粒体呼吸链(mitochondrial respiratory chain, MRC)再氧化为 FAD 和 NAD^+,循环使用。线粒体呼吸链负责在线粒体内膜两侧建立电化学梯度,这个梯度作为势能的储库,质子就会有顺浓度梯度扩散的趋势。质子唯一的扩散通道是 ATP 合酶(呼吸链复合物 V),质子顺浓度梯度回流时释放的能量会被 ATP 合酶摄取,将 ADP 磷酸化为 ATP。线粒体损伤可破坏这个过程,并对细胞代谢和存活产生严重后果。这种损伤可由许多因素[如一氧化氮、TNF‑α 和凋亡相关因子配体(Fas‑L),以及诱发 IDR 的药物]触发。

药物还可诱导线粒体通透性转换(mitochondrial permeability transition, MPT)和细胞色素 C 释放。MPT 孔由多种蛋白质复合组成,是存在于线粒体内外膜之间的一种非特异性高导电性通道。MPT 孔通常处于关闭状态,应激状态下,MPT 孔开放,质子自由内流,大量水分进入线粒体,导致线粒体破裂,细胞坏死或凋亡。少数线粒体出现 MPT 会导致细胞凋亡,大量线粒体出现 MPT 就会导致细胞坏死。MPT 还可通过释放细胞色素 C 等促凋亡蛋白引起细胞凋亡。诱导 MPT 孔开放药物有对乙酰氨基酚、双氯芬酸、水杨酸和丙戊酸。丙戊酸作用于离体大鼠肝细胞,可导致线粒体形成活性氧、脂质过氧化、线粒体膜电位改变、线粒体肿胀、释放细胞色素 C。MPT 孔开放可导致肝细胞损伤和暴发性肝衰竭,但确切作用机制尚不清楚。普遍认为线粒体损伤机制是药物的活性代谢物与线粒体的内源性蛋白结合影响其正常功能发挥。电子传递链复合物 1 抑制也被认为是线粒体损伤的机制之一,但二甲双胍抑制复合物 1 可引起乳酸酸中毒,但并不出现 IDILI 或其他 IDR。利奈唑胺抑制线粒体蛋白合成引起各种不良反应,如骨髓抑制、神经病变和乳酸酸中毒,与线粒体损伤有关,但却与典型 IDR 发生无关。此外,二甲双胍和利奈唑胺与其他导致 IDR 的药物联合使用时,不会增加 IDR 发生风险。

线粒体是细胞产生活性氧的主要场所,线粒体受外界刺激后,细胞活性氧水平会升高。在正常情况下,这些活性物质在对细胞造成损害前就被解毒了。$FADH_2$ 和 NADH 分别氧化为 FAD 和 NAD^+,为线粒体呼吸链提供电子,这些电子沿着线粒体呼吸链流动,到达细胞色素 C,并与氧和质子结合形成水。然而,这些电子中的一小部分可能在线粒体呼吸链的早期被释放,与氧反应,并产生超氧阴离子自由基。细胞通常通过线粒体锰超氧化物歧化酶(SOD)将自由基转化为过氧化氢来保护细胞免受这些自由基的伤害,然后通过线粒体谷胱甘肽过氧化物酶转化为水来解毒。谷胱甘肽水平的降低或线粒体呼吸链受阻可以超过超氧阴离子自由基的解毒作用,可导致活性氧累积,触发线粒体功能障碍、MPT 和细胞死亡。许多导致 MPT 的药物会导致活性氧积累进而损伤线粒体呼吸链。目前已知会导致患者谷胱甘肽消耗的唯一药物是对乙酰氨基酚,但仅在过量服用时发生。正常情况下,肝脏快速产生谷胱甘肽可阻止药物消耗谷胱甘肽。

药物还可导致线粒体中脂肪酸氧化(fatty acid oxidation, FAO)损伤,诱导肝损伤。FAO损害导致甘油三酯在肝细胞胞质中累积,药物可通过多种方式导致这种损害。丙戊酸作为治疗癫痫的药物被广泛应用,其中脂肪性肝毒性为其严重不良反应。有研究表明,丙戊酸可抑制β-氧化过程中的相关酶,从而影响线粒体脂肪酸β-氧化。药物还可以抑制FAO酶并隔离FAO辅助因子,从而抑制β-氧化,或抑制线粒体呼吸链活性,抑制线粒体呼吸链通过抑制氧化辅助因子(NAD^+,FAD)再生间接影响FAO,而这是FAO所必需的。抑制FAO可导致肝细胞中甘油三酯在细胞质内累积,如果脂肪蓄积范围很广,肉眼可见肝细胞细胞质内挤满了微小脂泡,这种改变被称为微囊泡性脂肪变性,若细胞质内出现的是单个脂滴或少数圆形脂滴或孤立的大脂滴,这种改变就被称为大泡性脂肪变性。微囊泡性脂肪变性是一种严重的病变,它可导致肝衰竭、严重低血糖、脑病和死亡,可诱发微囊泡性脂肪变性的药物包括氨萘普汀、胺碘酮和丙戊酸。丙戊酸致肝损伤病例中,最常见的病变是微囊泡性脂肪变性,大约占80%,同时伴有肝坏死或肝硬化。大泡性脂肪变性相对较轻,但它可引发脂肪性肝炎,可引起大泡性脂肪变性和脂肪性肝炎的药物包括甲氨蝶呤、他莫昔芬和哌克昔林。甲氨蝶呤治疗可导致患者发生脂肪变性、炎症、肝细胞气球样变性和纤维化。总体而言,微囊泡性脂肪变性和大泡性脂肪变性都是由药物诱导的线粒体损伤引起的病变。

尽管线粒体功能抑制是药物释放DAMP的一个有吸引力的假说,但大多数药物诱导的线粒体损伤多属于体外研究,如外推到体内,仍需要慎重。

5.4.4.2　胆盐输出泵抑制作用

IDILI的另一个可能机制是抑制肝胆转运,包括胆盐输出泵(bile salt export pump, BSEP)抑制。肝胆转运体位于肝细胞的血液、窦状或小管状区域。根据转运体的位置和类型,转运体可能负责摄取、消除或两者兼有。BSEP是一种ATP依赖的管状ABC转运体,它通过驱动内源性和外源性底物流出胆汁来调节细胞对底物的暴露,这些底物包括游离的胆汁酸和结合形式的胆汁酸盐;BSEP可以转运的药物包括普伐他汀和长春碱。

肝细胞中胆汁酸是由胆固醇产生的甾体化合物,它们可以促进肠道对膳食脂质和疏水维生素的吸收,并调节胆固醇、甘油三酯、葡萄糖和能量稳态。肝脏中每天大约有50%胆固醇分解代谢成游离胆汁酸,使亲脂性胆固醇通过酶促反应变成易消除的水溶性分子。胆汁酸盐是由胆汁酸与甘氨酸或牛磺酸结合形成,胆汁酸盐从肝细胞排出,到达肠道前可储存在胆囊中,胆汁酸盐可作为乳化剂,促进肠道对脂质的吸收。胆汁酸盐部分经肠道排泄,部分通过肠肝循环被重吸收。BSEP 负责将肝细胞中的胆汁酸盐排出,基因缺陷或药物干扰 BSEP 功能都可能导致细胞内胆汁酸盐累积,形成胆汁淤积性肝损伤。

涉及肝损伤的人类 BSEP 突变的例子包括进行性家族性肝内胆汁淤积症 2 型(progressive familial intrahepatic cholestasis type 2, PFIC2)和良性复发性肝内胆汁淤积 2 型(benign recurrent intrahepatic cholestasis type 2, BRIC2)。PFIC2 和 BRIC2 都是由 *ABCB11* 基因一个或多个位点突变引起,该基因的突变可导致 BSEP 功能不足,诱发肝损伤。这两类疾病都表现为胆汁淤积,其中 PFIC2 比 BRIC2 更为严重,可能需要肝移植。PFIC2 中 BSEP 的缺失可导致胆盐浓度低于正常的 1%。体外试验发现,在大多数 PFIC2 和 BRIC2 突变体中,BSEP 的功能受损是由于蛋白表达降低。虽 BSEP 在药物转运中不发挥关键性作用,但药物引起的 BSEP 抑制却能产生肝损伤。

抑制 BSEP 的药物也会导致肝损伤。越来越多的证据表明,胆汁淤积性 IDILI 是抑制肝胆转运体的结果,BSEP 抑制可能是 IDILI 发生机制之一。抑制 BSEP 的药物包括环孢素、利福平、波生坦、曲格列酮和格列本脲。波生坦是一种口服活性内皮素受体拮抗剂,用于治疗肺动脉高压。波生坦治疗期间机体血清转氨酶可升高,去除波生坦治疗后,血清转氨酶恢复正常。波生坦通过抑制 BSEP 导致肝损伤表现为患者血清中胆汁酸盐升高,与格列本脲共同治疗可增加波生坦诱导肝损伤的风险。动物试验表明,大鼠波生坦治疗后 BSEP 受抑制,但大鼠没有出现肝损伤,可能是由于种属差异,胆汁酸盐对大鼠的毒性小。总之,药物可能通过结合并损害 BSEP 的功能或者抑制 BSEP 来改变肝胆汁酸的转运。

5.4.4.3　内质网应激和未折叠蛋白质反应

肝脏中大多数药物活性代谢物的形成是由细胞色素 P450 和滑面内质网中存在的其他酶介导的,大多由活性代谢物引起的蛋白质修饰发生在内质网。活性代谢物可产生活性氧,导致蛋白质异常修饰,尤其是异常蛋白质二硫键的形成,从而造成内质网应激,引发未折叠蛋白质反应。未折叠蛋白质反应由 3 种酶催化:肌醇需求酶 1(inositol requiring enzyme 1, IRE1)、激活转录因子 6(activating transcription factor 6, ATF6)和蛋白激酶 R 样内质网激酶(protein kinase R–like endoplasmic reticulum kinase, PERK)。BiP 是结合蛋白(Binding Protein)的简称,它是内质网内主要的伴侣蛋白之一,属于 HSP70 家族成员。

异常蛋白被 BiP 结合,使蛋白质处于未折叠的状态,从而防止了错误的折叠。轻度的内质网应激可形成炎症小体和激活 NF-κB 及免疫反应,严重的将会导致细胞死亡。

5.4.5 IDR 危险因素

IDR 不可预测,有些人服用某些药物不发生 IDR,有些却出现严重的 IDR,如果能预测高危人群并避免给其使用某些药物,将显著提高药物安全性。高龄是异烟肼诱导肝损伤的重要危险因素之一,一个结核病皮肤试验阳性但非活动性肺结核的患者,如果年龄低于 35 岁,通常推荐服用预防性异烟肼药物;但年龄大于 35 岁,预防性异烟肼药物的使用可引发严重肝损伤,这种风险的发生高于结核激活风险。IDR 发生还存在性别差异,研究表明女性更容易发生 IDR,如氯氮平引起的粒细胞缺乏症女性发生风险更大。如果 IDR 是免疫介导的,TCR 是由基因的随机重组产生的,通过 TCR 测序能评估 T 细胞免疫重建状态,每个个体都有不同的 TCR 免疫组库,TCR 免疫组库测序对于预测 IDR 非常重要,有初步证据表明,卡马西平诱导的 SJS/TEN 可能是由于 TCR 免疫组库不同。

5.4.5.1 遗传因素

IDR 发生风险与遗传相关,尤其是与 HLA 相关。然而,只有少数药物与 HLA 有很强的关联性。

(1) HLA 基因: HLA 又称为人类 MHC,是控制细胞间相互识别、调节免疫应答的一组紧密连锁基因群。HLA 位于人类 6 号染色体短臂 6p21.3 长度约 4.0 Mb 的区域内,具有高度的遗传多态性。有研究表明,*HLA-B*5701* 基因与阿巴卡韦超敏反应之间存在很强的关联性,因此,在使用阿巴卡韦前,应对患者进行 *HLA-B*5701* 基因检测,以降低超敏反应的发生风险。氟氯西林相关的胆汁淤积性肝炎患者中,*HLA-B*5701* 基因携带率比普通人群高 3 倍,而 *HLA-B*5701* 基因可使患者发生氟氯西林肝损伤的风险至少增加 80 倍。*HLA-B*1502* 等位基因与卡马西平引起的 SJS/TEN 密切相关,但仅存在于中国汉族人群以及泰国、马来西亚、印度尼西亚、菲律宾和南印度的人群。该基因型与卡马西平诱导的其他类型 IDR 无关。虽然建议这些种族背景的患者在接受卡马西平治疗前进行基因检测,但携带 *HLA-B*1502* 等位基因的患者即使接受卡马西平治疗发生 SJS/TEN 的可能性也较小。

(2) 代谢多态性:鉴于大多数 IDR,特别是 IDILI,似乎是由活性代谢物诱导产生的,因此,推测药物代谢酶遗传多态性是其风险因素。*NAT 2* 基因多态性与异烟肼的代谢密切相关,国外研究表明慢乙酰化表型与异烟肼所致药物性肝损害相关;*CYP2D6* 基因多态性与经靶向治疗(吉非替尼、厄洛替尼、克唑替尼)后出现肝损伤密切相关;双氯芬酸诱导的 IDILI 与 UDP -葡萄糖醛酸基转移酶活性密切相关;谷胱甘肽转移酶活性降低是曲格列酮和阿莫西林/克拉维酸诱导 IDILI 的风险因素。

(3) 转运体多态性:关于转运体多态性作为 IDR 风险因素的报道并不多。然而,有报道称,抗原提呈细胞结合盒(ABCB)-11、BSEP 和 ABCB - 4 的突变会增加 IDILI 发生风险,并有人认为药物抑制 BSEP 与其引发 IDILI 风险相关。

(4) 其他多态性:尽管大多数药物 IDR 与基因关联具有特异性,但多种药物引起的 IDILI 似乎与信号转导转录激活因子 4(STAT4)启动子区 rs7574865 位点多态性有关,该转录因子是天然 $CD4^+$ T 细胞发育为 Th1 细胞和产生 IFN - γ 以响应 IL - 12 所必需的,并且相同的等位基因与自身免疫风险增加相关。另外,有研究发现,无外周嗜酸性粒细胞增多的 IDILI 与 IL - 10 基因型相关,其中细胞因子 IL - 10 参与免疫耐受;线粒体超氧化物歧化酶 T/C 或 C/C 基因型的患者有更高的 IDILI 风险;*GSTM1* 基因缺失型的患者增加了抗结核 IDILI 发生风险。

5.4.5.2　环境因素

(1) 药物相互作用:不同药物相互作用会影响 IDR 发生风险,一种药物可诱导或抑制另一种药物诱发 IDR。例如,接受拉莫三嗪治疗的患者同时服用丙戊酸会显著增加拉莫三嗪出现严重皮疹的风险,部分原因可能是丙戊酸会抑制拉莫三嗪的葡萄糖醛酸化(拉莫三嗪的主要代谢途径)。多种药物治疗癫痫会增加丙戊酸诱发 IDILI 风险。众所周知,利福平会增加异烟肼诱发 IDILI 的风险,可能与利福平诱导药物代谢有关,最近有报道称,异烟肼与利福平联合治疗会导致肝毒性原卟啉Ⅸ积累,但目前尚不清楚原卟啉Ⅸ是否在这种药物相互作用中发挥作用。酗酒会增加对乙酰氨基酚诱发肝损伤风险。这种相互作用是复杂的,长期慢性饮酒会诱导 CYP2E1 合成,增加反应性代谢物形成,但急性酒精摄入可竞争性地抑制对乙酰氨基酚的生物活化。

(2) 先前存在的疾病:先前存在的某些疾病会增加 IDR 风险,如病毒感染可对药物代谢和免疫反应存在多种影响。病毒感染会增加 IDR 风险:单核细胞增多症可显著增加氨苄西林或阿莫西林皮疹的风险;艾滋病病毒感染会显著增加对磺胺甲噁唑产生过敏反应的风险;囊性纤维化会增加磺胺类药物和其他抗生素诱发的过敏反应;炎症性肠病会增加 IDILI 的风险;肺结核并发乙肝患者应用抗结核药物治疗时会加重肝脏负担,损伤肝脏功能。但也有相反的报道,丙肝会增加抗结核药物的 IDILI 风险,但丙肝治疗后,大多数患者却可以安全地接受抗结核治疗。因此,很难确定特定病毒感染是否会增加 IDILI 风险。

(3)交叉反应性/敏感性:如果患者对抗惊厥药物苯妥英钠具有超敏反应,改用卡马西平,会增加其对卡马西平的超敏反应风险;反之亦然。这种风险增加的机制尚不清楚,它似乎不是真正的交叉反应。有苯妥英钠过敏史的人却延迟对卡马西平的过敏反应。有人提出,由于这两种药物相关的 IDR 均是由芳烃氧化物活性代谢物引起,但环氧化物水解酶基因缺失患者却并未见过敏反应风险增加,说明这些药物仍存在许多潜在的活性代谢物。因此,在治疗有 IDR 病史的患者时,应慎用结构相似的药物。

(4)异源免疫:免疫系统最重要的生理功能是对"自己"和"非己"抗原分子的识别及应答。如果药物修饰蛋白与患者接触过的病原体间存在相似之处,就可能产生交叉反应,导致 IDR。然而,它还不止于此。虽然 TCR 和 BCR 通过随机基因重组可产生数量几乎无限的 TCR 和 BCR,但个体中并没有无限数量的 T 细胞和 B 细胞。事实上,正常情况下,人体内的这些细胞的数量很少随着时间的推移而变化。如果一个特定的淋巴细胞群对新病原体的反应扩大,其他的淋巴细胞就必须死亡。T 细胞与 B 细胞可以识别不同种类的抗原,抗原可以以不同的方式与 TCR 或 BCR 的不同部分结合。简单来说,在一种情况下,抗原上带负电的天冬氨酸残基可以与 TCR 上带正电的赖氨酸相互作用,而不同的抗原可以通过抗原上带正电荷的精氨酸和同一个 TCR 上带负电荷的谷氨酸相互作用。当然,还有许多其他非离子相互作用也可能发生,这又被称为异源免疫,它显著增加了免疫系统可以识别的抗原数量,也增加了免疫系统可能被无害抗原激活的风险。动物试验研究发现,暴露于某种特定病毒可以显著改变对不相关抗原的免疫反应。这种由对病原体的强烈反应形成的免疫系统很可能会导致机体对药物产生无关抗原的强烈免疫反应,具体免疫激活与免疫耐受的示意见图 5.5。这种对药物的强烈免疫反应可能会超出免疫耐受,而免疫耐受是大多数患者对可能导致 IDR 的药物的主要免疫反应。这是用来解释 IDR 的特殊性质一个非常有吸引力的假设。

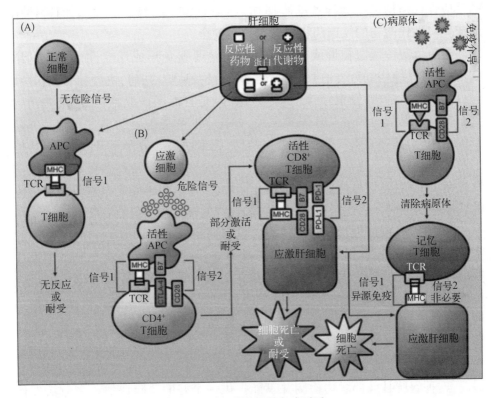

图 5.5　免疫激活与免疫耐受

（A）当药物或其反应性代谢物与蛋白质共价结合，出现"外来"蛋白时，将产生信号 1，除非抗原提呈细胞（APC）被激活，否则不会产生信号 2，结局是无反应或者免疫耐受。（B）如果细胞受到应激并释放 DAMP，它会激活抗原提呈细胞，导致共刺激因子如 B7（CD80 和 CD86）的上调。在 CTLA-4 存在的情况下，它对 CD80 和 CD86 的亲和力高于 CD28，通常会出现免疫耐受。除 CTLA-4 外，许多细胞也表达 PD-L1，导致免疫耐受。活化的 CD8⁺ T 细胞可能导致细胞死亡，但 PD-1 与 PD-L1 的相互作用可能导致免疫耐受。（C）如果有记忆 T 细胞因以前接触过病原体而产生的记忆 T 细胞，即使没有结构相似性，也恰好能识别药物修饰蛋白，产生异源免疫，导致细胞死亡

5.4.6　检测方法

5.4.6.1　体外检测

体外试验不能重现 IDR 反应复杂性，但却是机制研究的最佳手段。由于其操作简单和可以自动化，广泛用于候选药物筛选。大多数体外检测专注于预测一种药物的 IDILI 风险。

（1）共价结合分析：基于半抗原假说，药物或其反应性代谢产物与蛋白质共价结合的能力可预测该药物发生 IDR 的风险。此外，与蛋白质共价结合

的反应性代谢物可能会导致细胞损伤,导致 DAMP 的释放。因此,回避使用形成反应性代谢物的候选药物可能会比较安全。

避免反应性代谢物形成的一种简单方法是避免形成反应性代谢物的结构,以下这些结构如芳香伯胺、芳香硝基化合物、噻吩、呋喃、炔烃和 3-烷基吲哚可作为警报结构,警报结构(也称为毒基)是官能团或亚结构,但某些药物含有这些警报结构却与 IDR 风险无关,如托卡朋和恩他卡朋都含有硝基邻苯二酚结构,硝基和邻苯二酚都是警报结构,托卡朋可导致严重肝损伤,但恩他卡朋却相对安全。通常开发药物的谨慎做法是要避免形成那些极易形成反应性代谢物的结构,但这样做有时会阻止药物的开发,也不能完全避免所有反应性代谢物的形成。因此对研究用药物候选物的毒性预测仍然有限。

如前所述,反应性代谢物的体内含量与药物的 IDILI 风险密切相关,因此筛选候选药物可以使用放射性标记进行测试,但它只测试药物在肝脏中形成反应性代谢物的能力,而很多药物却是在皮肤和骨髓等重要器官形成的反应性代谢物。目前已建立的其他测试方法还包括谷胱甘肽偶联物检测,一种是利用四孔质谱扫描 $m/z129$ 的中性损失(谷胱甘肽偶联物的特征),属于定性检测;另一种是使用荧光丹酰基化谷胱甘肽,可定量谷胱甘肽偶联物的数量。然而,许多反应性代谢物,特别是硬亲电试剂,并不形成大量谷胱甘肽共轭物,因此,这种谷胱甘肽偶联物检测并不能提供一个好的风险评估。多数活性代谢物是由 P450 酶催化形成,并能共价结合 P450 使其失活,P450 的抑制可能影响药物间的相互作用,且很容易测试,是筛选候选药物的常规检测方法。

(2)细胞毒性测定:药物引起细胞损伤的能力和 DAMP 的释放可用于预测药物 IDR 风险,目前常用的检测细胞包括:① 大鼠肝细胞,该细胞较易获得,但缺点是其肝脏代谢与人类不同,且其肝脏失去代谢能力非常快;② HepG2 细胞,一种人肝癌细胞系,缺点是其药物代谢能力有限;③ 冷冻保存的人肝细胞,是最为标准的细胞系,缺点是供应有限且会迅速失去其代谢能力;诱导多能干细胞(iPSC)可作为原代人类肝细胞的替代品,并已开发多种 2 维和 3 维的肝细胞培养物。

Ware 等研究报道,使用 iPSC 衍生的肝细胞通过白蛋白、尿素和 ATP 等功能测定来预测药物诱导的肝损伤,共测试 47 种药物(37 种肝毒性药物和 10 种无毒性药物),其中准确预测出 24 种肝毒性药物(准确性 65%),10 种无毒性药物(准确性 100%)。但这项研究存在一些不足:首先,没有试图将对乙酰氨基酚等细胞毒性药物与导致 IDILI 的药物直接区分开;其次,测试的浓度是药物临床最大使用量的 100 倍,虽然在某些情况下,肝脏浓度可能明显大于血清浓度,但对于如此高的浓度,其毒性机制可能与 IDILI 完全不同;再次,药物分类也存在质疑,如被列为肝毒性药物的氟比洛芬,它导致的 IDILI 的肝脏毒性却是罕见的,而列为无毒性药物的氟西汀,却有严重 IDILI 的病例报告。

（3）线粒体损伤检测:目前,用于检测线粒体损伤水平建立的体外模型包括分离的线粒体、原代肝细胞和永生化的肝细胞系。分离的线粒体被用于确定由药物引起的耗氧量不足,通过氧敏感探针测量,氟他酰胺已被证明可以减少分离线粒体的耗氧量,但由于药物可不受限制地进入分离的线粒体,测试结果可能存在偏差。此外,如果反应性代谢产物是造成损伤的原因,则不太可能在此线粒体中形成。原代肝细胞因具有较好的体外试验重现性,基本维持了肝脏的代谢功能,特别是较好地保留了与体内一致的酶水平,成为体外药物试验的首选细胞。由于人类肝脏组织稀缺,永生化的肝细胞系具有无限生存和繁殖能力,已被广泛应用,但这些细胞系的药物代谢能力较低,大鼠在暴露于亚细胞毒性浓度的双氯芬酸后,药物可通过打开 MPT 孔而导致大鼠肝细胞凋亡,但由于诱导细胞凋亡的药物浓度太高(即 350 μmol/L 仅导致 8% 的肝细胞凋亡),这种检测意义不大。因此,这不是一套可靠的体外测试方法。

（4）BSEP 抑制试验:BSEP 抑制试验用的体外模型包括原代肝细胞、三明治肝细胞培养模型(sandwich-cultured hepatocytes, SCH)、BSEP 质膜囊泡和全肝细胞质膜囊泡。使用悬浮培养的肝细胞能可靠地分析药物摄取动力学及作用机制。三明治肝细胞培养模型是当前应用较为广泛的研究药物肝胆转运和胆汁淤积的体外模型。Kemp 等使用原代肝细胞研究曲格列酮和波生坦对胆道吸收的影响发现:两种药物都能显著降低肝细胞对牛磺胆酸盐吸收;使用三明治肝细胞培养模型研究曲格列酮和波生坦对胆道排泄的影响发现:10 μmol 曲格列酮或 100 μmol 波生坦可减少牛磺胆酸盐的胆道排泄。抗逆转录病毒药物利托那韦和沙奎那韦,也被证实会减少人或大鼠三明治肝细胞培养模型的胆汁酸转运,但具有最强肝毒性的抗逆转录病毒药物奈韦拉平却无此作用,推测奈韦拉平的肝毒性与胆汁转运无关。BSEP 质膜囊泡来源于昆虫质膜,其中包含了 BSEP 转运蛋白,它们可用于评估药物对 BSEP 的抑制,囊泡上表达的 BSEP 是将底物输入囊泡,而不是将底物输出细胞,可以通过细胞内底物量来评估转运活性。BSEP 抑制能力与肝损伤毒性密切相关,BSEP 抑制能力通过半抑制浓度 IC50(BSEP 抑制 50% 的浓度)表示,其中 IC50≤25 μmol 和 26~133 μmol 分别被划分为高风险和中风险。药物波生坦可抑制牛磺胆酸进入 BSEP 质膜囊泡。所有有可能引起肝毒性的抗逆转录病毒药物,如利托那韦、沙奎那韦和依非韦伦,均被证实可以抑制 BSEP 膜囊泡中的 BSEP。全肝细胞质膜囊泡来源于肝脏,较难制备,不适用于大规模筛选。BSEP 抑制试验的体外模型可预测部分药物的 IDILI 风险,尤其是胆汁淤积性 IDILI。

(5) 体外试验组合:近来,有研究联合使用 BSEP 抑制和线粒体功能抑制进行测试,并声称这种组合比单独使用一项测试的预测效果更好。但研究所用候选药物受到质疑,因为几乎没有一种 IDILI 高风险药物纳入研究,如异烟肼、奈韦拉平、丙硫氧嘧啶、甲酸、托卡酮、溴芬酸等。此外,在大多数情况下所研究参数的半抑制浓度高于药物的药峰浓度(peak concentration, C_{max}),结果很难解释。

另外,有研究组合了共价结合、BSEP 和多药耐药相关蛋白 2(Mrp2)抑制以及 HepG2 细胞在葡萄糖和半乳糖培养基中的细胞毒性,并考虑使用日剂量来预测 IDR 风险。尽管很难将这些组合结果与其他研究的结果进行比较,但这种组合在预测 IDR 风险时优于任何单个标准,且共价结合 x 日剂量似乎是最好的预测指标。例如,塞来昔布与 IDILI 风险无关,它的共价结合能力最低,但对 Mrp2、BSEP 和细胞毒性的抑制作用却呈阳性。相比之下,IDILI 高风险药物阿莫地喹在所有测试中均为阴性,但存在相当显著的共价结合。药物可以通过多种方式引发免疫反应,因此体外检测的任何组合都不太可能非常可靠,但却能提高药物安全性,在筛选更为安全的候选药物中发挥作用。

(6) 炎症小体激活:炎症小体的激活是免疫系统激活的潜在机制,单核细胞或巨噬细胞是研究炎症小体激活常用的体外模型,如小鼠腹腔巨噬细胞(从小鼠提取分离的新鲜细胞)、THP-1 细胞系(一种人白血病单核细胞系,永生化的细胞系)。已知会引起特异性皮肤反应的药物特拉普韦和富马酸二甲酯会诱导这些细胞显著释放 IL-1β,而结构相似的药物博塞匹韦和乙基丙烯酸不引起特殊性皮肤反应则不会释放 IL-1β。

(7) 外泌体的释放:外泌体是一种微囊泡(直径为 50~150 nm),包含许多大分子,如蛋白质、mRNA、miRNA 和其他非编码 RNA。外泌体是在多泡核内体或多泡体中产生的,并在这些囊泡与质膜融合时分泌。人体几乎所有细胞可产生外泌体,外泌体是一种细胞连接物,能够输送蛋白、脂质及核酸到达靶细胞,可以在血管形成、抗原呈递、炎症反应和细胞增殖及分化等各种生物过程中发挥功能。外泌体可以通过两种途径影响受体细胞,其一,外泌体和受体细胞间的配体-受体相互作用,不需要将外泌体或其内容物内吞到靶细胞。其二,外泌体通过膜融合或内吞作用进入细胞,其成分被摄取后释放到细胞质中,通过调节特定的基因表达和信号通路影响宿主细胞,最终导致细胞功能或表型的改变。IDR 发生时,危险信号可能被包装成外泌体,以提醒其他细胞并上调免疫反应。

研究外泌体释放的体外模型通常有原代细胞培养物和细胞系。在上述涉及 RNA 和肥大细胞的研究中,我们使用小鼠和人类肥大细胞系(分别为 MC/9 和 HMC－1)以及小鼠原代骨髓来源的肥大细胞来评估外泌体转移。同时含有 mRNA 和 miRNA 的外泌体可以从一个肥大细胞传递到另一个肥大细胞,并在其新的位置保持功能。使用培养的 Huh7.5 细胞(肝细胞系)、原代肝细胞和 THP－1 单核细胞研究外泌体在酒精性肝炎中的作用发现,从乙醇处理的原代肝细胞和 Huh7.5 细胞中分离出的外泌体含有 miRNA－122,并被 THP－1 单核细胞吸收,释放促炎细胞因子。在 IDILI 的情况下,受损肝细胞释放的外泌体可能包括激活巨噬细胞和诱导免疫反应的危险信号。虽然这种检测方法仍处于开发阶段,但理论上,激活抗原提呈细胞的 DAMP 的产生比简单的细胞毒性更能预测 IDILI 风险。

5.4.6.2 体内检测

鉴于免疫反应并不局限于单个细胞或器官,因此不可能使用体外试验复制 IDR,即使是相对简单的参数,如共价结合,体外与体内表现也完全不同。虽然高通量筛选可预测 IDILI 风险,但事实上,大多数 IDILI 高风险药物体外检测呈假阴性。考虑 IDR 的复杂性及不同药物通过不同机制诱导免疫反应的可能性,很难用简单的体外检测准确预测其风险。因此,使用动物模型开展体内研究显得尤为重要。

(1)急性毒性模型:大多数 IDR 的动物测试模型使用高剂量药物处理,诱导的是急性不良反应,作用机制可能与 IDR 完全不同,如高剂量的阿莫地喹可引起小鼠急性肝损伤,且在谷胱甘肽耗尽时才表现明显,而较低剂量的阿莫地喹可引起由 NK 细胞介导的轻度迟发性肝损伤,而谷胱甘肽的消耗却对其产生保护。低剂量的迟发性肝损伤更能符合阿莫地喹诱导人类肝损伤的机制,由此可见,高剂量动物试验研究结果推断到人类存在不确定性。

(2)炎症刺激模型:属于急性损伤模型,它是基于这样一种假设,即 IDR 的主要风险因素是通过激活免疫系统诱导炎症产生。为了验证此假设,联合使用脂多糖和一种导致人类 IDILI 的药物处理实验动物发现,这种联合用药会导致肝损伤,而单独给药或者单独使用脂多糖却不会出现损伤。但与人类的 IDILI 不同,这个测试模型是急性的,不是迟发性的,它的特征是肝脏内的中性粒细胞浸润,而不是单核细胞浸润。该损伤是典型的脂多糖诱导的肝损伤;因此,似乎该药物以某种方式增加了脂多糖的毒性,而不是脂多糖增加了药物的毒性。此外,非处方安全药物雷尼替丁也表现为阳性,如果这种测试模型用于筛选药物,将会剔除一些安全药物。因此,该模型不能用于预测 IDR。

（3）奈韦拉平大鼠皮疹模型:奈韦拉平治疗可诱发肝损伤和严重皮疹,奈韦拉平诱导的大鼠皮疹是由免疫介导的,具有类似于人类皮疹的特征。利用该模型,可证明皮疹是由肝脏中形成的中间苄醇代谢产物在皮肤中形成的反应性硫酸盐偶联物引起的,而且能够通过局部使用磺基转移酶抑制剂来阻断皮肤和皮疹中的这种共价结合。但奈韦拉平无法诱导小鼠出现皮疹,在小鼠的皮肤中没有奈韦拉平的共价结合,小鼠似乎不具有活化奈韦拉平代谢物所必需的磺基转移酶。这个模型提示严重皮疹可能是由皮肤中形成的反应性硫酸盐偶联物引起。

（4）线粒体超氧化物歧化酶-2 杂合子的肝损伤模型：Ong 等发现,在使用曲格列酮治疗时,线粒体超氧化物歧化酶-2 杂合子缺陷的小鼠在使用曲格列酮治疗后出现轻度迟发性肝损伤,但野生型动物却不会出现。但其他研究者无法重复这些结果,推测 Boelsterli 使用的小鼠品系似乎有其他突变导致了肝损伤。但又有研究报道,线粒体超氧化物歧化酶活性增加,与 IDILI 的风险增加密切相关。

（5）其他动物模型：包括青霉胺治疗引起的布朗挪威鼠特有的狼疮样自身免疫模型、丙硫氧嘧啶诱导猫自身免疫模型、氟烷诱导的骨髓源性抑制细胞耗竭性肝损伤小鼠模型等。

5.4.7　因果关系评估

除了固定性药疹外,大多数 IDR 与其他药物、病毒感染和其他疾病的症状类似。当特发性疾病的发病率比药物诱导的疾病更常见时,如再生障碍性贫血,很难判定 IDR。此外,除皮肤点刺试验外,没有任何测试能准确诊断 IDR。淋巴细胞转化试验非常有用,但易产生假阴性结果。尽管有令人信服的证据表明 TEN 是由细胞毒性 T 细胞介导的,但 TEN 的淋巴细胞转化试验结果呈阴性。检测 TEN,颗粒酶 B 酶联免疫斑点试验和 IFN-γ 产生的组合比经典的转化试验更敏感。有报道称,经对乙酰氨基酚治疗后 1~2 d 会出现 TEN,TEN 出现前通常会有前驱综合征,药物在如此短的治疗期不太可能诱发 TEN,但在接受对乙酰氨基酚治疗 9 d 后至少有 1 例出现 TEN,并且淋巴细胞转化试验呈阳性。

IDR 诊断通常使用排除法。因此,在 IDR 诊断时,必须获得完整的病史,并排除可能的其他原因。就 IDILI 而言,已开发出标准化评估法,如 Roussel-Uclaf

因果关系评估法(the Roussel-Uclaf causality assessment method，RUCAM)，用于判定药物诱导的特定肝损伤，由于算法比较复杂，通常仍采用专家小组讨论判定。

5.4.8　IDR 治疗

目前，大多数 IDR 的治疗策略是停药和支持治疗。但如果患者同时服用多种药物，就很难明确是哪种药物导致的 IDR。IDR 如果是免疫介导的，一般选用免疫抑制剂进行治疗。此外，在动物模型中发现，消耗 CD8$^+$ T 细胞具有保护作用。然而，并不是所有严重的 IDR 都是由细胞毒性 T 细胞介导，除非有确切证据表明，否则均采用治疗再生障碍性贫血的一般方法，如抗胸腺细胞球蛋白加环孢素，积极开发有效的治疗方法将会显著降低 IDR 的不良后果。

5.5　小　　结

IDR 是患者常见的并发症，也是导致患者死亡的重要因素。IDR 机制研究非常困难，对其发病机制仍知之甚少。不同药物和不同患者间的 IDR 反应不同，但仍有些共同的特征。有证据表明，大多数 IDR 是由反应性代谢物引起，并由免疫介导，提示免疫系统激活会增加 IDR 发生风险。少数 IDR 具有强烈 HLA 相关性，但除阿巴卡韦诱导的超敏反应外，大多数 HLA 患者在接受药物治疗时并不出现 IDR。强有力的证据表明，诱导 IDR(尤其是 IDILI)的药物的主要免疫反应是免疫耐受，我们可以对基于免疫耐受构建的新型 IDILI 动物模型进行以前未进行的机制探讨。但大多数患者的免疫耐受程度与动物模型不同，这就很难判定特定药物 IDR 发生的决定因素。严重 IDR 最可能的风险因素是接触过对药物修饰蛋白产生强烈免疫反应的病原体。异源免疫的原理意味着病原体和药物修饰蛋白之间不需要存在结构相似性，以便病原体形成免疫反应，从而对药物产生强烈的免疫反应。除了小分子外，还有大量调节免疫反应的生物制品，它们也可引起类似于小分子的 IDR。免疫系统非常复杂，要全面了解 IDR 的机制十分困难，基于免疫耐受构建的新型动物模型的出现，使得机制研究成为可能，但任何模型都必须与人类的 IDR 联系起来，以确保其相关性。随着更加深入地理解 IDR 发生机制，就能更好地预测药物的 IDR 风险和治疗严重的 IDR，减少严重后遗症和死亡的发生。

参考文献

ABBOUD G, KAPLOWITZ N, 2007. Drug-induced liver injury. Drug Safety, 30(4): 277-294.

AKHTARI M, CURTIS B, WALLER EK, 2009. Autoimmune neutropenia in adults. Autoimmunity Reviews, 9(1): 62-66.

ALEO MD, LUO Y, SWISS R, et al., 2014. Human drug-induced liver injury severity is highly associated with dual inhibition of liver mitochondrial function and bile salt export pump. Hepatology, 60(3): 1015-1022.

ALINE F, BOUT D, AMIGORENA S, et al., 2004. Toxoplasma gondii antigen-pulsed-dendritic cell-derived exosomes induce a protective immune response against *T. gondii* infection. Infection and Immunity, 72(7): 4127-4137.

ALTMAN K, CHANG C, 2013. Pathogenic intracellular and autoimmune mechanisms in urticaria and angioedema. Clinical Reviews in Allergy and Immunology, 45(1): 47-62.

AMACHER DE, 2014. Female gender as a susceptibility factor for drug-induced liver injury. Human and Experimental Toxicology, 33(9): 928-939.

ARAÚJO-FERNÁNDEZ S, AHIJÓN-LANA M, ISENBERG DA, 2014. Drug-induced lupus: including anti-tumour necrosis factor and interferon induced. Lupus, 23(6): 545-553.

ARAUJO PB, COELHO MC, ARRUDA M, et al., 2015. Ipilimumab-induced hypophysitis: review of the literature. Journal of Endocrinological Investigation, 38(11): 1159-1166.

ARNOLD DM, NAZI I, WARKENTIN TE, et al., 2013. Approach to the diagnosis and management of drug-induced immune thrombocytopenia. Transfusion Medicine Reviews, 27(3): 137-145.

ASTER RH, CURTIS BR, MCFARLAND JG, et al., 2009. Drug-induced immune thrombocytopenia: pathogenesis, diagnosis, and management. Journal of Thrombosis and Haemostasis, 7(6): 911-918.

BAILEY MJ, DICKINSON RG, 1996. Chemical and immunochemical comparison of protein adduct formation of four carboxylate drugs in rat liver and plasma. Chemical Research in Toxicology, 9(3): 659-666.

BAILEY MJ, DICKINSON RG, 2003. Acyl glucuronide reactivity in perspective: biological consequences. Chemico-Biological Interactions, 145(2): 117-137.

BARON JM, MERK HF, 2001. Drug metabolism in the skin. Current Opinion in Allergy and Clinical Immunology, 1(4): 287-291.

BESSER M, VERA J, CLARK J, et al., 2009. Preservation of basophils in dapsone-induced agranulocytosis suggests a possible pathogenetic role for leucocyte peroxidases. International Journal of Laboratory Hematology, 31(2): 245-247.

BETENSKY M, WITMER C, FISHER MJ, et al., 2014. Immune hemolytic anemia with drug-induced antibodies to carboplatin and vincristine in a pediatric patient with an optic pathway glioma. Transfusion, 54(11): 2901-2905.

BETTIGOLE SE, GLIMCHER LH, 2015. Endoplasmic reticulum stress in immunity. Annual Review of Immunology, 33: 107-138.

BJÖRNSSON E, DAVIDSDOTTIR L, 2009. The long-term follow-up after idiosyncratic drug-induced liver injury with jaundice. Journal of Hepatology, 50(3): 511-517.

BJÖRNSSON E, KALAITZAKIS E, OLSSON R, 2007. The impact of eosinophilia and hepatic necrosis on prognosis in patients with drug-induced liver injury. Alimentary Pharmacology and Therapeutics, 25(12): 1411-1421.

BJÖRNSSON E, TALWALKAR J, TREEPRASERTSUK S, et al., 2010. Drug-induced autoimmune hepatitis: clinical characteristics and prognosis. Hepatology, 51(6): 2040-2048.

BOUGIE DW, PETERSON J, RASMUSSEN M, et al., 2015. Mechanism of quinine-dependent monoclonal antibody binding to platelet glycoprotein Ⅱb/Ⅲa. Blood, 126(18): 2146-2152.

BOUGIE DW, WILKER PR, WUITSCHICK ED, et al., 2002. Acute thrombocytopenia after treatment with tirofiban or eptifibatide is associated with antibodies specific for ligand-occupied GPⅡb/Ⅲa. Blood, 100(6): 2071-2076.

CALLAHAN MK, WOLCHOK JD, 2013. At the bedside: CTLA-4-and PD-1-blocking antibodies in cancer immunotherapy. Journal of Leukocyte Biology, 94(1): 41-53.

CARAMBIA A, FRENZEL C, BRUNS OT, et al., 2013. Inhibition of inflammatory CD4 T cell activity by murine liver sinusoidal endothelial cells. Journal of Hepatology, 58(1): 112-118.

CARAMBIA A, FREUND B, SCHWINGE D, et al., 2014. TGF-β-dependent induction of CD4$^+$ CD25$^+$Foxp3$^+$ Tregs by liver sinusoidal endothelial cells. Journal of Hepatology, 61(3): 594-599.

CHADHA R, LEONARD DA, KURTZ JM, et al., 2014. The unique immunobiology of the skin: implications for tolerance of vascularized composite allografts. Current Opinion in Organ Transplantation, 19(6): 566-572.

CHAKRABORTY M, FULLERTON AM, SEMPLE K, et al., 2015. Drug-induced allergic hepatitis develops in mice when myeloid-derived suppressor cells are depleted prior to halothane treatment. Hepatology, 62(2): 546-557.

CHALASANI N, BJORNSSON E, 2010. Risk factors for idiosyncratic drug-induced liver injury. Gastroenterology, 138(7): 2246-2259.

CHOWDHURY NI, REMINGTON G, KENNEDY JL, 2011. Genetics of antipsychotic-induced side effects and agranulocytosis. Current Psychiatry Reports, 13(2): 156-165.

CLARKE JI, DEAR JW, ANTOINE DJ, 2016. Recent advances in biomarkers and therapeutic interventions for hepatic drug safetyd-false dawn or new horizon. Expert Opinion on Drug Safety, 15(5): 625-634.

DALY AK, DAY CP, 2012. Genetic association studies in drug-induced liver injury. Drug Metabolism Reviews, 44(1): 116-126.

DALY AK, DONALDSON PT, BHATNAGAR P, et al., 2009. HLA-B*5701 genotype is a major determinant of drug-induced liver injury due to flucloxacillin. Nature Genetics, 41(7): 816-819.

DE LATOUR RP, VISCONTE V, TAKAKU T, et al., 2010. Th17 immune responses contribute to the pathophysiology of aplastic anemia. Blood, 116(20): 4175-4184.

DELEMOS AS, FOUREAU DM, JACOBS C, et al., 2014. Drug-induced liver injury with autoimmune features. Seminars in Liver Disease, 34(2): 194 – 204.

EVANS DC, WATT AP, NICOLL-GRIFFITH DA, et al., 2004. Drug-protein adducts: an industry perspective on minimizing the potential for drug bioactivation in drug discovery and development. Chemical Research in Toxicology, 17(1): 3 – 16.

FANNIN RD, GERRISH K, SIEBER SO, et al., 2016. Blood transcript immune signatures distinguish a subset of people with elevated serum ALT from others given acetaminophen. Clinical Pharmacology Therapy, 99(4): 432 – 441.

FAULKNER L, MENG X, PARK BK, et al., 2014. The importance of hapten-protein complex formation in the development of drug allergy. Current Opinion in Allergy and Clinical Immunology, 14(4): 293 – 300.

FERNANDEZ-CHECA JC, KAPLOWITZ N, 2005. Hepatic mitochondrial glutathione: transport and role in disease and toxicity. Toxicology and Applied Pharmacology, 204(3): 263 – 273.

FERNÁNDEZ TD, CANTO G, BLANCA M, 2009. Molecular mechanisms of maculopapular exanthema. Current Opinion in Infectious Diseases, 22(3): 272 – 278.

FUJIMOTO K, KUMAGAI K, ITO K, et al., 2009. Sensitivity of liver injury in heterozygous Sod2 knockout mice treated with troglitazone or acetaminophen. Toxicologic Pathology, 37(2): 193 – 200.

FÉVRIER B, RAPOSO G, 2004. Exosomes: endosomal-derived vesicles shipping extracellular messages. Current Opinion in Cell Biology, 16(4): 415 – 421.

GARDNER I, POPOVIĆ M, ZAHID N, et al., 2005. A comparison of the covalent binding of clozapine, procainamide, and vesnarinone to human neutrophils *in vitro* and rat tissues *in vitro* and *in vivo*. Chemical Research in Toxicology, 18(9): 1384 – 1394.

GARRATTY G, 2012. Immune hemolytic anemia caused by drugs. Expert Opinion on Drug Safety, 11 (4): 635 – 642.

GIOVANNONI G, GOLD R, SELMAJ K, et al., 2014. Daclizumab high-yield process in relapsing-remitting multiple sclerosis (SELECTION): a multicentre, randomised, double-blind extension trial. Lancet Neurology, 13(5): 472 – 481.

GÓMEZ-LECHÓN MJ, CASTELL JV, DONATO MT, 2008. An update on metabolism studies using human hepatocytes in primary culture. Expert Opinion on Drug Metabolism & Toxicology, 4(7): 837 – 854.

HAANEN JB, THIENEN H, BLANK CU, 2015. Toxicity patterns with immunomodulating antibodies and their combinations. Seminars in Oncology, 42(3): 423 – 428.

HANZLIK RP, KOEN YM, FANG J, 2013. Bioinformatic analysis of 302 reactive metabolite target proteins. Which ones are important for cell death. Toxicological Sciences, 135(2): 390 – 401.

HARRILL AH, ROACH J, FIER I, et al., 2012. The effects of heparins on the liver: application of mechanistic serum biomarkers in a randomized study in healthy volunteers. Clinical Pharmacology and Therapeutics, 92(2): 214 – 220.

HARR T, FRENCH LE, 2010. Toxic epidermal necrolysis and Stevens-Johnson syndrome. Orphanet

Journal of Rare Diseases, 5: 39.

HOWELL BA, SILER SQ, SHODA LK, et al., 2014. A mechanistic model of drug-induced liver injury AIDS the interpretation of elevated liver transaminase levels in a phase I clinical trial. CPT Pharmacometrics System Pharmacology, 3(2): e98.

HUANG YS, SU WJ, HUANG YH, et al., 2007. Genetic polymorphisms of manganese superoxide dismutase, NAD(P)H: quinone oxidoreductase, glutathione S-transferase M1 and T1, and the susceptibility to drug-induced liver injury. Journal of Hepatology, 47(1): 128 – 134.

HYNES J, MARROQUIN LD, OGURTSOV VI, et al., 2006. Investigation of drug-induced mitochondrial toxicity using fluorescence-based oxygen-sensitive probes. Toxicological Sciences, 92(1): 186 – 200.

ILLING PT, VIVIAN JP, DUDEK NL, et al., 2012. Immune self-reactivity triggered by drug-modified HLA-peptide repertoire. Nature, 486(7404): 554 – 558.

IMAEDA AB, WATANABE A, SOHAIL MA, et al., 2009. Acetaminophen-induced hepatotoxicity in mice is dependent on Tlr9 and the Nalp3 inflammasome. Journal of Clinical Investigation, 119 (2): 305 – 314.

INSULL W, 2006. Clinical utility of bile acid sequestrants in the treatment of dyslipidemia: a scientific review. Southern Medical Journal, 99(3): 257 – 273.

IP J, WILSON JX, UETRECHT JP, 2008. Testing the hypothesis that vitamin C deficiency is a risk factor for clozapine-induced agranulocytosis using guinea pigs and ODS rats. Chemical Research in Toxicology, 21(4): 869 – 873.

IVERSON SL, UETRECHT JP, 2001. Identification of a reactive metabolite of terbinafine: insights into terbinafine-induced hepatotoxicity. Chemical Research in Toxicology, 14(2): 175 – 181.

JAFARIAN I, ESKANDARI MR, MASHAYEKHI V, et al., 2013. Toxicity of valproic acid in isolated rat liver mitochondria. Toxicology Mechanisms and Methods, 23(8): 617 – 623.

JAMES P LUYENDYK, JANE F MADDOX, GREGORY N COSMA, et al., 2003. Ranitidine treatment during a modest inflammatory response precipitates idiosyncrasy-like liver injury in rats. The Journal of Pharmacology and Experimental Therapeutics, 307(1): 9 – 16.

JANEWAY JR CA, 1998. Presidential address to the american associate of immunologists. The road less traveled by: the role of inate immunity in the adaptive immune respone. J immunol, 161 (2): 539 – 544.

JOHNSTON A, UETRECHT J, 2015. Current understanding of the mechanisms of idiosyncratic drug-induced agranulocytosis. Expert Opinion on Drug Metabolism & Toxicology, 11(2): 243 – 257.

KEMP DC, ZAMEK-GLISZCZYNSKI MJ, BROUWER KL, 2005. Xenobiotics inhibit hepatic uptake and biliary excretion of taurocholate in rat hepatocytes. Toxicol Sci, 83(2): 207 – 214.

KINDMARK A, JAWAID A, HARBRON CG, et al., 2008. Genome-wide pharmacogenetic investigation of a hepatic adverse event without clinical signs of immunopathology suggests an underlying immune pathogenesis. Pharmacogenomics Journal, 8(3): 186 – 195.

KLEBANOFF SJ, KETTLE AJ, ROSEN H, et al., 2013. Myeloperoxidase: a front-line defender against phagocytosed microorganisms. Journal of Leukocyte Biology, 93(2): 185 – 198.

KRAMER JR, GIORDANO TP, SOUCHEK J, et al., 2005. Hepatitis C coinfection increases the risk of fulminant hepatic failure in patients with HIV in the HAART era. Journal of Hepatology, 42 (3): 309 - 314.

KRUM H, VISKOPER RJ, LACOURCIERE Y, et al., 1998. The effect of an endothelin-receptor antagonist, bosentan, on blood pressure in patients with essential hypertension. The New England Journal of Medicine, 338(12): 784 - 790.

KRUSE N, NEUMANN K, SCHRAGE A, et al., 2009. Priming of CD4$^+$T cells by liver sinusoidal endothelial cells induces CD25 low forkhead box protein 3-regulatory T cells suppressing autoimmune hepatitis. Hepatology, 50(6): 1904 - 1913.

KUMMER JA, BROEKHUIZEN R, EVERETT H, et al., 2007. Inflammasome components NALP 1 and 3 show distinct but separate expression profiles in human tissues suggesting a site-specific role in the inflammatory response. Journal of Histochemistry and Cytochemistry, 55(5): 443 - 452.

LABBE G, PESSAYRE D, FROMENTY B, 2008. Drug-induced liver injury through mitochondrial dysfunction: mechanisms and detection during preclinical safety studies. Fundamental and Clinical Pharmacology, 22(4): 335 - 353.

LIANG Y, PAN HF, YE DQ, 2014. Therapeutic potential of STAT4 in autoimmunity. Expert Opinion on Therapeutic Targets, 18(8): 945 - 960.

LI F, LU J, CHENG J, et al., 2013. Human PXR modulates hepatotoxicity associated with rifampicin and isoniazid co-therapy. Nature Medicine, 19(4): 418 - 420.

LI F, TIAN Z, 2013. The liver works as a school to educate regulatory immune cells. Cellular & Molecular Immunology, 155(1 - 2): 292 - 302.

LI J, MANNARGUDI B, UETRECHT JP, 2009. Covalent binding of penicillamine to macrophages: implications for penicillamine-induced autoimmunity. Chemical Research in Toxicology, 22(7): 1277 - 1284.

LI J, UETRECHT JP, 2009. D-penicillamine-induced autoimmunity: relationship to macrophage activation. Chemical Research in Toxicology, 22(9): 1526 - 1533.

LIU F, CAI P, METUSHI I, et al., 2016. Exploring an animal model of amodiaquine-induced liver injury in rats and mice. Journal of Immunotoxicology, 13(5): 694 - 712.

LOBACH AR, UETRECHT J, 2014. Involvement of myeloperoxidase and NADPH oxidase in the covalent binding of amodiaquine and clozapine to neutrophils: implications for druginduced agranulocytosis. Chemical Research in Toxicology, 27(4): 699 - 709.

LONGBRAKE EE, NAISMITH RT, PARKS BJ, et al., 2015. Dimethyl fumarate-associated lymphopenia: risk factors and clinical significance. Multiple Sclerosis Journal - Experimental Translational and Clinical, 1: 2055217315596994.

LU B, NAKAMURA T, INOUYE K, et al., 2012. Novel role of PKR in inflammasome activation and HMGB1 release. Nature, 488(7413): 670 - 674.

LU J, EINHORN S, VENKATARANGAN L, et al., 2015. Morphological and functional characterization and assessment of iPSC-derived hepatocytes for in vitro toxicity testing.

Toxicological Sciences, 147(1): 39 - 54.

LUTZ MB, DÖHLER A, AZUKIZAWA H, 2010. Revisiting the tolerogenicity of epidermal Langerhans cells. Immunology and Cell Biology, 88(4): 381 - 386.

LU W, UETRECHT JP, 2008. Peroxidase-mediated bioactivation of hydroxylated metabolites of carbamazepine and phenytoin. Drug Metabolism and Disposition, 36(8): 1624 - 1636.

MALLAL S, PHILLIPS E, CAROSI G, et al., 2008. HLA - B * 5701 screening for hypersensitivity to abacavir. The New England Journal of Medicine, 358(6): 568 - 579.

MANO Y, USUI T, KAMIMURA H, 2007. Effects of bosentan, an endothelin receptor antagonist, on bile salt export pump and multidrug resistance-associated protein 2. Biopharmaceutics and Drug Disposition, 28(1): 13 - 18.

MANU P, SARPAL D, MUIR O, et al., 2012. When can patients with potentially life-threatening adverse effects be rechallenged with clozapine? A systematic review of the published literature. Schizophrenia Research, 134(2 - 3): 180 - 186.

MARTIN-MURPHY BV, HOLT MP, JU C, 2010. The role of damage associated molecular pattern molecules in acetaminophen-induced liver injury in mice. Toxicology Letters, 192(3): 387 - 394.

MASSON MJ, TERANISHI M, SHENTON JM, et al., 2004. Investigation of the involvement of macrophages and T-cells in D-penicillamine-induced autoimmunity in the Brown Norway rat. Journal of Immunotoxicology, 1(2): 79 - 93.

MATHELIER-FUSADE P, 2006. Drug-induced urticarias. Clinical Review in Allergy and Immunology, 30(1): 19 - 23.

MATZINGER P, 1994. Tolerance, danger, and the extended family. Annu Rev Immunol, 12: 991 - 1045.

MCRAE MP, LOWE CM, TIAN X, et al., 2006. Ritonavir, saquinavir, and efavirenz, but not nevirapine, inhibit bile acid transport in human and rat hepatocytes. The Journal of Pharmacology and Experimental Therapeutics, 318(3): 1068 - 1075.

MENG X, LAWRENSON AS, BERRY NG, et al., 2014. Abacavir forms novel cross-linking abacavir protein adducts in patients. Chemical Research in Toxicology, 27(4): 524 - 535.

METUSHI IG, NAKAGAWA T, UETRECHT J, 2012. Direct oxidation and covalent binding of isoniazid to rodent liver and human hepatic microsomes: humans are more like mice than rats. Chemical Research in Toxicology, 25(11): 2567 - 2576.

OESCH F, FABIAN E, OESCH-BARTLOMOWICZ B, et al., 2007. Drug-metabolizing enzymes in the skin of man, rat, and pig. Drug Metabolism Reviews, 39(4): 659 - 698.

OGESE MO, JENKINS RE, MAGGS JL, et al., 2015. Characterization of peroxidases expressed in human antigen presenting cells and analysis of the covalent binding of nitroso sulfamethoxazole to myeloperoxidase. Chemical Research in Toxicology, 28(1): 144 - 154.

ONG MM, LATCHOUMYCANDANE C, BOELSTERLI UA, 2007. Troglitazone-induced hepatic necrosis in an animal model of silent genetic mitochondrial abnormalities. Toxicological Sciences, 97(1): 205 - 213.

PICHLER WJ, 2002. Pharmacological interaction of drugs with antigen-sepeific immune receptors: the P-iconcept. Curropin Allergy clin Tmmunol, 2(4): 301 – 305.

RAMOS-CASALS M, BRITO-ZERÓN P, SOTO MJ, et al., 2008. Autoimmune diseases induced by TNF-targeted therapies. Best Practice & Research: Clinical Rheumatology, 22(5): 847 – 861.

RIZVI R, HOJJATI M, 2011. Interferon-a induced lupus in a patient with chronic hepatitis C virus. Journal of Clinical Rheumatology, 17(3): 152 – 153.

ROUJEAU JC, 2005. Clinical heterogeneity of drug hypersensitivity. Toxicology, 209(2): 123 – 129.

RUBIN RL, 2015. Drug-induced lupus. Expert Opinion on Drug Safety, 14(3): 361 – 378.

SCHMIDT LE, DALHOFF K, POULSEN HE, 2002. Acute versus chronic alcohol consumption in acetaminophen-induced hepatotoxicity. Hepatology, 35(4): 876 – 882.

SEONG SY, MATZINGER P, 2004. Share Hydrophobicity: an ancient damage-associated molecular pattern that initiates innate immune responses. Nat Rev Immunol, 4(6): 469 – 478.

SHARMA AM, UETRECHT J, 2014. Bioactivation of drugs in the skin: relationship to cutaneous adverse drug reactions. Drug Metabolism Reviews, 46(1): 1 – 18.

SVENSSON CK, 2009. Biotransformation of drugs in human skin. Drug Metabolism and Disposition, 37(2): 247 – 253.

SWIFT B, PFEIFER ND, BROUWER KL, 2010. Sandwich-cultured hepatocytes: an *in vitro* model to evaluate hepatobiliary transporter-based drug interactions and hepatotoxicity. Drug Metabolism Reviews, 42(3): 446 – 471.

TACKE F, ZIMMERMANN HW, 2014. Macrophage heterogeneity in liver injury and fibrosis. Journal of Hepatology, 60(5): 1090 – 1096.

TEMPLE R, 2006. Hy's law: predicting serious hepatotoxicity. Pharmacoepidemiology and Drug Safety, 15(4): 241 – 243.

TESFA D, KEISU M, PALMBLAD J, 2009. Idiosyncratic drug-induced agranulocytosis: possible mechanisms and management. American Journal of Hematology, 84(7): 428 – 434.

THOMSON AW, KNOLLE PA, 2010. Antigen-presenting cell function in the tolerogenic liver environment. Nature Reviews Immunology, 10(11): 753 – 766.

TIEGS G, LOHSE AW, 2010. Immune tolerance: what is unique about the liver. Journal of Autoimmunity, 34(1): 1 – 6.

URBAN TJ, DALY AK, AITHAL GP, 2014. Genetic basis of drug-induced liver injury: present and future. Seminars in Liver Disease, 34(2): 123 – 133.

WALSH JS, REESE MJ, THURMOND LM, 2002. The metabolic activation of abacavir by human liver cytosol and expressed human alcohol dehydrogenase isozymes. Chemico-Biological Interactions, 142(1 – 2): 135 – 154.

WARE BR, BERGER DR, KHETANI SR, 2015. Prediction of drug-induced liver injury in micropatterned co-cultures containing iPSC-derived human hepatocytes. Toxicological Sciences, 145(2): 252 – 262.

WATANABE H, GAIDE O, PÉTRILLI V, et al., 2007. Activation of the IL-1beta-processing inflammasome is involved in contact hypersensitivity. Journal of Investigative Dermatology, 127

(8)：1956 – 1963.

WATKINS PB, 2015. How to diagnose and exclude drug-induced liver injury. Digestive Diseases, 33 (4)：472 – 476.

WEN B, ZHOU M, 2009. Metabolic activation of the phenothiazine antipsychotics chlorpromazine and thioridazine to electrophilic iminoquinone species in human liver microsomes and recombinant P450s. Chemico-Biological Interactions, 181(2)：220 – 226.

WESTON JK, UETRECHT J, 2014. Activation of inflammasomes by agents causing idiosyncratic skin reactions: a possible biomarker. Chemical Research in Toxicology, 27(6)：949 – 951.

XIAO X, CHANG C, 2014. Diagnosis and classification of drug-induced autoimmunity (DIA). Journal of Autoimmunity, 48 – 49：66 – 72.

YANG X, WENG Z, MENDRICK DL, et al., 2014. Circulating extracellular vesicles as a potential source of new biomarkers of drug-induced liver injury. Toxicology Letters, 225(3)：401 – 406.

YOU Q, CHENG L, REILLY TP, et al., 2006. Role of neutrophils in a mouse model of halothane-induced liver injury. Hepatology, 44(6)：1421 – 1431.

YUN J, MARCAIDA MJ, ERIKSSON KK, et al., 2014. Oxypurinol directly and immediately activates the drug-specific T-cells via the preferential use of HLA-B ∗ 58：01. The Journal of Immunology, 192(7)：2984 – 2993.

（付英斌）

第6章
金属的免疫毒性

免疫毒理学研究始于20世纪70年代,经过近半个世纪的发展,围绕免疫毒理学的研究日渐成熟,越来越多的研究表明,环境或职业上接触的金属和金属盐,如铂、镍、铬、铍和钴等能诱导特异性金属接触反应和呼吸道超敏反应。国内外学者对金属的免疫毒性进行了大量研究:铍和镍是最能引起超敏反应的元素,铅可改变体液免疫和细胞免疫,汞、金和铁可与 MHC – Ⅱ 类分子结合引发免疫反应,重金属(如镍和汞)暴露可导致免疫抑制。本章将重点介绍金属砷、镉、铬、镍、钒和锌的免疫毒性的研究概况。

6.1 砷

砷(arsenic, As)作为常见的有毒有害元素,一直备受人们关注。自然界中,砷元素可以多种形态的化合物存在,在空气、土壤、沉积物和水中发现的主要砷化物有三氧化二砷(As_2O_3)或亚砷酸盐、砷酸盐、一甲基砷酸(MMA)和二甲基砷酸(DMA),而海产品中砷主要以砷甜菜碱(AsB)和砷胆碱(AsC)形式存在。另外,还有其他更复杂的砷化合物,如砷糖、砷脂类化合物等。无机砷化合物[包括三价无机砷 As(Ⅲ)和五价无机砷 As(Ⅴ)]毒性强,一次过量摄入可引起急性中毒,长期低剂量暴露可引起慢性砷中毒,诱发各种皮肤病,导致肝肾功能受损,甚至导致癌症。空气中砷主要来源于人类活动(非职业的)中煤炭、石油和木材的燃烧,以及城市垃圾的焚烧,通常以 As_2O_3 的形式存在;空气中的三价砷和砷化物可以被氧化成五价砷的形式。因此,在空气中的砷通常是三价砷/五价砷的混合物。砷的另一个主要环境来源是烟草烟雾,据计算,一支普通香烟含有高达 1.5~3 μg 的砷,由于大多数香烟都含有砷,每天两包香烟的烟民可吸收的砷量估计为 12 μg/d,非吸烟者吸入的砷量为 0.4~0.6 μg/d。近来,砷广泛应用于杀虫剂、除草剂、杀真菌剂、金属冶炼厂和采矿、玻璃生产、制药和微电子工业等领域。职业接触已成为砷的主要暴露方式,主要通过吸入砷化合物或被砷污染的粉尘,金属冶炼、农药制造和矿石开采工人,以及砷化镓(GaAs)或砷化铟(InAs)的生产工人均存在职业暴露风险。

砷的免疫毒性研究最为广泛,可通过改变关键免疫调节因子(如细胞因子)的表达、细胞凋亡、氧化应激和循环外周血单核细胞数量、淋巴细胞活化、巨噬细胞功能以及细胞和体液免疫等,对自然免疫和适应性免疫产生影响。使用 As_2O_3 或 GaAs 灌注大鼠和仓鼠可见明显的肺部刺激和增生;InAs 连续灌注仓鼠 15 周,其肺脏会出现蛋白沉积样病变、肺泡/细支气管增生、肺炎和组织化生等;分别使用 GaAs、InAs、As_2O_3 灌注仓鼠 8 周(2 次/周),通过比较发现其免疫毒性大小为 InAs>GaAs>As_2O_3。砷也会影响体液免疫,可诱导动物血清抗体下降,抑制 IgM 活力,抑制程度与砷暴露量呈正相关。GaAs 或亚砷酸钠($NaAsO_2$)会抑制小鼠对 T 依赖性绵羊红细胞的免疫反应;砷暴露后的外周血单个核细胞经植物凝集素刺激增殖被明显抑制,且分泌 IL-2 能力下降。

目前,关于砷诱导肺免疫毒性研究大多集中在自然免疫上,小鼠接受砷处理后体内的补体水平降低,砷也可改变机体血清急性期蛋白(即转铁蛋白和铜蓝蛋白)的表达。氧化苯砷能抑制肺泡中性粒细胞中 NADPH 氧化酶依赖性超氧离子(O_2^-)产物的生成。有研究比较不同价态 $NaAsO_2$ 和砷酸氢二钠(Na_2HAsO_4)染毒对大鼠肺泡巨噬细胞的作用,发现只有 Na_2HAsO_4(五价砷)暴露的大鼠肺泡巨噬细胞中 O_2^- 生成显著增加,但两种价态的砷都会降低脂多糖诱导的肿瘤坏死因子(TNF-α)的产生,诱发炎症反应;使用三价砷 As_2S_3 和五价砷 $Ca_3(AsO_4)_2$ 分别暴露大鼠,发现经 $Ca_3(AsO_4)_2$ 暴露后大鼠肺泡巨噬细胞生成 O_2^- 和释放 TNF-α 增加,而 As_2S_3 暴露大鼠肺泡巨噬细胞未见此改变。

体外培养的大鼠肺泡巨噬细胞三价砷暴露后,其吞噬功能抑制,O_2^- 生成减少;大鼠肺泡巨噬细胞分别使用 As_2S_3 和 $Ca_3(AsO_4)_2$ 处理后,发现两种氧化形式的砷均可抑制 O_2^- 的产生,并降低脂多糖诱导的 TNF-α 释放,这种抑制具有显著的剂量-反应关系。比较可溶性 $NaAsO_2$ 和 Na_2HAsO_4 免疫毒性发现,$NaAsO_2$ 抑制 O_2^- 产生和降低 TNF-α 的释放的作用是 Na_2HAsO_4 的 10 倍,但 Na_2HAsO_4 可抑制脂多糖诱导的 PGE_2 释放,而 $NaAsO_2$ 却无此作用。上述体外试验显示的砷毒性的可能机制是,三价砷能与酶蛋白分子上的两个巯基或羟基结合,形成较稳定的络合物或环状化合物,从而使多种酶失去活性;五价砷可通过竞争抑制酶蛋白与内源性底物的结合;砷还可能破坏细胞内的能量或离子平衡。

流行病学研究证据同样显示砷具有免疫毒性,如饮水砷的高水平暴露人群(即孟加拉国、墨西哥和印度)的免疫功能改变;使用砷剂治疗临床癌症患者出现免疫反应,包括组织移植排斥、哮喘和贫血;淋巴细胞体外砷慢性暴露后,表现为有丝分裂原刺激增殖显著减少(与细胞进入有丝分裂期延迟有关);还可显著减少淋巴细胞增殖和抑制 Th1/Th2 细胞分泌 IL－2、IL－4、IL－5、IL－10、IFN－γ 和 TNF－α。在评估慢性砷暴露对宿主巨噬细胞的影响研究中,发现砷可改变巨噬细胞调节因子的分泌和细胞功能,减少巨噬细胞一氧化氮阴离子(NO^-)的产生和抑制其吞噬功能。砷暴露与先天免疫受体复合物 TLR4/CD14 形成和 TNF－α 分泌相关,砷可影响 TNF－α 释放,进而影响天然调节性 T 细胞。除了免疫功能变化外,流行病学研究还发现砷暴露可改变人体内白细胞/淋巴细胞群,如 $CD4^+$ T 细胞数量减少、CD4/CD8 值下降和天然调节性 T 细胞数量改变。

砷通过作用于肥大细胞、嗜酸性粒细胞、中性粒细胞、上皮细胞等产生免疫毒性。越来越多研究表明,砷诱导 B 细胞、骨髓间充质干细胞、循环单核细胞、淋巴母细胞、脾细胞、$CD4^+$ T 细胞等凋亡。砷诱导的细胞凋亡是否与细胞氧化还原状态的改变(由于活性氧诱导)、促凋亡和(或)应激反应基因/通路的激活、炎症小体改变等密切相关,有待进一步深入研究阐明。

6.2 镉

镉(cadmium, Cd)是一种微带蓝色的银白色金属,质软,延展性较好,耐磨。常见的镉化合物有氧化镉(CdO)、硫化镉(CdS)、硫酸镉($CdSO_4$)和氯化镉($CdCl_2$)等。镉及其化合物主要用于制造电镀工业颜料、塑料稳定剂、镍镉电池及半导体元件等。镉合金用于制造高速轴承、焊料、珠宝等。从事上述职业(包括金属冶炼、电镀及镉的工业应用等)均可接触到镉及其化合物。非职业接触包括吸入含镉金属冶炼厂污染的空气,摄入含镉废水灌溉生产的粮食及经常食用镀镉器皿储放的酸性食物或饮料等。吸烟是慢性接触镉的另一来源。

大量研究报道,镉可作用于体液免疫系统,影响体液免疫。例如,小鼠急性暴露于 $CdCl_2$ 可使小鼠 IgM 抗体形成细胞反应抑制、脾细胞活力降低、淋巴细胞增殖反应减弱。小鼠吸入 CdO 不会影响其被流感病毒攻击后血清抗体滴度的形成,而 $CdCl_2$ 吸入暴露 10 周则可抑制红细胞抗体补体花环的形成,因此推测镉可能损害补体与 BCR 的结合,从而抑制抗体对细菌/相关抗原的消除。体外试验显示暴露于 $CdCl_2$ 可抑制 B 细胞 RNA 和 DNA 的合成,以及 IgG 的分泌。由此可见,镉可增强 B 细胞的有丝分裂,抑制抗体合成和分泌。

体内和体外研究表明,镉可抑制细胞介导的自然免疫,特别是迟发型超敏反应,并可增强器官移植排斥反应。小鼠单次暴露于 $CdCl_2$ 可显著降低 T 细胞对同种异型抗原和有丝分裂原的增殖反应。小鼠和大鼠经 CdO 暴露 4 周后,可见淋巴细胞种群的变化,以及脾大、贫血、中性粒细胞减少和淋巴细胞减少。体外培养的淋巴细胞经镉处理后,其 RNA 合成抑制,但这种抑制主要发生在 B 细胞中还是同时发生在 T 细胞和 B 细胞尚不清楚;除了抗体合成和分泌减少外,T 细胞的细胞因子形成或释放也可能发生类似的改变。目前尚缺乏镉吸入暴露对 NK 细胞活性影响的研究,但体外研究显示,$CdCl_2$ 暴露可抑制人外周血淋巴细胞的 NK 细胞活性和抗体依赖性细胞毒性。用碲化镉(CdTe,主要用于半导体元件制造)滴注大鼠后,大鼠肺部出现大量的淋巴细胞、肺泡巨噬细胞和肺泡中性粒细胞,及显著的肺间质纤维化和 II 型细胞增生。而注射氯化镉的豚鼠肺部仅出现中性粒细胞增加,未见其他类型细胞增加。离体培养的兔肺泡巨噬细胞产生 PGE_2 和 LTB_4 的能力可因 Cd^{2+} 离子浓度的变化而改变。不同物种镉的毒性效应存在差异,三种不同鼠(C57BL/6 小鼠、DBA 小鼠、WF 大鼠)分别暴露于 CdO 3 h,C57BL/6 小鼠比 DBA 小鼠有更多的中性粒细胞流入其肺部且流速更快,而 WF 大鼠则出现更严重的急性炎症。另外,镉对单核细胞产生的细胞因子的影响也不同,CdO 可抑制人外周血单核细胞中 IL-1 和 TNF-α 的产生,但却能增加人外周血单核细胞 IL-8 的产生。由此推测,镉诱导的炎症反应中细胞因子的作用可能与细胞数量有关,而与细胞种类无关。镉还会影响巨噬细胞的免疫功能,如 $CdCl_2$ 可使染毒的兔肺泡巨噬细胞吞噬能力降低;经口暴露镉后,肺泡巨噬细胞玫瑰花环形成受损,表明 Fc 受体存在缺陷;镉还可改变库普弗细胞上的 Fc 补体受体。体外培养的大鼠肺泡巨噬细胞分别经 $CdCl_2$ 和乙酸镉处理,均可见 O_2^- 生成受抑制。叙利亚仓鼠肺泡巨噬细胞经 CdO 处理后,吞噬体的细胞骨架重排发生改变。没有明显细胞毒性剂量的镉暴露后,巨噬细胞的运动能力和淋巴因子反应性均受到抑制。

镉可改变肺泡巨噬细胞的吞噬功能和产生细胞毒性,改变肺泡巨噬细胞与其他细胞产生表面受体(Fc 或补体)的能力,以及肺泡巨噬细胞产生 O_2^-、

IL-1和TNF-α的能力。目前,已有大量关于镉免疫毒性机制的研究,包括Jun激酶(Jun kinase, JNK)和ERK信号在镉诱导巨噬细胞和上皮细胞 G2/M阻滞和细胞凋亡中的作用分析,Akt和核转录因子红系2相关因子(nuclear factor-erythroid 2-related factor 2, Nrf2)在镉诱导的 Jurkat T细胞或 RAW264.7巨噬细胞中的作用。随着表观遗传学的发展,研究发现 DNA高甲基化也是镉影响淋巴细胞增殖的一个重要事件。有研究发现,镉可改变 T细胞计数、血清溶血素等免疫指标。在镉的免疫毒性作用机制中,镉的主要作用位点及其具体分子机制有待进一步研究。

近来,作为半导体荧光纳米材料,含镉量子点(Cd-QDs)具有优良的光学性能,如吸收光谱宽、荧光强度高、发射光谱窄、发光波长可调及抗光漂白等,这使得其在生物医学领域中有着广泛的应用。随着含镉纳米粒子(nanoparticle, NP)使用的增加,关于其对宿主免疫功能或免疫细胞功能影响的研究也越来越多,Cd NP/QDs 暴露可影响宿主应对铜绿假单胞菌等病原体的反应能力,改变局部细胞因子形成,以及诱导原位损伤,包括肉芽肿的形成或组织修复的改变;NP的几何形状影响 Cd[Se] QDs 与免疫细胞间的相互作用,其表面不同化学物质和核心/外壳材料也会影响其免疫毒性大小。为了使 Cd-QDs 更好地应用于生物学和生物医学等领域,亟待对其免疫毒性及其机制进行深入探讨。

6.3 铬

铬(chromium, Cr)是环境污染及影响健康的重要元素之一。铬在许多行业中都有重要应用,包括冶金(制造不锈钢、合金铸铁、其他合金)、油漆、染料和颜料的制造,皮革鞣制,木制品防腐,以及纺织品、磁带、水泥、关节假体和复印机墨粉的制造等。铬化合物常以溶液、粉尘或蒸气的形式危害人体健康,可通过消化道、呼吸道、皮肤和黏膜侵入人体。工业生产中一般无急性铬中毒。铬慢性毒作用的主要部位是皮肤和黏膜;手、腕、前臂等直接接触部位可发生皮炎,吸入铬酸盐粉尘或铬酸雾可导致鼻中隔穿孔。铬的毒性大小与其价态、形态和溶解度密切相关。铬有两种常见的价态 Cr(Ⅵ)和 Cr(Ⅲ),Cr(Ⅲ)的毒性远小于 Cr(Ⅵ),目前尚没有证据显示在当前限值下吸入 Cr(Ⅲ)会产生职业健康危害,而吸入足够浓度的 Cr(Ⅵ)却具有致癌作用。

铬可影响体液免疫,如暴露于高达 100 mg Cr/m^3 的重铬酸钾($Na_2Cr_2O_7$)

的大鼠可表现为促进绵羊红细胞免疫,但更高剂量 $Na_2Cr_2O_7$ 暴露则会抑制绵羊红细胞免疫。大鼠暴露于 $Na_2Cr_2O_7$ 或 Cr(Ⅵ)/Cr(Ⅲ)(3∶2)混合物中,可导致其血清免疫球蛋白下降,白细胞和红细胞升高。人群研究显示,铬可致人外周血淋巴细胞总数减少,但血清中 IgM、IgG 或 IgA 水平不变。铬还可影响细胞免疫,大多数研究已经证实铬可引起宿主动物发生迟发型超敏反应,铬可抑制 T 细胞的增殖。人群研究证据显示低剂量 Cr(Ⅵ)可促进淋巴细胞增殖,高剂量 Cr(Ⅵ)可抑制淋巴细胞增殖,而 Cr(Ⅲ)未见此效应。

铬可对肺脏产生免疫毒性。大鼠暴露于 Cr(Ⅵ)($Na_2Cr_2O_7$ 的形式)4 周后,出现肺泡巨噬细胞数量增加、吞噬能力增强;暴露时间延长至 8 周,肺泡巨噬细胞数量就会减少。与许多金属一样,Cr(Ⅵ)在低浓度($50\ \mu g/m^3$)时可增强肺泡巨噬细胞的活性,而高浓度($200\ \mu g/m^3$)则抑制肺泡巨噬细胞的活性。兔暴露于 Cr(Ⅵ)(如 Na_2CrO_4)4~6 周后,肺脏出现大量肺泡巨噬细胞,但细胞吞噬功能未改变,并引起溶酶体增大。而兔暴露于 Cr(Ⅲ)[如 $Cr(NO_3)_3$]后,肺泡巨噬细胞数量不变,但细胞功能(代谢、吞噬)下降,其与大量的溶酶体增大和含高水平铬的细胞内含物的增加有关。肺泡巨噬细胞形态改变是铬对这些细胞的直接作用。

铬还能诱导炎症反应。大鼠吸入 $3\ mg/m^3$、$10\ mg/m^3$ 或 $30\ mg/m^3$[Cr_2O_3 或碱性硫酸铬 $Cr_2(SO_4)_3$]13 周后,均出现支气管和纵隔淋巴管炎症,包括肺泡巨噬细胞增加、淋巴增生和间质或肉芽肿性炎症反应。大鼠一次性灌注含 3∶1 的 Cr(Ⅲ):Cr(Ⅵ)氧化物后,形成呼吸道肉芽肿,渐进性肺泡纤维化增加。大鼠暴露于可溶性铬酸钾(K_2CrO_4)或不溶性铬酸钡($BaCrO_4$)可诱发肺部不同程度的中性粒细胞和单核细胞浸润,可溶性形式 Cr(Ⅵ)可导致肺泡灌洗细胞出现>30%的中性粒细胞和约 5%的单核细胞,非可溶性形式 Cr(Ⅵ)的肺泡灌洗细胞无改变。Cohen 等评估了铬暴露对大鼠肺泡巨噬细胞的功能参数(炎症细胞因子、活性氧,以及诱导性一氧化氮)的影响,发现暴露于 $BaCrO_4$ 的大鼠肺泡巨噬细胞不受影响,而暴露于 K_2CrO_4 的大鼠肺泡巨噬细胞释放 IL-1 和 TNF-α(但不是 IL-6)减少。体外试验却显示相反结果,体外培养的 U937 人类单核细胞或单核细胞/巨噬细胞经铬暴露后会增加 IL-1 和 TNF-α 的释放。

铬可通过诱导活性氧形成而产生氧化应激。有研究发现,J774A.1 巨噬细胞暴露于 Cr(Ⅲ)或 Cr(Ⅵ)可诱导一氧化氮和 O_2^- 产生增加;Cr(Ⅲ)作用于 J774A.1 细胞,可通过增加活性氧形成和脂质过氧化产生氧化应激;吡啶甲酸铬可诱导猪肺泡巨噬细胞中的 O_2^- 形成增加。但氧化应激在铬免疫毒性中的确切作用尚不确定。

铬可诱导职业性哮喘。早期哮喘是由肥大细胞和肥大细胞快速脱颗粒/释放支气管收缩的介质引起的,晚期哮喘依赖于增殖的 T 细胞分泌淋巴因子来促进趋化性支气管收缩和黏液分泌。这两种类型在接触重铬酸盐、铬酸、铬矿、铬酸盐颜料和焊接烟雾的工人中均可出现,有些病例诊断性斑贴试验显示铬过敏,提示与铬暴露的皮肤超敏反应有关。

目前,开展免疫毒理学研究的铬化合物主要分为三类:① 含铬的植入生物材料(通常由钴铬合金制成);② 含铬的膳食补充剂,包括吡啶甲酸铬、聚烟酸铬等;③ 含铬的纳米颗粒。含铬的植入生物材料可作用于免疫系统,产生意想不到的后果。体外研究报道,含铬的植入生物材料可对人体产生局部或全身反应(如电化学腐蚀、磨损),并能抑制巨噬细胞和淋巴细胞功能;植入生物材料释放出的颗粒本身的物理化学特性会影响免疫细胞功能。目前,含铬膳食补充剂的免疫系统毒性评估常用实验动物研究,实验结果外推到人存在很大的不确定性。因此,尚不能确定含铬的膳食补充剂对人体的作用。虽然膳食中的铬对葡萄糖代谢必不可少,但是否存在潜在健康危害尚不清楚。就免疫系统而言,目前仍没有可靠证据支持或禁止使用含铬补充剂。近年来,随着纳米材料的广泛应用,研究人员越来越关注铬剂/含铬纳米材料的免疫毒性。有研究表明,Cr(Ⅵ)诱导的免疫毒性在一定程度上是通过激活 Src 家族激酶和 JNK 来调节的,其次是淋巴细胞氧化应激诱导活性氧增加引起。其他研究表明,Cr(Ⅵ)可激活上皮细胞中的 Akt 和 Fyn 而启动自然免疫,这些都是铬诱导肺和身体其他部位炎症发生的促成因素。而价态和溶解度是铬诱发炎症和宿主耐药性的关键因素,它们决定Cr(Ⅵ)对淋巴细胞亚群的影响及相关细胞因子和趋化因子的形成/释放。其他关于 Cr(Ⅵ)介导的免疫细胞毒性机制的研究表明铬不仅可以作为宿主过敏反应的诱导剂,还可以加重其他免疫性疾病,如过敏性和职业性哮喘。

6.4　镍

镍(nickel, Ni)是人类职业和环境中广泛接触的重金属之一,同时也是一种多系统、多器官、多细胞毒物。冶炼镍矿石及冶炼钢铁时,部分矿粉会随气流进入大气。在焙烧过程中也有镍及其化合物排出,主要为不溶于水的硫化镍(NiS)、氧化镍(NiO)、金属镍粉尘等,成为大气中的颗粒物。在职业环境中,人体接触镍的主要途径是呼吸道吸入和皮肤接触。镍和镍盐目前的主要用途是生产不锈钢、有色合金、电镀、高温和电阻合金、铸铁和镍镉电池,以及作为催化剂和颜料。

镍可影响体液免疫功能,有研究表明,接触镍可抑制动物模型中的原发性体液免疫反应。小鼠急性呼吸道吸入氯化镍($NiCl_2$)可抑制脾脏对 T 依赖性绵羊红细胞的体液反应,大鼠接触 NiO 颗粒会抑制血清抗绵羊红细胞反应。大鼠自由饮水给予硫酸镍($NiSO_4$)染毒 13 周后,对脾脏细胞的分析发现,低剂量和中剂量的 $NiSO_4$ 可诱导 B 细胞和 $CD4^+$ T 细胞增加,高剂量 $NiSO_4$ 细胞数量减少;但各剂量组均可见 $CD8^+$ T 细胞增加,CD4/CD8 值下降。上述动物试验证据表明镍可抑制体液免疫,但人群研究证据相对缺乏。

实验动物接触镍后,能抑制巨噬细胞/肺泡巨噬细胞活性,改变其对病原体感染的防御能力。兔吸入镍气溶胶持续 1~6 个月后肺泡巨噬细胞数量增加,其吞噬能力降低。经 $NiCl_2$ 处理后,肺脏含有表面标志物的肺泡巨噬细胞数量增加 40 倍,而表面光滑的肺泡巨噬细胞数量增加 8 倍。大鼠暴露于超细镍 7~28 天,肺泡内"泡沫状"肺泡巨噬细胞和退化肺泡巨噬细胞增加;小鼠暴露于 NiO 或二硫化三镍(Ni_3S_2)气溶胶 9 周后,可观察到肺泡巨噬细胞吞噬能力降低。

镍可诱导炎症反应。暴露于 Ni_3S_2、NiO 或羰基镍 $Ni(CO)_4$ 的小鼠和大鼠的肺脏可见伴随肺泡巨噬细胞增加的炎症反应,大鼠暴露 Ni_3S_2 长达 22 天,导致支气管肺泡灌洗中总细胞、β-葡萄糖醛酸酶、乳酸脱氢酶和总蛋白增加;大鼠接受单次最高剂量 Ni_3S_2 暴露后其肺部中性粒细胞数量增加。大鼠吸入 $NiCl_2$ 超过 5 天,其肺脏灌洗液中的免疫细胞数量增加,但在恢复阶段,其肺泡巨噬细胞下降、中性粒细胞增加、中性粒细胞趋化因子增加。铬还可特异性影响炎性细胞因子/趋化因子,如大鼠滴注超细镍粉后其支气管肺泡灌洗液中未见巨噬细胞炎症蛋白-2(macrophage inflammatory protein,MIP-2)的任何改变,而体外试验显示超细镍粉可刺激肺泡巨噬细胞释放 TNF-α;小鼠暴露于 $NiSO_4$ 会导致 MIP-2、IFN-γ、单核细胞趋化蛋白-1(monocyte chemoattractant protein-1,MCP-1)、IL-6、IL-1b 和 TNF-α mRNA 水平显著增加,且持续>96 h。值得注意的是,尽管诱导型一氧化氮合酶活性和 mRNA 水平不受镍影响,但促炎介质/趋化因子的释放依赖于肺脏一氧化氮的增加。通过比较发现,三种常见镍化物的潜在免疫毒性大小为 $NiSO_4$>Ni_3S_2>NiO。

镍可诱导 NK 细胞功能改变。小鼠非肠道暴露 $NiCl_2$ 可抑制肺清除同系黑色素瘤细胞的能力。肠外镍暴露可观察到 NK 细胞功能的持续抑制,但肺部暴露却出现不同的作用,小鼠经肺暴露 Ni_3S_2 或 $NiSO_4$ 12 天或暴露 $NiSO_4$ 65 天,未见小鼠脾脏 NK 细胞功能或宿主抵抗能力改变,小鼠暴露 Ni_3S_2 持续 9 周后可见 NK 细胞功能和宿主抵抗能力降低;而滴注 Ni_3S_2 的猴子肺部 NK 细胞活性增强;大鼠单次滴注 $NiSO_4$ 可抑制肺的 NK 细胞功能,并且这种作用持续长达 7 天。

镍可诱导细胞凋亡、氧化应激和线粒体功能改变,还可以通过改变信号通路或 DNA/RNA 本身甚至组蛋白结构产生毒性。随着对 Th17 和调节性 T 细胞作用的深入了解,研究发现这些细胞在镍诱导的皮炎中发挥重要作用,但其免疫毒性机制尚未完全清楚。

6.5 钒

钒(vanadium, V)是环境中普遍存在的微量金属。含钒钢具有强度高、韧性大、耐磨性好等优良特性,因而钒广泛应用于机械、汽车、造船、铁路、航空、桥梁、电子技术、国防工业等行业。在现代工业中,钒制品广泛应用于冶金、化工等领域,加之各种含钒物质的消耗(如石油、煤等燃料的燃烧),使得环境中的钒数量大幅度增加。环境中的钒可通过呼吸、饮水、饮食等途径进入机体,影响人体健康。职业环境中,开采和研磨含钒矿石、清洁燃油锅炉或生产金属钒、氧化物和催化剂的工人,存在吸入钒或受钒灰尘污染的风险,对于职业性接触钒,已有明确的剂量限值。

众所周知,五价钒酸盐和钒氧化物会改变暴露宿主的免疫力。吸入暴露钒的工人会出现长时间咳嗽、肺结核和呼吸道刺激症状,严重会导致死亡。死亡病例尸检报告显示广泛肺损伤,主要死因是细菌感染引起的呼吸衰竭。流行病学研究表明,急性暴露高水平(或长期暴露于中度)含钒粉尘/烟雾会增加肺部等疾病发病率,包括哮喘、鼻炎、咽炎、支气管炎、肺炎、金属烟热、局部纤维化和肺癌;钒暴露工人体内中性粒细胞和浆细胞的数量和结构发生改变,免疫球蛋白的产生受干扰。据此确定工作场所含钒粉尘或烟雾的可接受限值(钒每 8 h 职业接触限值为 0.14 μg/m³,24 h 职业接触限值为 50 μg/m³)。

钒可诱导多种动物模型出现免疫功能改变。啮齿类动物经钒急性/亚慢性处理后,可降低其肺泡巨噬细胞吞噬能力和溶酶体酶活性、减少溶酶体释放、改变免疫细胞的数量及分布、改变肥大细胞组胺的释放、减少细胞因子(IL-6、TNF-α 和 IFN-γ)和肿瘤抑制因子的产生;干扰 MHC-Ⅱ类抗原的表达。在炎症反应和气道纤维化过程中,肺泡巨噬细胞增加、MIP－2 和角质形成细胞趋化因子的 mRNA 产生增加、中性粒细胞募集。有研究表明,钒是城市细颗粒物或粉煤灰(ROFA)影响免疫调节功能的重要因素之一,包括炎症、嗜酸性粒细胞增多、中性粒细胞肺泡炎、肺对乙酰胆碱的顺应性/抵抗力的改变,且宿主对感染的抵抗力也发生改变。体外研究也证实粉煤灰或细颗粒物中的钒可破坏肺的免疫功能,部分归因于免疫细胞和上皮细胞分泌细胞因子/趋化因子失调。

钒可增加宿主感染易感性。小鼠暴露于钒酸铵(NH_4VO_3)后可影响其细胞免疫,表现为对单核细胞增生李斯特菌感染的抵抗力下降和死亡率增加,腹腔巨噬细胞吞噬李斯特菌和杀灭病原体的能力降低,这可能与钒干扰 O_2^- 形成、谷胱甘肽氧化还原循环和单磷酸己糖途径有关。虽然对维持腹腔巨噬细胞能量水平的关键途径的影响可能是细胞功能和宿主抗性变化的基础,但其他研究表明,吞噬活性和细胞杀伤力的降低与表面调理素受体表达/结合活性以及溶酶体酶活性降低有关。钒处理后小鼠 WEHI－3 巨噬细胞的抗李斯特菌反应所必需的细胞因子的产生/释放减少,而具有免疫抑制作用的 PGE_2 的自发形成/释放增加,后续研究发现,钒损害细胞与 IFN－γ 的结合及其免疫反应能力,这部分归因于钒可影响 IFN－γ 受体并改变其结合能力。体外研究表明,钒酸盐处理后淋巴细胞改变对激素(即表皮生长因子和胰岛素)或细胞因子的亲和力。

钒可直接修饰巨噬细胞表面 IFN－γ 受体和其他细胞因子/调理素受体的蛋白,该修饰可激活细胞蛋白激酶和(或)磷酸酶活性。受体蛋白和细胞因子诱导的次级信使蛋白磷酸化可导致细胞活化,或正常信号转导途径旁路和细胞因子 DNA 反应元件激活,进而下调细胞因子受体表达和抑制其功能。钒对受体表达/功能的影响可能是由于其干扰细胞因子受体复合物形成有关。钒具有细胞毒性,如破坏微管或微丝结构的完整性,改变局部 pH,影响溶酶体酶的释放和活性,改变分泌囊泡与溶酶体的融合,破坏细胞蛋白的合成与代谢等。

钒通过改变细胞内磷酸化产生局部炎症反应和激活巨噬细胞。钒可致肺泡巨噬细胞中酪氨酸磷酸酶抑制(以及由 NADPH 氧化酶诱导的细胞内活性氧增加)和促分裂原活化的蛋白激酶(mitogen-activated protein kinase,MAPK)家族激活(JNK、p38、ERK);虽然 JNK 和 p38 激酶(响应细胞因子的信号介质)或 ERK(响应生长因子/激素信号级联反应中的转换器)的激活对细胞因子受体或细胞因子的作用尚不清楚,但 ERK 活化与巨噬细胞一氧化氮的诱导性增加以及 MIP - 1a 和 MIP - 2 的产生有关。

钒可对巨噬细胞、淋巴细胞、上皮细胞和免疫系统产生影响,钒可诱导巨噬细胞、树突状细胞和中性粒细胞等细胞凋亡增加,改变细胞内活性氧的形成。近来有研究报道,钒可通过干扰机体组织和细胞的铁代谢稳态而影响其免疫系统功能。有研究显示,钒暴露可影响铁参数,而铁稳态(游离与结合,细胞内与细胞外)对于维持免疫器官和细胞的功能非常重要。可溶性五价钒和六价钒均可影响局部免疫/气道上皮细胞的铁含量,从而显著增加特定细胞因子/趋化因子的产生,这些细胞因子的基因受缺氧诱导因子(HIF)- 1 的调节(其细胞内寿命与细胞铁状态有关);钒剂暴露可改变肺泡巨噬细胞中铁反应蛋白结合活性。除此之外,钒还可影响二价金属转运蛋白 1(DMT1),改变DMT1 的表达,人支气管上皮细胞暴露于硫酸氧钒($VOSO_4$)可增加 DMT1 的表达。目前,涉及铁稳态与钒免疫毒性的相关研究较少,具体作用机制尚待研究证实。

6.6 锌

锌(Zinc,Zn)是所有生物体中含量最丰富的微量金属之一。锌及其合金的冶炼,以及锰、铜、银、铁、镉、铅、砷等在冶炼中能产生氧化锌烟尘。氯化锌加热能形成氯化锌烟雾。在染料制造及橡胶塑料、制革、医药、纺织、陶瓷等行业中也有接触锌化物粉尘及溶液的机会。锌烟尘及烟雾易从呼吸道吸入,金属锌在胃肠道吸收较少,锌化物易从胃肠道吸收。锌主要由粪便排出,少量从尿液、汗液中排出。锌及其化合物根据进入机体途径的不同,毒性大小存在差异。

关于锌的免疫毒性,研究较多的是氧化锌(ZnO)。氧化锌可致肺免疫毒性,氧化锌烟进入呼吸道深部,大量接触肺泡可引起金属烟热。人类或动物接触 ZnO/六氯乙烷烟雾会产生强烈的炎症反应、Ⅱ型细胞增生和间质纤维化。小鼠连续暴露于 $1.0\ mg/m^3$ ZnO 5 d(3 h/d)发现,随着 ZnO 暴露次数的增加,中性粒细胞在肺部的浸润逐渐减少;但是,对支气管肺泡灌洗液总蛋白的类似耐受性并不明显,在随后再次暴露的小鼠中,中性粒细胞的耐受也不明显。人群研究发现,受试者在重复接触 $5.0\ mg/m^3$ ZnO 时,肺泡灌洗液中的中性粒细胞和 IL - 6 减少;而单次暴露的金属板工人的中性粒细胞增加不明显,但IL - 6 升高。灌注氯化锌($ZnCl_2$)可导致肺泡损伤区域的淋巴细胞浸润和肺泡腔内含泡沫肺泡巨噬细胞聚集体的数量增加。除了存在泡沫状的肺泡巨噬细胞，宿主接触 ZnO 后的免疫学变化与灌注氢氧化锌[$Zn(OH)_2$]胶体的大鼠肺部所见相似，但灌注可溶性硫酸锌($ZnSO_4$)不会引起肺部免疫细胞图谱的改变。

可溶性锌能促炎，小鼠单次滴注约 4.8 μg 锌($ZnCl_2$)，可溶性锌离子能够诱导肺部中性粒细胞和总蛋白含量增加，且呈剂量依赖性。大鼠滴注 33 μgZn/kg 体重或 66 μgZn/kg 体重(以 $ZnSO_4$ 形式)或 0.8~8.3 mg 细颗粒物/kg(约含 14.5 μg 可溶性锌/mg 细颗粒物)可诱导中性粒细胞内流，而吸入完整的细颗粒物不会诱导任何中性粒细胞内流，而肺泡巨噬细胞增加呈剂量和时间依赖性。吸入暴露锌剂可影响宿主抵抗力，小鼠接受 $ZnSO_4$ 处理 3 h 后会增加其化脓性链球菌吸入感染的死亡率。

在所有类型免疫细胞中，锌剂对肺泡巨噬细胞影响的研究报道最多。大鼠灌注 5 mg ZnO 后可见肺泡巨噬细胞大小和超微结构改变，7 天内均可见肺泡巨噬细胞和间质巨噬细胞存在含锌电子致密结构。$ZnSO_4$ 和硫酸二氨合锌[$Zn(NH_4)_2(SO_4)_2$]均可降低肺泡巨噬细胞的吞噬活性，且 $ZnSO_4$ 的作用大于 $Zn(NH_4)_2(SO_4)_2$。ZnO 也能抑制巨噬细胞的吞噬活性，锌对吞噬功能的抑制作用相比其他金属(如钒)弱，但锌具有更直接的细胞毒性，且对细胞的黏附影响小。

如前所述，锌的免疫毒性数据大多来自对 ZnO 及其与金属烟热发展关系的研究。由于金属烟热是一种发热性吸入综合征，ZnO 吸入后肺部热原细胞因子水平升高。通过对暴露于镀锌钢焊接烟雾的工人志愿者的研究发现，大量的热原性、趋化性或抗炎性细胞因子呈时间依赖性释放，其中支气管肺泡灌洗中 IL-1、TNF-α 和 IL-8 在 3 h 内快速增加，但随着时间的延长(即 8~22 h)，IL-1、TNF-α 和 IL-8 开始减少，而 IL-6 增加。志愿者暴露于熔炉生成的 ZnO 颗粒后，3~6 h 血浆 IL-6 水平持续升高。志愿者吸入暴露 ZnO 累积剂量达到 540 mg/m³，暴露终止 24 h 后，仍可见其支气管肺泡灌洗液的 IL-8 和 TNF-α 显著升高。由此可见，吸入锌剂(特别是 ZnO)会导致肺部和全身细胞因子/趋化因子显著改变。

迄今，已有大量研究报道锌及其化合物制剂对巨噬细胞、淋巴细胞和免疫系统产生影响。近来，有关锌转运体的研究取得了重大进展，Zrt 样、Irt 样蛋白(ZIP)家族成员和 Zn 转运蛋白(Zn transportin, ZnT)存在于许多细胞中，并在细胞功能中发挥重要作用，使锌能够跨细胞膜转运，这些转运蛋白表达/活性的失调参与免疫疾病发生和进展。锌转运蛋白参与 B 细胞分化成熟并对

CD4$^+$ T 细胞和 CD8$^+$ T 细胞产生作用,有研究报道锌转运蛋白参与维持体内锌稳态,ZnT 和 T 细胞的作用与糖尿病(通常具有自身免疫基础)和(或)葡萄糖稳态有关。

近来,有研究检测了锌纳米颗粒(Zn nanoparticle,ZnNP)的体内免疫调节作用,发现其与佐剂样作用、细胞因子/趋化因子/纤维化因子含量、炎症反应、宿主的细菌攻击反应能力等方面密切相关。体外研究探讨 ZnNP 对巨噬细胞/单核细胞的作用机制,发现 ZnNP 能改变 DNA/基因完整性,作用 Syk、p53、Ras p21 和 JNK 等细胞通路,并影响 PI3K/Akt/mTOR、p47phox、Nrf2 等细胞凋亡/细胞自噬通路等。当锌不足时,补充锌剂可改变机体免疫功能,研究表明体内锌的水平与多种细胞因子[MCP－1、IL－8、IL－4、IL－1b、TNF－α 和(或)IFN－δ]诱导的细胞信号转导,以及免疫细胞吞噬和呼吸爆发功能等有关。

6.7 小 结

随着免疫毒理学的发展,越来越多的研究关注金属对免疫系统功能的影响。本章综述了常见金属对体液免疫、细胞免疫及自然免疫的影响,但金属的免疫毒性机制仍不清楚。随着分子生物学领域新技术的出现,包括各种组学技术、表观遗传技术等兴起,将有助于发现对特定金属制剂敏感的人群,同时也为更加深入探索金属免疫毒性的机制提供了可能。

参考文献

AL-ASSAF A, ALQAHTANI A, ALSHATWI A, et al., 2013. Mechanism of cadmium induced apoptosis in human peripheral blood lymphocytes: the role of p53, Fas, and Caspase－3. Environmental Toxicology and Pharmacology, 36(3): 1033－1039.

AMARO R, 2009. Effect of arsenic on regulatory T-cells. Journal of Clinical Immunology, 29(4): 461－469.

ANDERSSON MA, PETERSSON GRAWE KV, KARLSSON OM, et al., 2007. Evaluation of the potential genotoxicity of chromium picolinate in mammalian cells *in vivo* and *in vitro*. Food and Chemical Toxicology, 45(7): 1097－1106.

ANTOINE F, ENNACIRI J, GIRARD D, 2010. Syk is a novel target of arsenic trioxide (ATO) and is involved in the toxic effect of ATO in human neutrophils. Toxicology In Vitro, 24(3): 936－941.

ARITA A, MUNOZ A, CHERVONA Y, et al., 2013. Gene expression profiles in peripheral blood mononuclear cells of Chinese nickel refinery workers with high exposures to nickel and control subjects. Cancer Epidemiology, Biomarkers & Prevention, 22(2): 261 – 269.

ARITA A, NIU J, QU Q, et al., 2012. Global levels of histone modifications in peripheral blood mononuclear cells of subjects with exposure to nickel. Environmental Health Perspectives, 120 (2): 198 – 203.

ASAKAWA S, KISHIMOTO Y, TAKANO T, et al., 2015. Nickel ions selectively inhibit LPS-induced IL – 6 production by decreasing its mRNA stability. PLoS ONE, 10(3): e0119428.

ATSDR (Agency for Toxic Substances and Disease Registry), 2000. Toxicological profile for chromium (update). Atlanta: U.S. Department of Public Health and Human Services.

BAILEY K, WU M, WARD W, et al., 2013. Arsenic and the epigenome: inter-individual differences in arsenic metabolism related to distinct patterns of DNA methylation. Journal of Biochemical and Molecular Toxicology, 27(2): 106 – 115.

BANERJEE N, BANERJEE S, SEN R, et al., 2009. Chronic arsenic exposure impairs macrophage functions in the exposed individuals. Journal of Clinical Immunology, 29(5): 582 – 594.

BAN M, LANGONNE I, GOUTET M, et al., 2010. Simultaneous analysis of the local and systemic immune responses in mice to study the occupational asthma mechanisms induced by chromium and platinum. Toxicology, 277(1): 29 – 37.

BAYSAN A, YEL L, GOLLAPUDI S, et al., 2007. Arsenic trioxide induces apoptosis via the mitochondrial pathway by up-regulating the expression of Bax and Bim in human B-cells. International Journal of Oncology, 30(2): 313 – 318.

BENOVA D, HADJIDEKOVA V, HRISTOVA R, et al., 2002. Cytogenetic effects of hexavalent chromium in Bulgarian chromium platers. Mutation Research, 514(1 – 2): 29 – 38.

BINET F, CHIASSON S, GIRARD D, 2011. Interaction between arsenic trioxide (ATO) and human neutrophils. Human and Experimental Toxicology, 30(5): 416 – 424.

BISWAS R, GHOSH P, BANERJEE N, et al., 2008. Analysis of T-cell proliferation and cytokine secretion in the individuals exposed to arsenic. Human and Experimental Toxicology, 27(5): 381 – 386.

BLUM J, ROSENBLUM L, GRUNIG G, et al., 2014. Short-term inhalation of cadmium oxide nanoparticles alters pulmonary dynamics associated with lung injury, inflammation, and repair in a mouse model. Inhalation Toxicology, 26(1): 48 – 58.

BOBE P, BONARDELLE D, BENIHOUD K, et al., 2006. Arsenic trioxide: a promising novel therapeutic agent for lymphoproliferative and autoimmune syndromes in MRL/lpr mice. Blood, 108(13): 3967 – 3975.

CAI B, MENG F, ZHU S, et al., 2010. Arsenic trioxide induces the apoptosis in bone marrow mesenchymal stem cells by intracellular calcium signal and caspase – 3 pathways. Toxicology Letters, 193(2): 173 – 178.

CAICEDO M, SAMELKO L, MCALLISTER K, et al., 2013. Increasing both CoCrMo-alloy particle size and surface irregularity induces increased macrophage inflammasome activation *in vitro* potentially through lysosomal destabilization mechanisms. Journal of Orthopaedic Research, 31 (10): 1633 – 1642.

CARDENAS A, KOESTLER D, HOUSEMAN E, et al., 2015. Differential DNA methylation in umbilical cord blood of infants exposed to mercury and arsenic in utero. Epigenetics, 10(6): 508 – 515.

CHATTERJEE S, KUNDU S, BHATTACHARYYA A, 2008. Mechanism of cadmium induced apoptosis in the immunocyte. Toxicology Letters, 177(2): 83 – 89.

CHOWDHURY R, CHATTERJEE R, GIRI A, et al., 2010. Arsenic-induced cell proliferation is associated with enhanced ROS generation, ERK signaling and CyclinA expression. Toxicology Letters, 198(2): 263 – 271.

CHO W, DUFFIN R, BRADLEY M, et al., 2012. NiO and Co_3O_4 nanoparticles induce lung DTH-like responses and alveolar lipoproteinosis. European Respiratory Journal, 39(3): 546 – 557.

CHU K, LEE C, HSIN S, et al., 2010. Arsenic trioxide alleviates airway hyper-responsiveness and eosinophilia in a murine model of asthma. Cellular & Molecular Immunology, 7(5): 375 – 380.

COHEN M, SISCO M, PROPHETE C, et al., 2010. Effects of metal compounds with distinct physico-chemical properties on iron homeostasis and antibacterial activity in the lungs: chromium and vanadium. Inhalation Toxicology, 22(2): 169 – 178.

CORMET-BOYAKA E, JOLIVETTE K, BONNEGARDE-BERNARD A, et al., 2012. An NF-kB-independent and Erk1/2-dependent mechanism controls CXCL8/IL – 8 responses of airway epithelial cells to cadmium. Toxicological Sciences, 125(2): 418 – 429.

DHINGRA N, SHEMER A, CORREA DA ROSA J, et al., 2014. Molecular profiling of contact dermatitis skin identifies allergen-dependent differences in immune response. Journal of Allergy and Clinical Immunology, 134(2): 362 – 372.

ESCOBAR J, VARELA-NALLAR L, CODDOU C, et al., 2010. Oxidative damage in lymphocytes of copper smelter workers correlated to higher levels of excreted arsenic. Mediators of Inflammation, 2010: 403830.

ESTRADA-CAPETILLO B, ORTIZ-PEREZ M, SALGADO-BUSTAMANTE M, et al., 2014. Arsenic and fluoride co-exposure affects the expression of apoptosis and inflammatory genes and proteins in mononuclear cells from children.Mutation Research, 761: 27 – 34.

FREITAS M, BARCELLOS-DE-SOUZA P, BARJA-FIDALGO C, et al., 2013. Nickel induces apoptosis in human neutrophils. BioMetals, 26(1): 13 – 21.

FROUIN H, FORTIER M, FOURNIER M, 2010. Toxic effects of various pollutants in 11B7501 lymphoma B cell line from harbour seal (Phoca vitulina). Toxicology, 270(2 – 3): 66 – 76.

GAO C, JIANG J, MA P, et al., 2015. Arsenic trioxide induces T-cell apoptosis and prolongs islet allograft survival in mice. Transplantation, 99(9): 1796 – 1806.

HANSON M, BRUNDAGE K, SCHAFER R, et al., 2010. Prenatal cadmium exposure dysregulates sonic hedgehog and Wnt/b-catenin signaling in the thymus resulting in altered thymocyte development. Toxicology and Applied Pharmacology, 242(2): 136 – 145.

HANSON M, HOLASKOVA I, ELLIOTT M, et al., 2012. Prenatal cadmium exposure alters postnatal immune cell development and function. Toxicology and Applied Pharmacology, 261 (2): 196 – 203.

HEMDAN N, EMMRICH F, SACK U, et al., 2006. The *in vitro* immune modulation by cadmium depends on the way of cell activation. Toxicology, 222(1 – 2): 37 – 45.

HIKITA E, ARAI M, TANAKA S, et al., 2011. Effects of inorganic and organic arsenic compounds on growth and apoptosis of human T-lymphoblastoid leukemia cells. Anticancer Research, 31 (12): 4169 – 4178.

HO C, CHANG H, et al., 2013. Quantum dot 705, a cadmium-based nanoparticle, induces persistent inflammation and granuloma formation in the mouse lung. Nanotoxicology, 7(1): 105 – 115.

HOLASKOVA I, ELLIOTT M, HANSON M, et al., 2012. Prenatal cadmium exposure produces persistent changes to thymus and spleen cell phenotypic repertoire as well as the acquired immune response. Toxicology and Applied Pharmacology, 265(2): 181 – 189.

HUANG Y, XIA M, WANG H, et al., 2014. Cadmium selectively induces MIP – 2 and COX – 2 through PTEN-mediated Akt activation in RAW264.7 cells. Toxicological Sciences, 138(2): 310 – 321.

HUAUX F, LASFARGUES G, LAUWERYS R, et al., 1995. Lung toxicity of hard metal particles and production of interleukin – 1, tumor necrosis factor-α, fibronectin, and cystatin-c by lung phagocytes. Toxicology and Applied Pharmacology, 132(1): 53 – 62.

HUTCHINSON L, TRINH B, PALMER R, et al., 2011. Inorganic arsenite inhibits IgE receptor-mediated degranulation of mast cells. Journal of Applied Toxicology, 31(3): 231 – 241.

KHAN S, VALA J, NABI S, et al., 2012. Protective effect of curcumin against arsenic-induced apoptosis in murine splenocytes *in vitro*. Journal of Immunotoxicology, 9(2): 148 – 159.

KIM J, KIM S, JOHNSON V, et al., 2005. Extracellular signal-regulated kinase-signaling-dependent G2/M arrest and cell death in murine macrophages by cadmium. Environmental Toxicology and Chemistry, 24(12): 3069 – 3077.

KIM J, SHARMA R, 2004. Calcium-mediated activation of c-Jun NH2-terminal kinase (JNK) and apoptosis in response to cadmium in murine macrophages. Toxicological Sciences, 81(2): 518 – 527.

KOZUL C, HAMPTON T, DAVEY J, et al., 2009. Chronic exposure to arsenic in the drinking water alters the expression of immune response genes in mouse lung. Environmental Health Perspectives, 117(7): 1108 – 1115.

KRAUS T, QUIDENUS G, SCHALLER K, 2000. Normal values for arsenic and selenium concentrations in human lung tissue. Archives of Environmental Contamination and Toxicology, 38(3): 384 – 389.

LAI TY, LIN JJ, HUANG WW, et al., 2012. Arsenic trioxide (As$_2$O$_3$) inhibits murine WEHI – 3 leukemia in BALB/c mice in vivo. Environmental Toxicology, 27(6): 364 – 371.

LEE YS, KIM D, LEE E, et al., 2015. Sodium meta-arsenite prevents the development of autoimmune diabetes in NOD mice. Toxicology and Applied Pharmacology, 284(2): 284, 254 – 261.

LEMARIE A, BOURDONNAY E, MORZADEC C, et al., 2008. Inorganic arsenic activates reduced NADPH oxidase in human primary macrophages through a Rho kinase/p38 kinase pathway. Journal of Immunology, 180(9): 6010 – 6017.

LI K, ZHANG L, XIANG X, et al., 2013. Arsenic trioxide alleviates airway hyper-responsiveness and promotes apoptosis of CD4$^+$ T lymphocytes: evidence for involvement of the ER stress-CHOP pathway. Irish Journal of Medical Science, 182(4): 573 – 583.

MAIER N, CROWN D, LIU J, et al., 2014. Arsenic trioxide and other arsenical compounds inhibit the NLRP1, NLRP3, and NAIP5/NLRC4 inflammasomes. Journal of Immunology, 192(2): 763 – 770.

MAJUMDAR S, CHANDA S, GANGULI B, et al., 2010. Arsenic exposure induces genomic hypermethylation. Environmental Toxicology, 25(3): 315 – 318.

MANDEGARY A, HOSSEINI R, GHAFFARI S, et al., 2010. The expression of p38, ERK1 and Bax proteins has increased during the treatment of newly diagnosed acute pro-myelocytic leukemia with arsenic trioxide. Annals of Oncology, 21(9): 1884 – 1890.

MARTIN-CHOULY C, MORZADEC C, BONVALET M, et al., 2011. Inorganic arsenic alters expression of immune and stress response genes in activated primary human T lymphocytes. Molecular Immunology, 48(6 – 7): 956 – 965.

MORZADEC C, BOUEZZEDINE F, MACOCH M, et al., 2012. Inorganic arsenic represses IL – 17A expression in human activated TH17 lymphocytes. Toxicology and Applied Pharmacology, 262(3): 217 – 222.

NIOSH, 1990. National Occupational Exposure Survey.

PILSNER J, LIU X, AHSAN H, et al., 2007. Genomic methylation of peripheral blood leukocyte DNA: influences of arsenic and folate in Bangladeshi adults. American Journal of Clinical Nutrition, 86(4): 1179 – 1186.

PILSNER J, LIU X, AHSAN H, et al., 2009. Folate deficiency, hyper-homocysteinemia, low urinary creatinine, and hypo-methylation of leukocyte DNA are risk factors for arsenic-induced skin lesions. Environmental Health Perspectives, 117(2): 254 – 260.

RAGER J, BAILEY K, SMEESTER L, et al., 2014. Prenatal arsenic exposure and the epigenome: altered microRNAs associated with innate and adaptive immune signaling in newborn cord blood. Environmental and Molecular Mutagenesis, 55(3): 196 – 208.

ROJAS D, RAGER J, SMEESTER L, et al., 2015. Prenatal arsenic exposure and the epigenome: identifying sites of 5-methylcytosine alterations that predict functional changes in gene expression in newborn cord blood and subsequent birth outcomes. Toxicological Sciences, 143(1): 97 – 106.

ROJAS-LEMUS M, LÓPEZ-VALDEZ N, BIZARRO-NEVARES P, et al., 2021. Toxic effects of inhaled vanadium attached to particulate matter: a literature review. Int J Environ Res Public Health, 18(16): 8457.

ROUSSIN A, CABEC V, LONCHAMPT M, et al., 1997. Neutrophil-associated inflammatory responses in rats are inhibited by phenylarsine oxide. European Journal of Pharmacology, 322

（1）：91－96.

SALGADO-BUSTAMANTE M, ORTIZ-PEREZ M, CALDERON-ARANDA E, et al., 2010. Pattern of expression of apoptosis and inflammatory genes in humans exposed to arsenic and/or fluoride. Science of the Total Environment, 408(4): 760－767.

VOLKE A, RUNKORG K, WEGENER G, et al., 2013. Dual effect of nickel on L-arginine/nitric oxide system in RAW 264.7 macrophages. International Immunopharmacology, 15(3): 511－516.

ZHANG Y, ZHANG Z, XIE Y, et al., 2015. Toxicity of nickel ions and comprehensive analysis of nickel ion-associated gene expression profiles in THP－1 cells. Molecular Medicine Reports, 12(3): 3273－3278.

ZWOLAK I, 2014. Vanadium carcinogenic, immunotoxic and neurotoxic effects: a review of *in vitro* studies. Toxicol Mech Methods, 24(1): 1－12.

（吴德生，黄海燕）

第7章
纳米材料的免疫毒性

7.1 引　言

纳米技术（nanotechnology），也称毫微技术，是研究结构尺寸在 1~100 nm 范围内材料性质和应用的一种技术，纳米技术其实就是一种用单个原子、分子制造物质的技术。1959 年，物理学家理查德·费曼提出了"有趣的现象"——利用电子束加工材料，这被认为是纳米技术的开端。1974 年，"纳米技术"一词由科学家谷口纪男首次使用。1981 年，随着原子力显微镜和扫描隧道显微镜的出现，纳米技术得到了发展。1986 年，美国科学家德雷克斯勒进一步发展了纳米技术概念，他认为可以通过控制和调整物质的原子和分子，制造出各种材料和器件。当前纳米技术主要应用在材料制备、微电子和计算机技术、医学和健康、航天和航空、环境和能源、生物技术和农产品等方面。利用纳米材料还可以制作出特定性质的材料或自然界不存在的材料、生物材料和仿生材料。同生物技术一样，纳米技术存在很多环境和安全问题（例如，小尺寸是否会避开生物的自然防御系统、能否降解、有何毒性作用等）。本章将特别关注纳米技术衍生材料对人体免疫系统的作用。

纳米颗粒实际上是纳米材料的一个子集，包括纳米纤维和纳米片。无论构造如何，纳米材料通常被定义为至少有一个维度小于 100 nm 的尺寸。纳米颗粒与纳米材料定义不同，本章只关注人造纳米颗粒和纳米材料，两者统称为工程纳米材料（engineering nanomaterials，ENM）。纳米材料的物理化学特性（如尺寸、表面积、结晶度、电荷、疏水性、化学反应性、表面官能团等）与毒性密切相关。纳米材料可以通过与其他外源性物质相同的途径进入机体，包括皮肤接触、消化道摄入和呼吸道吸入。纳米材料越来越多地被开发应用于肠外药物（如疫苗、诊断、治疗），考虑到它们的特性，人们普遍认为多数纳米材料最终会进入人体循环产生毒性。

纳米生物技术是指出于生物目的（与工业用途相反）的纳米材料的开发

与研究,包括医学诊断和治疗、健康保健、食品等,纳米毒理学是研究 ENM 对人类健康和安全影响的学科。人类日常生活中经常接触大量微尺度粒子,如果超出人体的调节能力,将会产生毒性,颗粒物毒性的研究有着悠久的历史,超细颗粒的许多现有知识可为评估纳米材料的毒性提供重要参考。

纳米材料具有以下毒理学特性: ① 纳米材料的比表面积远大于宏观材料,通常具有高度反应性;② 纳米材料可以进入其他材料无法进入的各种生理隔室;③ 纳米材料具有生物蓄积性,机体只能非特异性清除或完全不能清除纳米材料(如碳纳米管)。因此,帕拉塞尔苏斯的箴言"万物皆有毒,只要剂量足"不适用于纳米材料。开展纳米毒理学研究,需要考虑常规毒理学研究以外的一些因素,包括纳米材料具有聚集性,很难均匀分布;体内或体外细胞进行纳米材料染毒,其最终可能选择性地进入某些细胞甚至亚细胞器等。

7.2　纳米材料诱导免疫毒性的潜在机制

免疫毒理学主要研究毒物对机体免疫系统产生的不良影响和机制。具体包括: ① 免疫系统结构及其组成成分(如组织和细胞)的改变;② 免疫系统在整体和细胞水平上的功能变化;③ 评估免疫系统变化的持续时间,短暂性还是持久性。在纳米免疫毒理学背景下,House 和 Hastings 首次提出多维免疫毒理学(图 7.1)概念,具有非常重要的意义,它对免疫毒理学的解释,与传统的免疫毒理学学派不同,因为它关注的是"物质"(可以是化学的、物理的、磁性的、放射性的)改变免疫稳态所表现的后果。例如,足够的免疫反应抑制(通常被认为是免疫毒性的同义词)会导致严重感染或肿瘤,而多维免疫毒理学会将其分解为稳态和正常免疫反应。另外,免疫刺激导致的炎症、超敏反应和过敏反应,多维免疫也给出了维持正常稳态的途径。后面的章节将会介绍已证实或假想的作用机制,并阐述它们与多维免疫的关系。

多维免疫毒理学的观点适用于解释纳米材料产生的潜在免疫调节,但其包容性不足。二级和三级免疫调节具体见图 7.2,免疫反应涉及机体多个系统,包括神经系统、内分泌系统、肠神经系统、微生物组、免疫系统和黏膜免疫系统,纳米材料对这些系统的毒性可能对免疫反应产生间接甚至直接的影响。近年来有研究表明纳米材料会影响肠道微生物组(即胃肠道系统自然存在的微生物群),纳米材料、肠道微生物组和免疫反应间的关系越来越受到关注。

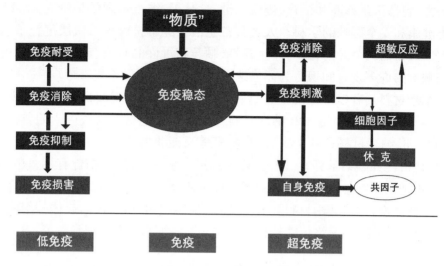

图 7.1　多维免疫毒理学

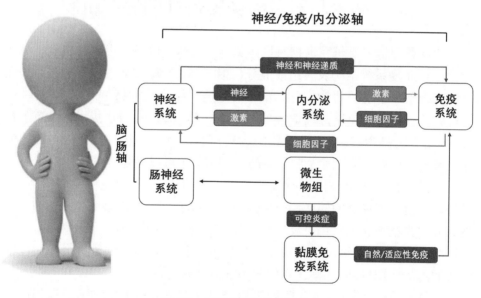

图 7.2　二级和三级免疫调节

　　纳米材料可对免疫系统结构和功能产生影响,如小尺寸有利于它们进入组织、细胞甚至亚细胞器,并产生特殊的静电作用和化学键。纳米材料的形状是影响毒性的重要因素之一,如球状更容易被吞噬,而纤维状或管状更易导致炎症反应。纳米材料可通过诱导氧化应激和炎症反应等机制产生一系列免疫毒性效应。

7.2.1　物理效应引起的免疫毒性(氧化应激)

氧化应激是纳米材料毒性的一个重要因素。氧化应激是指体内氧化与抗氧化作用失衡的一种状态,主要是由细胞内活性氧增加、抗氧化活性降低或两者结合引起。活性氧过度产生会导致氧化应激、蛋白质氧化、脂质过氧化、核酸损伤、细胞凋亡和炎症信号通路功能障碍等。纳米材料的大小、形状、氧化状态、溶解度、聚集度、表面特性和表面积均与活性氧产生密切相关。氧化应激是一种潜在的免疫毒性机制,值得进一步深入研究。

7.2.2　生物/免疫效应引起的免疫毒性

7.2.2.1　与先天性免疫系统成分的结合

(1) TLR:人体免疫系统是防卫病原体入侵机体最有效的武器,是危险信号"远距离预警"传感器。免疫系统细胞包括巨噬细胞/单核细胞、中性粒细胞和树突状细胞,这些细胞具有被称为模式识别受体(pattern recognition receptor, PRR)的特定细胞表面受体,是存在于哺乳动物和其他生物中的一类蛋白质,它们能够识别并结合到微生物、病毒和其他致病物上的特定分子模式里(即 PAMP),从而启动免疫反应。PRR 包括许多类型的受体,如 TLR、NLR、RIG-I 样受体[(RIG-I)-like receptor, RLR]和 C 型凝集素受体(C-type lectins receptor, CLR)等。其中,研究最多的是 TLR。当 TLR 与 PAMP 结合时,它们会与 MhD88 和 TRIF 等衔接分子结合,最终导致 I 型干扰素、趋化因子和炎症细胞因子的分泌。此外,这种级联反应会导致 NK-κB、干扰素调节因子和丝裂原活化蛋白激酶的激活。这种免疫调节途径的级联反应会促进炎症发生,并为适应性免疫的发展奠定了基础。

纳米颗粒可改变 TLR 信号转导,TiO_2 或 ZrO_2 暴露会上调 TLR3、TLR7 和 TLR10 的表达,纳米银颗粒暴露可通过 TLR 调节 IL-6 产生,聚(酸酐)纳米颗粒可通过 TLR 系统激活辅助性 T 细胞,但是纳米颗粒如何触发 TLR 机制尚不清楚,研究报道有两种可能机制:① 较小的纳米颗粒可能与其他生物活性分子(如细菌脂多糖)"合作",激活 TLR;② 较大的(相对而言)纳米颗粒可能以某种方式直接与 TLR 结合。

(2) 中性粒细胞:又称多形核白细胞,具有趋化作用、吞噬作用和杀菌作用,但存活期短,仅 2~3 天。中性粒细胞利用 PRR 识别其靶标,并产生各种自由基(如超氧化物和一氧化氮)。中性粒细胞迁移到炎症部位,释放促炎因子,然后募集额外的中性粒细胞与包括单核细胞/巨噬细胞和淋巴细胞在内的其他细胞到达炎症部位。大量研究表明,纳米颗粒(如 Fe_2O_3、TiO_2 和 ZnO)可以招募中性粒细胞。此外,有研究表明,纳米颗粒可被中性粒细胞捕获在由 DNA 和抗菌蛋白组成的"中性粒细胞外陷阱"中。

7.2.2.2 与补体相互作用

补体系统是先天免疫的主要成分之一,由可溶性血浆蛋白、膜型调节蛋白和受体组成。补体系统存在于血浆、组织、细胞表面甚至细胞内。当补体蛋白与病原体结合时,它们能够激活免疫细胞,并促使其吞噬病原体。这个过程不仅能够清除病原体,还能够促进免疫细胞的增殖和分化,从而增强人体的免疫防御能力。补体系统在防御病原体和维持宿主稳态中起着关键作用。此外,补体的激活会触发攻膜复合物的组装,这是一个多蛋白孔,可以插入并直接溶解微生物。补体还可与 TLR 相互作用诱导免疫反应,因此,与补体、TLR 或两者相互作用的纳米颗粒可能会对免疫反应产生协同作用。某些纳米颗粒可产生补体激活相关假性过敏反应(complement activation-related pseudo-allergic reactions,CARPA)等,这种类过敏反应常发生在静脉注射某些 EMN 或微粒药物后。

7.2.2.3 炎症反应(炎症小体的诱导)

炎症是生物组织受到某种刺激如外伤、感染等损伤因子的刺激所发生的一种以防御反应为主的基本病理过程。炎症小体是炎症反应的重要成员,它是多种蛋白质组成的复合体,在骨髓细胞中产生,是天然免疫系统的重要组成部分。炎症小体是胞质多蛋白复合体,其形成是由 PAMP 和 DAMP 的传感器触发的。炎症小体的组装可以由多种微生物和宿主衍生的刺激引发。激活后,炎症小体会推动细胞表面消皮素 D 孔的形成,引起 IL-1β 和 IL-18 促炎细胞因子以及 IL-1α 和 HMGB1 警报蛋白的不正常分泌,并最终导致细胞焦亡。当炎症小体的装配需要 caspase-1 时,被定义为"经典炎症小体",而当装配依赖于人类 caspase-4 或 caspase-5(或它们的鼠直系同源 caspase-11)时,则被定义为"非经典炎症小体"。虽然炎症小体有利于清除微生物,但它们的异常或过度刺激会导致各种病理改变,如自身炎症性疾病、心脏代谢和神经退行性疾病及癌症。

炎症小体有多种类型,包括 NLRP3、NLRP1b、NLRC4、NLRP12、AIM2、IFI16、吡咯啉炎症小体和 NLRP6。目前研究较多的是 NLRP3 炎症小体。NLRP3 炎症小体由 ASC、caspase-1 和 NLRP3 组成。纳米颗粒可诱发炎症小体异常激活,如二氧化钛、二氧化硅、镍和银颗粒等。

7.2.2.4　免疫抑制

纳米颗粒产生直接免疫抑制的证据有限,但有研究表明,碳纳米管可诱导小鼠免疫抑制,这与肺泡巨噬细胞产生 TGF‑β 有关。

7.2.2.5　纳米颗粒的非预期免疫识别

目前,纳米颗粒被开发作为一种新型药物载体,然而,纳米颗粒几乎总是被免疫系统识别为异物,并且试图快速地将它清除。这种识别可能是由蛋白冠(后文将对其进行介绍)的形成及其他机制如炎症小体的激活引起。这个特性有利于疫苗开发,但如果纳米药物要实现其强大功能,就需要躲避免疫系统的攻击,现通过将聚合物如聚乙二醇(pdyethyleneglycol, PEG)包裹于纳米颗粒表面,将其"伪装"成人类细胞的纳米颗粒,但这种包裹会形成特异性抗PEG 抗体,加速纳米颗粒的清除。

7.2.2.6　蛋白冠

蛋白冠(protein corona, PC)是指纳米颗粒进入生物环境之后,纳米颗粒表面吸附的一层或多层蛋白所组成的结构,被认为是纳米颗粒和生物环境的邻近界面。当纳米颗粒接触生物体液(血清、肺液等)时,它们会立即暴露于复杂的生物活性分子环境中,这些分子吸附在纳米颗粒周围形成一层薄膜状结构。蛋白冠主要由多种蛋白分子组成。纳米颗粒的理化特性(如粒径、形状、表面修饰等)可以影响蛋白冠的组成。与此同时,外界环境条件(如培养基组成、培养时间、温度、pH 等)也是影响蛋白冠组成的重要因素。蛋白冠的存在会影响纳米颗粒和生物体间的相互作用,改变纳米颗粒的生物吸收、生物分布及生物毒性。

根据与纳米颗粒的结合强弱,蛋白冠可以分为恒定蛋白冠(hard corona)和动态蛋白冠(soft corona);其中恒定蛋白冠更贴近于纳米颗粒表面,其蛋白组成相对比较稳定,不容易与环境中其他蛋白进行相互交换,而动态蛋白冠相对远离纳米颗粒表面,其蛋白组成变化较大,所组成的蛋白容易与生物环境中的其他蛋白或大分子进行交换和相互作用。例如,皮肤暴露的纳米颗粒与皮肤中特异性蛋白质和其他生物分子相互作用,形成复合物,到达淋巴结而被吞噬,并与溶酶体融合,进行分解和消化。

纳米颗粒‑蛋白冠复合物的形成是否会调节免疫? 如果是,又会如何调节? 有研究表明,纳米颗粒的特性会影响蛋白质分子本身的结构,从而改变其生物功能和纳米颗粒-蛋白冠复合物与细胞(包括免疫细胞)间的相互作用。有研究报道,载脂蛋白、免疫球蛋白和补体蛋白可识别纳米颗粒-蛋白冠复合物,被吞噬细胞吞噬并产生毒性。补体蛋白识别还可激活补体级联反应,导致炎症。

7.2.2.7　呼吸道免疫

鉴于纳米技术开发的产品日益增多,人类暴露于纳米颗粒的途径也多种多样,纳米颗粒可以通过皮肤接触、吸入或摄入及静脉注射进入人体,其中呼吸道吸入是纳米颗粒进入机体的最主要途径,肺脏是纳米颗粒的主要作用靶点。由于纳米颗粒尺寸小,它们能够穿过呼吸道直接到达肺泡,从而与肺表面活性剂接触并相互作用。纳米颗粒可以长时间停留在肺泡里,并逐渐向间质组织和周围淋巴结侵袭,导致肺泡上皮损伤、增生等炎症反应。

炎症反应是纳米颗粒的主要吸入毒性,这种炎症反应可能是纳米颗粒与肺组织直接作用的结果,但有研究表明,纳米颗粒还可能与其他部分相互作用,诱导不同类型的炎症反应。例如,炭黑纳米颗粒对小鼠的肺脏仅产生轻微刺激,然而,当这些纳米颗粒与细菌脂多糖联合用药时,会导致严重肺水肿和大量炎症细胞因子产生。纳米颗粒还可激活 Th2 型免疫应答,如激活嗜酸性粒细胞产生 IgE。碳纳米管和金属纳米颗粒均可诱导 IgG1 和 IgE 的产生,这种非特异性免疫可能会产生过敏反应。

7.2.2.8　超敏反应

纳米材料本身的物理化学性质,包括尺寸、形状、表面电荷、化学组成等是其诱导Ⅱ型免疫(过敏)反应的增强剂。超敏反应也可能是纳米颗粒与超敏反应相关细胞和组织相互作用的结果,其中暴露途径是关键影响因素。例如,纳米颗粒经呼吸道或消化道直接或间接暴露后,血清 IgE 明显升高;越来越多的研究表明纳米颗粒对合成和分泌多种活性介质的肥大细胞有影响,纳米银颗粒可以通过激活肥大细胞加重特应性皮炎症状,并影响肥大细胞脱粒。由此可见,纳米材料可诱导超敏反应。

纳米颗粒既可通过破损的皮肤进入机体,也可穿透完整表皮,许多与皮肤直接接触的防晒霜和其他化妆品中均含有纳米颗粒 TiO_2 和 ZnO,研究发现这些纳米颗粒经皮肤暴露也可诱导超敏反应。纳米颗粒引起超敏反应的其他机制,包括纳米颗粒可直接诱导金属超敏反应,以及作为辅因子诱导"标准"超敏反应。金属纳米颗粒在环境中广泛存在,人体存在暴露风险,因此了解其致敏特性具有非常重要的意义,虽然金属纳米颗粒本身直接诱导超敏反应的能力有限,但与脂多糖(以及其他可能天然存在的免疫调节剂)联合用药将会显著增加其过敏反应。纳米颗粒诱导和(或)调节超敏反应的另一个假设机制是蛋白冠的形成,但此机制仍需要开展研究进一步证实。

7.3　纳米颗粒的免疫调节治疗

7.3.1　免疫抑制治疗

纳米颗粒不表现出直接的免疫抑制活性,因此不太可能单独用于免疫抑制剂的开发,但纳米颗粒仍可发挥治疗作用,降低免疫反应,策略包括免疫修饰纳米颗粒,可以"清除"细胞因子和抗体等特定分子,抑制细胞因子病理激活诱发的免疫反应。这虽不是纳米颗粒的直接免疫抑制特性,但已被探索用作免疫抑制药物和抗炎药物的载体。

7.3.2　免疫刺激治疗(纳米颗粒疫苗开发)

新型疫苗开发是纳米颗粒在免疫调节中最重要的用途之一,即纳米疫苗学。纳米颗粒具备有效疫苗开发的两个重要特征: ① 通过抗原提呈细胞(树突状细胞或巨噬细胞)和佐剂成功地将感兴趣的抗原呈递给免疫系统;② 疫苗或疫苗组分能激发伴随抗原呈递的免疫反应提高疫苗成功率。

可溶性抗原很难被抗原提呈细胞摄取,其诱导特异性免疫效果较差,如果将可溶性抗原组装在纳米颗粒上,那么能够增强其免疫原性,从而促进其被抗原提呈细胞有效识别。采用纳米材料制成的免疫佐剂,一方面可以利用其载体性质来提高抗原提呈细胞对抗原的吞噬能力;另一方面,可以利用其对免疫细胞的作用来触发机体的固有免疫响应,并最终诱导有效的特异性免疫。作为疫苗的纳米佐剂可分为三大类: ① 被动靶向抗原提呈细胞的纳米佐剂;② 主动靶向抗原提呈细胞的纳米佐剂;③ 影响抗原提呈细胞递呈的纳米佐剂。使用纳米颗粒作为免疫佐剂的抗原包括病毒样颗粒、脂质体、金纳米粒子,生物可降解聚合物、量子点、免疫刺激复合物和自组装蛋白等。

佐剂是疫苗的重要成分之一,佐剂是一种添加到疫苗中以刺激和增强免疫反应强度和持久性的物质。佐剂的作用机制和作用方式多种多样,纳米佐剂可直接作用于炎症小体,并可识别应激信号诱导机体分泌不同种类的细胞因子,纳米颗粒大小与细胞分子相近,且纳米颗粒具有免疫佐剂活性,有研究表明使用免疫刺激分子如 TLR 配体进行修饰可提高其佐剂活性。

在过去几十年中,纳米技术的快速发展为纳米疫苗的开发奠定了基础。与传统疫苗相比,纳米疫苗利用了多种纳米颗粒,在传递效率、剂量方案、给药途径、佐剂和接种效果方面显著改进,但纳米颗粒的免疫原性和毒性是纳米疫苗开发必须考虑的问题。

7.4 纳米颗粒的免疫毒性评估

目前,大量研究已经证实纳米颗粒具有明显免疫毒性效应,这里我们将重点介绍纳米颗粒的免疫毒性评估策略。

当前针对化学药物的免疫毒性测试,采用的标准是人用药品注册技术要求国际协调会(ICH)S8 指南"人用药物的免疫毒性研究",这也是大多数纳米材料使用的主要标准。本章将介绍决策树技术策略,研究利用纳米材料的现有毒性研究数据(包括血液学改变、淋巴器官重量和组织学变化以及血清球蛋白/免疫球蛋白水平变化等数据),提取这些数据并对其进行整理,对是否存在潜在免疫毒理学信号进行证据权重评估,评估内容包括化学类别和与其他已知免疫毒性化合物的相似性,以及任何增加感染或肿瘤易感性的临床证据等。如果综合数据表明存在潜在免疫毒性,则有两种可能的策略。首先,如果免疫毒性的风险可以接受和(或)能够通过风险管理计划予以控制,则不需要开展进一步研究;如果免疫毒性风险未知或认为具有免疫毒性风险,则需要开展几项额外的体内研究,包括 T 细胞依赖性抗体应答(T cell dependent antibody response, TDAR),它可以同时评估多种适应性免疫机制;如果需要更详细的数据,还有其他几种免疫功能测定,如 NK 细胞功能、巨噬细胞功能等。

ICH S8 中描述的大多数测试方法最适用于评估免疫抑制。尽管可以用检测免疫刺激的方式建立诸如 T 细胞依赖性抗体应答的测定,但评估这些发现的生物学和免疫学意义往往存在一些问题。例如,根据刺激程度如何设立免疫保护阈值?免疫保护阈值会不会出现病理性改变?研究数据表明,大多数纳米材料几乎没有免疫抑制活性,但其中许多显然具有直接或通过佐剂作用的免疫刺激效应,因此在进行纳米材料的潜在免疫毒性评估时,这些问题显得尤为突出。

由于纳米材料特殊的理化特性,不能用常规毒理学测试及传统的剂量-反应关系来描述其免疫毒性,开展其免疫毒性测试,既要考虑选择合适的细胞和毒性终点,同时还要兼顾纳米材料在机体内的分布与代谢对其毒性的影响。此外,纳米材料的大小和形状影响它们在体内的分布,它们在体内的分布方式与常规材料截然不同,某些纳米材料(金属、陶瓷)根本不能被机体代谢,会在体内停留很长时间并发挥其毒性。

ICH S8 指南推荐的免疫毒性评价方法与免疫毒性研究经典方法非常相似,通常采用基于风险、证据权重的策略,分层分阶段开展免疫毒性评价。第一阶段是评估纳米材料的免疫毒性风险;第二阶段进行免疫毒性测试评估纳米材料的免疫毒性,如溶血、血栓形成、巨噬细胞摄取、总蛋白结合、补体激活和细胞因子产生。免疫毒性分析可直接评估纳米材料对免疫细胞及其功能的影响,包括测定免疫表型、白细胞增殖、NK 细胞功能和细胞毒性 T 细胞功能及集落形成等。

近来,研究者开发出一种"纳米特异性"的风险评估方法,该方法是迄今较为全面的评估方法,此方法考虑了纳米材料本身的物理化学特性、溶解和平衡速率、人体暴露的可能性和反应性等。根据潜在的免疫毒性对该纳米材料进行排名,采用多种组合试验,包括体外细胞毒性、活性氧和细胞因子的产生以及体外皮肤和眼刺激等测试方法评估纳米材料对人类健康的影响。

7.5　小　　结

近几十年来,纳米技术对社会诸多领域产生了深远影响,如医学、环境科学、经济领域等,随着纳米技术的不断进步和纳米材料的广泛应用,其不可避免地带来了一些潜在安全风险。本章简要介绍了纳米材料的免疫毒性,关注纳米材料对人体免疫系统产生的风险。由于纳米材料特殊的理化特性,如尺寸、形状、材料组成和表面电荷,其表现出与常规材料不同的免疫毒性,这提醒在进行纳米材料免疫毒性研究时,除了运用传统的免疫毒理学研究方法外,更要综合考虑纳米材料的特性,以全面评价纳米材料的免疫效应和免疫毒性,以确保纳米材料的应用安全。

随着纳米材料免疫毒性研究,逐渐认识到纳米颗粒可诱导增强性免疫反应,如炎症小体激活、补体激活、巨噬细胞和树突状细胞的活性增强等。利用纳米材料的这一免疫特性,有助于疫苗和佐剂的开发,可为药物开发和临床免疫毒理学研究提供新的思路。

参考文献

ALSALEH NB, PERSAUD I, BROWN JM, 2016. Silver nanoparticle-directed mast cell degranulation is mediated through calcium and PI3K signaling independent of the high affinity IgE receptor. PLoS ONE, 11(12): e0167366.

AUFFAN M, ROSE J, BOTTERO JY, et al., 2009. Towards a definition of inorganic nanoparticles from an environmental, health and safety perspective. Nature Nanotechnology, 4(10): 634 – 641.

BAKAND S, HAYES A, 2016. Toxicological considerations, toxicity assessment and risk management of inhaled nanoparticles. International Journal of Molecular Sciences, 17(6): 929.

BAN M, LANGONNÉ I, HUGUET N, et al., 2012. Effect of submicron and nano-iron oxide particles on pulmonary immunity in mice. Toxicology Letters, 210(3): 267 – 275.

BATISTA-DUHARTE A, LINDBLAD EB, OVIEDO-ORTA E, 2011. Progress in understanding adjuvant immunotoxicity mechanisms. Toxicology Letters, 203(2): 97 – 105.

BLANK F, FYTIANOS K, SEYDOUX E, et al., 2017. Interaction of biomedical nanoparticles with the pulmonary immune system. Journal of Nanobiotechnology, 15(1): 6.

BORASCHI D, ITALIANI P, 2015. From antigen delivery system to adjuvanticity: the broad application of nanoparticles in vaccinology. Vaccines, 3(4): 930 – 939.

BRAAKHUIS HM, PARK MV, GOSENS I, et al., 2014. Physiochemical characteristics of nanomaterials that affect pulmonary inflammation. Particle and Fibre Toxicology, 11: 18.

BRINKMANN V, ZYCHLISKY A, 2012. Neutrophil extracellular traps: is immunity the second function of chromatin? Journal of Cell Biology, 198(5): 773 – 783.

CAO Z, FANG Y, LU Y, et al., 2016. Exposure to nickel oxide nanoparticles induces pulmonary inflammation through NLRP3 inflammasome activation in rats. International Journal of Nanomedicine, 11: 3331 – 3346.

CORBO C, MOLINARO R, PARODI A, et al., 2016. The impact of nanoparticle protein corona on cytoxicity, immunotoxicity and target drug delivery. Nanomedicine, 11(1): 81 – 100.

CRUZ LJ, TACKEN PJ, RUEDA F, et al., 2012. Targeting nanoparticles to dendritic cells for immunotherapy. Methods in Enzymology, 509: 143 – 163.

DEGN S, THIEL S, 2013. Humoral pattern recognition and the complement system. Scandinavian Journal of Immunology, 78(2): 181 – 193.

DEKKERS S, OOMEN AG, BLEEKER EAJ, et al., 2016. Towards a nanospecific approach for risk assessment. Regulatory Toxicology and Pharmacology, 80: 46 – 59.

DEMENTO SL, EISENBARTH SC, FOELLMER HG, et al., 2009. Inflammasome-activating nanoparticles as modular systems for optimizing vaccine efficacy. Vaccine, 27(23): 3013 – 3021.

DIETERT RR, SILBERGELD EK, 2015. Biomarkers for the 21st century: listening to the microbiome. Toxicological Sciences, 144(2): 208 – 216.

DI GIOACCHINO M, PETRARCA C, LAZZARIN F, et al., 2011. Immunotoxity of nanoparticles.

International Journal of Immunopathology and Pharmacology, 24(1 Suppl): 65S－71S.

DOBROVOLSKAIA MA, 2015. Pre-clinical immunotoxity studies of nanotechnology-formulated drugs: challenges, considerations and strategy. Journal of Controlled Release, 220(Pt B): 571－583.

DOCTER D, WESTMEIER D, MARKEWICZ M, et al., 2015. The nanoparticle biomolecule corona: lessons learned-challenge accepted? Chemical Society Reviews, 24(12): 6094－6121.

FISHER JD, ACHARYA AP, LITTLE SR, 2015. Micro and nanoparticle drug delivery systems for preventing allotransplant rejection. Clinical Immunology, 160(1): 24－35.

FRÖLICH EE, FRÖLICH E, 2016. Cytotoxicity of nanoparticles contained in food on intestinal cells and the gut microbiota. International Journal of Molecular Sciences, 17(4): 509.

GETTS DR, SHEA LD, MILLER SD, et al., 2015. Harnessing nanoparticles for immune modulation. Trends in Immunology, 36(7): 419－427.

House R V, Hastings KL, 2004. Multidimensional immunomodulation. Journal of Immunotoxicology, 1: 123－129.

HOUSE RV, SELGRADE MJ, 2010. A quarter-century of immunotoxicology: looking back, looking forward. Toxicological Sciences, 118(1): 1－3.

HULLA JE, SAHU SC, HAYES AW, 2015. Nanotechnology: history and future. Human and Experimental Toxicology, 34(12): 1318－1321.

HU X, LI D, GAO Y, et al., 2016. Knowledge gaps between nanotoxicological research and nanomaterial safety. Environment International, 94: 8－23.

ILINSKAYA AN, DOBROVOLSKAIA MA, 2014. Immunosuppressive and anti-inflammatory properties of engineered nanomaterials. British Journal of Pharmacology, 171(17): 3988－4000.

ILINSKAYA AN, DOBROVOLSKAIA MA, 2016. Understanding the immunogenicity and antigenicity of nanomaterials: past, present and future. Toxicology and Applied Pharmacology, 299: 70－77.

JACKMAN JA, MÉSZÁROS T, FÜLÖP T, et al., 2016. Comparison of complement activation-related pseudoallergy in miniature and domestic pigs: foundation of a validatable immune toxicity model. Nanomedicine, 12(4): 933－943.

JACOBSEN NR, MØLLER P, CLAUSEN PA, et al., 2016. Biodistribution of carbon nanotubes in animal models. Basic & Clinical Pharmacology & Toxicology, 121 Suppl 3: 30－43.

KALAM MA, KHAN AA, ALSHAMSAN A, 2017. Non-invasive administration of biodegradable nano-carrier vaccines. American Journal of Translational Research, 9(1): 15－35.

KHALILI FARD J, JAFARI S, EGHBAL MA, 2015. A review of molecular mechanisms involved in toxicity by nanoparticles. Advanced Pharmaceutical Bulletin, 5(4): 447－454.

KIM BG, LEE PH, LEE SH, et al., 2017. Effect of TiO_2 nanoparticles on inflammasome-mediated airway inflammation and responsiveness. Allergy, Asthma & Immunology Research, 9(3): 257－264.

KIM MH, JEONG HJ, 2016. Zinc oxide nanoparticles demoted MDM2 expression to suppress TSLP-induced mast cell proliferation. Journal of Nanoscience and Nanotechnology, 16(3): 2492－2498.

KURODA E, ISHII KJ, 2017. Particulates induce type – 2 immune response. Nihon Eiseigaku Zasshi, 72(1): 27 – 31.

LAVICOLI I, FONTANA L, LESO V, et al., 2013. The effects of nanomaterials as endocrine disruptors. International Journal of Molecular Sciences, 14(8): 16732 – 16801.

LEE YK, CHOI EJ, WEBSTER TJ, et al., 2014. Effect of the protein corona on nanoparticles for modulating cytotoxicity and immunotoxicity. International Journal of Nanomedicine, 10: 97 – 113.

LISON D, VIETTI G, VAN DEN BRULE S, 2014. Paracelsus in nanotoxicology. Particle and Fibre Toxicology, 11: 35.

LÖNDAHL J, MÖLLER W, PAGELS JH, et al., 2014. Measurement techniques for respiratory tract deposition of airborne nanoparticles: a critical review. Journal of Aerosol Medicine and Pulmonary Drug Delivery, 27(4): 229 – 254.

LÓPEZ-SAGASETA J, MALITO E, RAPPUOLI R, et al., 2015. Self-assembling protein nanoparticles in the design of vaccines. Computational and Structural Biotechnology Journal, 14: 58 – 68.

LU K, MAHBUB R, FOX JG, 2015. Xenobiotics: interaction with the intestinal microflora. ILAR Journal, 56(2): 218 – 227.

PEDATA P, PETRARCA C, GAZILLO EM, et al., 2016. Immunotoxicological impact of occupational and environmental nanoparticles exposure: the influence of physical, chemical, and combined characteristics of the particles. International Journal of Immunopharmacology, 29(3): 343 – 353.

PERES C, MATOS AI, CONNIOT J, et al., 2017. Poly(lactic acid)-based particulate systems are promising systems for immune modulation. Acta Biomaterialia, 48: 41 – 57.

PRANTNER AM, SCHOLLER N, 2014. Biological barriers and current strategies for modifying nanoparticle bioavailability. Journal of Nanoscience and Nanotechnology, 14(1): 115 – 125.

RADOMSKA A, LESZCZYSZYN J, RADOMSKI MW, 2016. The nanopharmacology and nanotoxicology of nanomaterials: new opportunities and challenges. Advances in Clinical and Experimental Medicine, 25(1): 151 – 162.

ROBERTS MS, MOHAMMED Y, PASTORE MN, et al., 2017. Topical and cutaneous delivery using nanosystems. Journal of Controlled Release, 247: 86 – 105.

SABAREESWARAN A, ANSAR EB, HARIKRISHNA VARMA PR, et al., 2016. Effect of surface-modified superparamagnetic iron oxide nanoparticles (SPIONS) on mast cell infiltration: an acute in vivo study. Nanomedicine, 12(6): 1523 – 1533.

SHAO BZ, XU ZQ, HAN BZ, et al., 2015. NLRP3 inflammasome and its inhibitors: a review. Frontiers in Pharmacology, 6: 262.

SHIRBAGHAEE Z, BOLHASSANI A, 2016. Different applications of virus-like particles in biology and medicine: vacation and delivery systems. Biopolymers, 105(3): 113 – 132.

SIMARD JC, VALLIERES F, DE LIZ R, et al., 2015. Silver nanoparticles induce degradation of the endoplasmic reticulum stress sensor activating transcription factor – 6 leading to activation of the

NLRP - 3 inflammasome. Journal of Biological Chemistry, 290(9): 5926 - 5939.

SMITH MJ, BROWN JM, ZAMBONI WC, et al., 2014. From immunotoxicity to nanotherapy: the effects of nanomaterials on the immune system. Toxicological Sciences, 138(2): 249 - 255.

STONE V, MILLER MR, CLIFT MJD, et al., 2016. Nanomaterials vs ambient ultrafine particles: an opportunity to exchange toxicology knowledge. Environ Health Perspect, 125(10): 106002.

TORRES-SANGIAO E, HOLBAN AM, GESTAL MC, 2016. Advanced nanobiomaterials: vaccines, diagnosis and treatment of infectious diseases. Molecules, 21(7): 867.

TRIANTAFILOU M, HUGHES TR, MORGAN BP, et al., 2015. Complementing the inflammasome. Immunology, 147(2): 152 - 164.

TSUGITA M, MORIMOTO N, TASHIRO M, et al., 2017. SR-B1 is a silica receptor that mediates canonical inflammasome activation. Cell Reports, 18(5): 1298 - 1311.

（黄冠琴,陈妹）

第8章
疫苗和佐剂的免疫毒性

8.1 引　言

　　疫苗是指为了预防和控制疾病的发生与流行,用于人体预防接种的疫苗类预防性生物制品。疫苗的发现可谓是人类发展史上一件具有里程碑意义的事件。因为从某种意义上来说人类繁衍生息的历史就是人类不断同疾病和自然灾害斗争的历史,控制传染性疾病最主要的手段就是预防,而接种疫苗被认为是最行之有效的措施。疫苗一般分为两类:预防性疫苗和治疗性疫苗。预防性疫苗主要用于疾病的预防,接受者为健康个体或新生儿;治疗性疫苗主要用于患病的个体,接受者为患者。大多数预防性疫苗的基本工作前提是免疫系统在接种疫苗后启动,为个体提供长期保护,使其免于未来可能接触致病病原体;大多数治疗性疫苗的工作前提是可以激活免疫系统以消除正在进行的疾病过程,如肿瘤生长。

　　疫苗的安全性是疫苗研发的重要指标之一,也是疫苗上市和使用的关键因素。疫苗的安全性评估主要包括毒理学评估、免疫原性评估、致癌性评估等。疫苗引起的不良反应多与免疫反应相关,因此免疫毒理学评价在疫苗的安全性评估中显得尤为重要。除了使用动物模型开展药理学和毒理学研究外,还需要开发新技术来区分免疫原性反应和炎症反应,前者将产生持久的免疫保护,后者可能会导致严重免疫损害和发热/热原反应。

8.1.1 疫苗发展史

　　早在10世纪,中国就首次描述了疫苗接种方法。1796年,英国医师爱德华·詹纳成功将牛痘接种于一名8岁男孩身上,证实了牛痘可预防天花,这项成果为疫苗接种的开创奠定了基础。1885年,路易斯·巴斯德发明了狂犬病疫苗,进入了针对人类疾病的疫苗开发的活跃时期。疫苗开发的下一个重要里程碑,20世纪初,研制出针对白喉、破伤风、炭疽、霍乱、鼠疫、伤寒和肺结核的疫苗。20世纪末,疫苗被开发和实施以预防常见的儿童疾病,如麻疹、腮腺炎和风疹。疫苗包含致病微生物或其部分成分,通常是由减毒的活微生物或灭活(死的)微生物、其毒素或表面蛋白制成,这些微生物不会致病,但能够产生强大而持久的免疫反应。

1986 年诞生了第一个重组疫苗——乙肝病毒表面抗原疫苗,由重组产生的乙肝病毒表面抗原(含有蛋白质和脂质成分)与铝佐剂组成,开创了重组疫苗研发的新纪元,并催生了其他疫苗开发。例如,2006 年获得许可的首个预防人乳头瘤病毒(human papilloma virus,HPV)引起的宫颈癌和生殖器疣的疫苗。

8.1.2 佐剂

20 世纪 80 年代,重组核酸技术的发展开创了疫苗研制的第二次革命,重组核酸技术的应用使得疫苗生产过程简单、快速、成本低、效价高。在接种疫苗时,为了增强疫苗的免疫原性,往往使用佐剂。疫苗佐剂是能够非特异性地改变或增强机体对抗原的特异性免疫应答、发挥辅助作用的一类物质,简称佐剂。佐剂能够诱发机体产生长期、高效的特异性免疫反应,提高机体保护能力,同时又能减少免疫物质的用量,降低疫苗的生产成本。

佐剂的作用包括: ① 动员抗原提呈细胞;② 促进抗原摄取和呈递;③ 招募、靶向和激活抗原特异性细胞;④ 调节调节免疫反应的活动;⑤ 保护抗原以免于降解和消除。佐剂可以是与疫苗抗原混合并与疫苗抗原在同一时间使用的物质,或者是通过重组核酸技术工程改造为抗原分子固有部分的免疫刺激部分(如融合蛋白)或免疫原(如载体疫苗)。

随着科研工作者不断深入地对免疫佐剂进行研究,新型免疫佐剂不断被发现,常见的免疫佐剂大致可以分为三种主要类型: ① 递送载体,将抗原递送到引流淋巴结,促进抗原提呈细胞对抗原的稳定性和摄取;② 免疫刺激剂,可能涉及抗原提呈细胞和 T 细胞的分化、聚集和激活,能在一定程度上增强抗原提呈细胞功能,并促进免疫球蛋白的同型转换;③ 递送和免疫刺激作用的联合佐剂。递送载体包括颗粒、乳液和脂质体。免疫刺激剂包括通过激活先天免疫系统来增强对疫苗抗原的免疫反应的化合物,许多免疫刺激剂可被 TLR 家族识别。

佐剂的安全性是一个十分重要的问题,但又是一个容易被忽视的问题,研究表明,绝对安全的佐剂是不存在的,人们只能根据佐剂的作用机制进行调整,尽可能做到免疫刺激作用最大化,而毒副作用最小化。临床观察设计时,要充分考虑佐剂、佐剂与疫苗使用引起的不良反应,如果是新佐剂与已上市抗原的临床研究,应有与已上市疫苗(佐剂和抗原)不良反应的比较和分析;如果是新疫苗与佐剂,则应按照国家有关要求,系统而详细地收集局部和全身不良反应及实验室检测分析结果等。

8.1.3 疫苗和佐剂非临床安全性评估

疫苗和佐剂在人类受试者的临床测试前,必须先在动物模型中进行非临床安全性评估,以确保新型疫苗和(或)佐剂的安全性。世界各国先后制定了一系列的法律法规及技术指南(详见表8.1)对疫苗审批、研发、生产控制、不良事件报告等环节进行严格规范。许多现代疫苗都需要使用佐剂,因此表中列出的最相关和最广泛应用的指南是 WHO 的 2013 年《疫苗佐剂和佐剂疫苗的非临床评价指南》。

表 8.1　疫苗和佐剂的非临床研究的主要技术指南

疫 苗 类 型	技　术　指　南
所有疫苗	《疫苗非临床安全性评价指导原则》(WHO, 2003) 《疫苗临床前药理学和毒理学试验指南注释》(EMA, 1997)
所有疫苗佐剂	《疫苗佐剂和佐剂疫苗的非临床评价指南》(WHO, 2013) 《人用疫苗佐剂指南》(EMA, 2005)
预防性疫苗	《预防传染病疫苗的非临床研究指南》(MHLW, 2010) 《预防用疫苗临床前研究技术指导原则》(国家食品药品监督管理局, 2010)
为有生育潜力妇女接种的疫苗	《行业指南:传染病适应证预防和治疗性疫苗发育毒性研究的行业考虑指南》(FDA, 2006)
DNA 疫苗	《行业指南:传染病适应证质粒 DNA 疫苗的考虑因素》(FDA, 2007) 《确保 DNA 疫苗质量和非临床安全性评估指南》(WHO, 2005)
病毒载体疫苗	《重组病毒载体活疫苗的质量、非临床和临床方面指南》(EMA, 2010) 《用于生产传染病适应证病毒疫苗的细胞基质和其他生物材料的表征和鉴定》(FDA, 2010)
重组蛋白/肽疫苗	《重组 DNA 技术生产的新药和生物制品的生产和测试考虑要点》(FDA, 1985) 《国际协调会议(ICH)S6 和 ICH S6(R1):生物技术衍生药物的临床前安全性评估》(ICH, 1997; ICH, 2011a,b)(注:尽管本指南中概述的原则可能适用于重组 DNA 蛋白疫苗,但本指南更适用于生物药物,不适用于常规细菌/病毒疫苗或 DNA 疫苗)
组合疫苗	《关于联合疫苗的药物和生物方面的指导说明》(EMA, 1998)
治疗性癌症疫苗[a]	《治疗性癌症疫苗的临床考虑》(FDA, 2011) 《人体抗癌药物评价指南》(EMA, 2013)

注: EMA,欧洲药品管理局;WHO,世界卫生组织;MHLW,日本厚生劳动省;FDA,美国食品药品监督管理局。
a 需要注意的是,目前还没有涵盖治疗性疫苗非临床开发的监管指南。

众所周知,使用动物模型来评估疫苗和佐剂的安全性存在局限,由于疫苗和佐剂的作用存在种属差异,动物模型的药理学研究预测人类免疫反应具有不确定性,非临床安全性测试中观察到的局部和全身不良反应可能与临床测试不同,非临床安全性测试虽未观察到的不良反应却有可能在人类受试者中出现。

疫苗非临床安全性评估是一个不断发展的领域,疫苗面临越来越多的法规要求。在疫苗临床前安全性、药效学研究结果证实其适合人体试验后,方可进入临床试验阶段。疫苗的早期临床试验侧重于获得疫苗对人体是足够安全的信息,以支持后续更大规模的临床安全和疗效研究,后期临床研究的目的是获得支持产品许可的安全性和有效性的数据。

预防性疫苗是给健康人群接种,因此对其风险和收益评估与治疗性疫苗不同。因此,在进行预防性疫苗开发时,需要比治疗性疫苗更多的人类受试者完成产品安全性评估。无论疫苗疗效如何,临床许可试验期所需人类受试者的总数应能确定所研究疫苗的风险/收益比,并提供其不良事件概况、临床益处及能预防疾病的能力等。一般来说,疫苗批准前的安全性数据库应尽量大和全面,以尽可能发现和识别严重的不良事件/不良反应。

8.2 疫苗和佐剂的免疫毒理学评估

疫苗和佐剂的免疫毒性可以在临床测试前作为疫苗毒理学评估的一部分。在良好实验室规范(good laboratory practice,GLP)条件下进行的临床前安全性测试是为了进入正式临床测试前确定疫苗的潜在毒性作用。

非临床安全性评估是评估疫苗和(或)佐剂的潜在毒性,以及制剂中辅料间相互作用而产生的潜在毒性,针对疫苗和佐剂,这些毒性包括诱导的免疫调节和(或)炎症反应导致的毒副作用。例如,某些佐剂可能会引起抗原免疫无关的促炎细胞因子的增多。使用动物模型进行安全性评估,有助于确定可接受的佐剂/抗原比和安全剂量,此外还可以识别未知或潜在的不良反应,这些不良反应应在进一步的产品开发或未来的临床试验中进行监测。设计动物毒理学研究时要考虑的参数包括动物物种和品系、给药方案和给药途径,以及终点评估的时间(如临床化学取样、抗体评估和尸检),并应根据靶器官、暴露剂量、暴露途径、暴露持续时间和频率以及潜在的可逆性来评估其潜在毒性作用。

8.2.1　实验动物选择

因为动物对抗原、佐剂或两者的反应存在物种特异性,用其来预测人类免疫反应能力存在局限,所以,选择用于毒理学研究的动物物种通常是实验室有足够历史数据的动物物种,毒性研究方案和程序需要由中国医学科学院医学实验动物研究所实验动物使用与管理委员会(Institutional Animal Care and Use Committee, IACUC)审查,并在国际实验动物评估和认可委员会(Association for Assessment and Accreditation of Laboratory Animal Care, AAALAC)认可的设施中进行。用于疫苗 GLP 毒性研究的最广泛使用的物种是大鼠、兔子、小鼠和非人类灵长类动物(non-human primates, NHP),一般不选用非人类灵长类动物,除非没有其他可用的动物物种。理想情况下,治疗性疫苗的毒理学研究应该在有人类疾病的动物模型中进行。转基因动物模型是人类疾病研究的一个重要工具,但要求有动物模型的背景毒性数据。另外,使用转基因动物模型开展毒性研究,可能很难符合 GLP 要求,并要求遵循高标准指导文件。

WHO 于 2013 年制定的《疫苗佐剂和佐剂疫苗的非临床评价指南》指出,非临床毒理学研究应设立对照组(如生理盐水对照),以便于分析和解释研究数据;来自同一实验室的历史对照数据[年龄相当、同一物种和(或)同一品系的动物]也可用于数据比较,如果使用历史对照数据进行比较,研究报告中应包含该数据。非临床毒理学研究中使用的给药途径应与临床试验保持一致,如果要在人体临床试验中使用设备接种疫苗,那么尽量在动物试验研究中使用相同的设备。小型啮齿类动物可能不是鼻内滴入式疫苗非临床安全性评估的合适选择,这种情况下,优先考虑体型较大的动物或者鼻表面积、解剖结构和生理功能与人类相似的动物。

8.2.2　疫苗和佐剂的免疫毒性评估

疫苗和佐剂的毒性和免疫毒性可通过非临床安全性评估,评估所用的疫苗和佐剂是拟用于临床试验的相同疫苗配方或与临床配方密切相关的疫苗配方。如果临床安全性评估中需要使用一种以上的疫苗或佐剂,则最高剂量的疫苗或佐剂应包括在重复剂量毒性研究中,可以在第一次给药后检测疫苗的急性毒性,不要求进行单独的单剂量试验。

为了能够解释疫苗和佐剂的免疫原性和安全性,单独佐剂毒性评估应包括在重复剂量毒性研究中,这些研究将作为最终佐剂综合毒性评估的一部分。评估新型佐剂或联合佐剂时应更加谨慎,应涵盖佐剂组分的较低和较高剂量,以确定首次人体临床试验中使用的安全剂量及拟议临床试验的分析指标。

8.2.2.1 重复剂量毒性研究

重复剂量毒性研究是反复多次给药的毒性试验的总称,描述实验动物重复给予受试物后的毒性特征,它是非临床安全性评估的重要内容。毒性研究中应尽可能给予实验动物最高的人类使用剂量,如果给药剂量受到单次注射总量的限制,则应遵循动物相关福利指南。或者给予超过人类实际使用剂量并可诱导实验动物产生免疫反应的剂量。《疫苗佐剂和佐剂疫苗的非临床评价指南》表明,临床上需要重复接种的疫苗,重复剂量毒性研究中给予动物接种的剂量应等于或超过人类建议使用剂量,但给药间隔时间可以缩短(如缩短至 2 周或 3 周)。而单剂量毒性研究主要在以下情况进行:疫苗诱导的抗体有望中和活病毒载体从而限制感兴趣基因表达(如抗腺病毒免疫反应),或者在动物模型诱导与疫苗制剂中存在的物种特异性蛋白(如用作佐剂的人重组细胞因子)的免疫反应。

重复剂量毒性研究应设立相应的对照组,包括阴性对照组和单个佐剂组,并推荐使用康复组,康复组为接受佐剂或疫苗的附加群组,相比于用于检测的实验组,康复组在研究结束后需要恢复 2~3 周。研究应保证有足够数量的实验动物,以评估潜在的延迟的不良反应和不良反应的可逆性,动物数量的多少取决于所选择动物的种类,使用非啮齿类动物所用数量少于使用啮齿类动物。对于小物种(如小鼠或大鼠)研究结束时,应有不少于 10 只/(性别·组)的实验动物,康复组应有不少于 5 只/(性别·组)的实验动物。相对大的动物(如兔子),动物数量均应不少于 5 只/(性别·组)。实验动物的年龄应根据研究期限的长短和受试物临床应用的群体来确定,一般情况下,大鼠为 4~9 周龄,犬为 4~9 周龄,猴为 2~3 岁,小型猪为 4~8 月龄,啮齿类动物为 6~8 周龄,兔子为 3~4 月龄。

毒性研究中的给药途径应与临床用药途径一致。疫苗最常见的给药途径是肌内注射、皮下注射或皮内注射,新的替代给药途径包括微针技术和纳米贴片。如果在临床试验中测试多种给药途径,那么就需要进行重复剂量毒性研究;如果在特定给药途径(如鼻腔给药)已观察到毒性作用,则应使用不同给药途径(如静脉注射)进行全面的毒性研究。重复剂量毒性研究可观察全身毒性,包括对全身免疫系统的影响,并能获得很多信息,包括动物体重和食物消耗、体温、组织病理学、临床化学、血液学、凝血参数和急性期蛋白。

《疫苗佐剂和佐剂疫苗的非临床评价指南》建议佐剂疫苗的毒性研究应频繁记录实验动物的体重和食物消耗,因为它们是反映全身毒性的敏感指标,尤其是在给药后的第一周内应每天记录,随后可以2~3次/周,同时应在佐剂疫苗接种前、接种后3~8 h和接种后24 h记录体温,如果体温升高,则继续每24 h测量体温直到恢复正常。血液和血清学、凝血参数检测应分别在给药前、首次给药和末次给药后1~3天以及恢复期结束进行,某些情况下,还应分析尿液和血清免疫球蛋白类别。此外,建议分别在给药前、给药后急性期蛋白峰值的时间点(如24~48 h)及7天的恢复期后测量适合物种的急性期蛋白(如兔和非人类灵长类动物的 C 反应蛋白、啮齿类动物的 α - 2 巨球蛋白)。上述这些指标检测不仅应在给药前和给药期间进行,还应在恢复阶段(末次给药后2周或更长时间)进行,以确定其潜在不良反应的持续性、恶化性和(或)可逆性。

试验结束,采集动物血液进行血清生化、血液学、凝血参数及免疫反应指标分析,并解剖动物收集脏器进行组织病理学检查,脏器包括脑、肺、心、肾、肝、生殖器官及给药部位,尤其应关注免疫器官,如淋巴结、胸腺、脾脏、骨髓和派尔斑或支气管相关淋巴组织,以及可能因特定给药途径而主要受到影响的器官。选择检查的组织器官取决于正在测试的疫苗和佐剂,以及通过之前对疫苗成分的非临床和临床测试获得的经验,此外,还要检查任何已知或预期的靶器官,对于含有新型佐剂的疫苗,要评估完整的组织器官清单。

8.2.2.2 局部耐受性/反应原性评估

局部耐受性/反应原性评估是重复剂量毒性研究的一部分。局部毒性测定是在佐剂或疫苗给药的部位以及由于给药方法而与佐剂或疫苗组分接触的任何其他部位。肌内注射疫苗的局部毒性研究要在肌肉足够多的动物身上进行,以测试人类疫苗制剂的最终剂量。例如,使用兔子评估单次注射人用全剂量 MAGE - A3 癌症疫苗的局部耐受性,兔子由于是监管机构普遍接受的疫苗非临床毒性评估的非啮齿类物种,可以接受人用全剂量疫苗(即可提供足够安全的剂量)。

《疫苗佐剂和佐剂疫苗的非临床评价指南》中,建议疫苗接种部位反应使用前瞻性系统(如改良的德莱赛(Draize)试验)进行评分,以及对水疱、溃疡、严重焦痂的形成和其他毒性表现(如肢体损伤)进行评估。给药部位和与佐剂或佐剂疫苗可能接触的部位(如气雾剂给药期间的眼睛接触,或口服给药的消化道暴露)应进行组织病理学分析。另外,常规组织学染色观察到的细胞浸润(如果存在)和注射部位及其周围解剖结构(如坐骨神经、鼻腔或嗅球)的组织损伤表现,均应纳入病理报告。

通过气溶胶接种的疫苗旨在诱导肺部免疫反应,但存在潜在风险,可能导致呼吸道损伤。为了更好地发现这些潜在风险,常用较大动物(如兔子或非人类灵长类动物)进行试验,以便观察其肺部组织病理学变化。例如,使用非人类灵长类动物评估输送到肺部的雾化疫苗 AERAS–402 的安全性和免疫原性,研究中,非人类灵长类动物每隔 1 周喷雾器吸入 3 次高剂量(10^{11}病毒颗粒)AERAS–402,结果发现 AERAS–402 作用非人类灵长类动物后其肺脏相对重量增加,显微镜可见肺部、纵隔淋巴结、支气管相关淋巴组织和鼻咽的炎性改变与急性期一致。接种疫苗的非人类灵长类动物的外周血中出现短暂的特异性免疫反应,而支气管肺泡灌洗液中出现持续高水平 CD4$^+$ T 细胞和 CD8$^+$ T 细胞反应,由此可见,AERAS–402 疫苗肺部给药显示良好耐受性,可诱导强大的肺部免疫。

鼻内给药的新型佐剂疫苗,还应评估其对高灌注组织的局部毒性。例如,正在开发的鼻腔黏膜纳米乳液佐剂疫苗,分别使用啮齿类动物模型和狗对其进行急性和重复剂量毒性研究,结果未见明显的体征改变;且大鼠、豚鼠和狗的血液学和血清生化指标均在正常生理范围;嗅球和大脑额叶等高灌注器官也未见病理改变;鼻上皮和其他暴露组织也未见异常,唯一可见的组织学损伤表现是无定形物质的积聚,其中有时含有脱落的鼻上皮细胞碎片,但这些损伤没有临床意义。鼻内给予鼻腔黏膜纳米乳液佐剂疫苗后,约有 5% 小鼠出现鼻塞,而其他较大动物未观察到此症状,这似乎与小鼠独特的鼻腔解剖结构有关。由此得出结论,所有测试动物对鼻腔黏膜纳米乳液佐剂疫苗都显示良好耐受性,没有出现不良反应,毒理学研究结果支持启动临床研究。

8.2.2.3　发育和生殖毒性研究

如果想把正在研发的疫苗接种给有生育潜力的妇女,就需要进行发育和生殖毒性研究。女性受试者可以参加临床试验,前提是要避免在妊娠期间接种疫苗。在大多数情况下,发育和生殖毒性研究与临床试验同时进行,然而,一些国家要求将有生育潜力的妇女排除在大规模后期临床试验之外,而另一些国家则要求临床试验中的有生育潜力妇女使用适当的节育方法。由于疫苗和佐剂对免疫系统的固有药理活性,它们可能影响妊娠结局,最终影响发育中胎儿的健康。2006 年,美国 FDA 的生物制品评价与研究中心(Center for Biologics Evaluation and Research, CBER)部门发布了一份关于"传染病适应证预防和治疗性疫苗发育毒性研究的行业考虑因素"的指导文件,对研究设计和实验方法提出了具体建议。该文件目前普遍用作疫苗非临床发育毒性研究的设计指南。

如果疫苗配方中添加的是新型佐剂,则需要在发育和生殖毒性研究中增设一个单独的佐剂组,其研究设计取决于疫苗的预期临床用途。例如,在妊娠早期接种疫苗以保护处于危险中的母亲;或在妊娠后期接种以诱导被动免疫直接保护婴儿;在器官形成期给药(即硬腭闭合期给药),以评估疫苗制剂各成分潜在的和直接的胚胎毒性,并允许母亲能在妊娠或哺乳期将抗体传递给后代。

兔子和啮齿类动物通常是生殖发育毒性评价的首选动物模型,若需要进行产后检查,大鼠和小鼠比较常用,前提是所选动物必须对疫苗产生免疫反应。由于疫苗或佐剂可能会出现发热或全身炎症反应,会对早期妊娠(如胎盘植入或生长)产生不利影响。因此,建议在研究设计中增加一个处理组,以评估佐剂对早期妊娠参数的影响。考虑到常用动物模型的妊娠期较短,建议在动物交配前几天或几周内给药,以便在器官形成期产生高峰值的抗体反应。胚胎-胎儿/围产期-产后毒性研究的观察指标包括生存能力、流产、吸收胎、胎儿体重、形态结构、断奶前生长发育状况、存活率及发育标志等。

四价 HPV 疫苗已被证实可有效预防多种 HPV 相关的疾病,已使用大鼠进行 GLP 规定的发育和生殖毒性研究。SD 大鼠分别在交配前 5 周和 2 周、妊娠第 6 天(GD6)和哺乳第 7 天(LD7),或者仅在 GD6 和 LD7 肌内注射人类全剂量的 HPV 疫苗(0.5 mL),同时设立磷酸盐缓冲盐水和铝佐剂对照组。于妊娠第 21 天处死部分孕鼠并取其胚胎,部分孕鼠自然分娩,并收集部分母鼠血液,评估 F0 雌性生育能力。结果发现,铝佐剂和疫苗对 F0 雌性的生育力和 F1 的生长发育均无影响。四价 HPV 疫苗可诱导 F0 雌性大鼠出现特异性抗体反应,且 F0 的抗体可传递给 F1 代,并能持续到 F1 代出生后第 77 天。

8.2.2.4　特殊免疫学检查

疫苗表位与宿主分子的相似性可导致自身免疫反应,从监管角度来看,任何可能与宿主抗原相似特征的疫苗都要谨慎对待。《疫苗佐剂和佐剂疫苗的非临床评价指南》指出,由非临床或临床安全性评价研究获得的免疫应答结果,如免疫沉淀复合物,分子相似性造成的针对宿主自身抗原的体液或细胞免疫应答,对于这些情况,有必要进行附加研究以探讨其作用机制。其还指出,如果研究数据表明疫苗所针对的病原体可能引发自身免疫,则应使用合适的动物模型进行针对性研究。同时强调,自身免疫反应的生物学指标不一定能与疾病联系,有自身抗体存在未必表明会发生自身免疫病,如果抗原、佐剂或赋形剂等引发超敏反应,就需要进行附加的毒性研究。

特殊目标人群(如新生儿或老人)的疫苗也应考虑附加毒性研究。由于没有合适的动物模型,无法评估免疫系统发育不成熟的新生儿对疫苗和佐剂的免疫反应。老年人群接种疫苗可观察到不同的免疫反应,也因缺乏合适的动物模型,无法评估老年人群对疫苗和佐剂的免疫反应。WHO 建议研究开发可用于新生儿和老年人群的疫苗和佐剂非临床安全性评估的方法。

减毒活疫苗还需要对其毒力程度和减毒株表型的稳定性进行评估。如果野生型病原体是嗜神经性的,就需要对疫苗进行神经毒力测试;如果减毒活疫苗来源于转基因生物,就可能需要进行环境风险评估。对于所有减毒活疫苗,还可能需要提供与非疫苗株交换遗传信息可能性相关的信息。

8.3 疫苗和佐剂的自身免疫毒性评估

佐剂是疫苗的一种添加剂,当它先于抗原或与抗原混合注入机体后,能够增强机体对抗原的免疫应答或者改变免疫反应的类型,然而,过度增强机体免疫系统可能导致自身免疫病。疫苗抗原表位与宿主分子之间的相似性可能导致宿主的自身免疫,其病理学后果包括直接的组织损伤、激活补体的免疫复合物沉积,或对靶器官的刺激作用等。疫苗和佐剂可诱发罕见的自身免疫病。例如,2008 年,由于一例韦格纳肉芽肿病(一种以血管炎症为特征的自身免疫病)的出现,美国 FDA 暂停了疫苗 Heplisav™(一种含有 ISS 1018 CpGdTLL9 佐剂的 HepB 疫苗)的Ⅲ期临床试验。2011~2013 年,针对 2009 年甲型 H1N1 流感毒株的大流行性流感疫苗,配以佐剂 AS03,可引发嗜睡症,该病症与 HLA – DQB1 * 0602 单倍型和下丘脑视网膜配体-下丘脑视网膜受体通路失调有关。疫苗引起的自身免疫日益受到各国药品监管部门和新药评审机构的重视,国家食品药品监督管理局(State Food and Drug Administration, SFDA)(现为国家药品监督管理局)、FDA 和欧洲药品评价局(European Medicines Evaluation Agency, EMEA)都将自身免疫纳入疫苗免疫毒性评价的范畴。

迄今,尚无令人信服的临床证据表明疫苗和佐剂与人类自身免疫病或超敏反应存在必然因果联系。由于缺乏疫苗和佐剂诱导的自身免疫或超敏反应动物模型,也无法对其非临床安全性评估提出建议。临床前可使用动物模型评估疫苗和佐剂的一般安全性,但由于动物与人类存在不同的 TLR 表达模式,疫苗和佐剂的动物试验不可能观察到的所有人类潜在的不良反应。因此,疫苗和佐剂的临床安全性评估显得尤为重要,尤其应将自身免疫病的信息作为临床安全评估数据的一部分,并与自身免疫病的背景率/患病率进行比较。另外,WHO 还建议,针对疫苗和佐剂,应在完成全剂量疫苗接种后约 1 年的时间内对受试者进行长期监测。疫苗接种后出现的自身免疫病,有些只能在疫苗许可上市后监测期间发现。尽管上市前临床试验中已经对疫苗安全性进行了评估,但由于临床试验的样本量较小,人群代表性有限,很难监测到罕见的、长期的不良反应,因此,疫苗上市后在大规模人群中开展安全性监测就显得尤为重要。实时监测已经成为疫苗上市后安全性监测的发展趋势。

　　宿主对疫苗的自身免疫反应可能受遗传因素的影响,最近对疫苗上市后安全性监测提出了一个研究框架,用于评估疫苗接种后自身免疫不良事件发生的遗传影响。该框架由四个要素组成:① 观察自身免疫不良事件;② 自身免疫病的病理生理学分类;③ 与自身免疫病相关的遗传信息的文献检索;④ 相关基因遗传功能类别的鉴定阐明产生自身免疫病临床症状的细胞的生物学过程。这个框架有助于形成疫苗监测假设,增加因果推断的合理性,并利用发病机制对自身免疫病进行分类,提高疫苗上市后安全性监测识别罕见不良事件的能力。

　　《免疫毒性测试指导原则》提出,现有的检测方法难以明确药物的自身免疫毒性,但腘淋巴结试验和生物标志物试验有助于了解自身免疫发生的可能机制。目前,已有可靠的试验方法检测自身抗体和自身反应 T 细胞,并开发出动物模型用于研究某些人类自身免疫病。但自身抗体和自身反应 T 细胞可能只是自身免疫反应指示物,不能作为药物引发自身免疫病的确切证据。我国《预防用生物制品临床前安全性评价技术审评一般原则》中提到,目前动物试验尚无法准确预测外来物质引起的人体自身免疫病,国际上也尚未建立标准的试验方法用于评价疫苗的特异性自身免疫。

　　由此可见,自身免疫在疫苗免疫毒性评价中十分重要,但由于缺乏动物模型和与自身免疫病理密切关联的生物标志物,目前仍难以进行有效评价。当各国的指导原则均不推荐将自身抗体作为常规检测以预测疫苗可能引发的自身免疫病,而倾向于将其作为一旦出现自身免疫病后进行深入研究和探讨发病机制的手段。研究人员仍在不断探索开发新的自身免疫毒性检测方法,并对方法的适用性进行验证,以求得到疫苗临床前研究可靠的检测手段。

8.4 小　结

　　世界范围内越来越强调疫苗的临床前安全性评估,作为预防用生物制品,疫苗主要通过诱导免疫系统产生抗体和(或)效应 T 细胞来发挥作用,因此,免疫系统相关毒性就成为疫苗临床前安全性评估关注的重点,但目前对疫苗的免疫毒性评价仍处于探索阶段,国内外相关指导性文件中多为原则性的建议和概括性的理论指导,缺乏具体的评价方法和评价体系。另外,新型疫苗产品由于作用机制、组成成分及制备工艺的新颖性和复杂性,可能带来额外的安全性担忧,对现有疫苗安全性评估提出了很大挑战。

　　目前,疫苗的非临床安全性评估存在以下问题:① 使用动物模型预测人类免疫反应存在物种局限性;② 新型佐剂诱导的自身免疫毒性在非临床研究中无法阐明。尽管如此,动物模型仍是疫苗安全性评估的重要工具,但需要根据疫苗的药理活性和研究目的选择合适的动物模型,为了在非临床安全性评估中减少、替代和改进动物的使用,需要开发能够可靠地预测人类疫苗和佐剂相关风险的动物模型。另外,研究者仍在不断开发经过验证的体外检测方法和生物标志物,用于预测疫苗活性和毒性,不断完善疫苗的非临床安全性评估,为临床研究提供重要参考依据。

参考文献

BARROW P, 2012. Developmental and reproductive toxicity testing of vaccines. Journal of Pharmacological and Toxicological Methods, 65(2): 58 - 63.

BOUKHVALOVA MS, PRINCE GA, SOROUSH L, et al., 2006. The TLR4 agonist, monophosphoryl lipid A, attenuates the cytokine storm associated with respiratory syncytial virus vaccine-enhanced disease. Vaccine, (23): 5027 - 5035.

CRAY C, ZAIAS J, ALTMAN NH, 2009. Acute phase response in animals: a review. Comparative Medicine, 59(6): 517 - 526.

DE GREGORIO E, TRITTO E, RAPPUOLI R, 2008. Alum adjuvanticity: unraveling a century old mystery. European Journal of Immunology, 38(8): 2068e71.

DESCAMPS D, HARDT K, SPIESSENS B, et al., 2009. Safety of human papillomavirus (HPV)- 16/18 AS04 - adjuvanted vaccine for cervical cancer prevention: a pooled analysis of 11 clinical trials. Human Vaccines, 5(5): 332 - 340.

DESTEXHE E, GROSDIDIER E, BAUDSON N, et al., 2015. Non-clinical safety evaluation of single and repeated intramuscular administrations of MAGE - A3 Cancer Immunotherapeutic in rabbits and cynomolgus monkeys. Journal of Applied Toxicology, 35(7): 717 - 728.

DI PASQUALE A, PREISS S, TAVARES DA SILVA F, et al., 2015. Vaccine adjuvants: from 1920 to 2015 and beyond. Vaccines, 3(2): 320 - 343.

EMA, 1997. Note for guidance on preclinical pharmacological and toxicological testing of vaccines.

EMA, 1998. Note for guidance on pharmaceutical and biological aspects of combined vaccines.

EMA, 2005. Guideline on adjuvants in vaccines for human use.

EMA, 2010. Guideline on quality, non-clinical and clinical aspects of live recombinant viral vectored vaccines.

EMA, 2012. Guideline on bioanalytical method validation.

EMA, 2013. Guideline on the evaluation of anticancer medicinal products in man.

FDA, 1985. Points to consider in the production and testing of new drugs and biologicals produced by recombinant DNA technology.

FDA, 2006. Guidance for industry: considerations for developmental toxicity studies for preventive and therapeutic vaccines for infectious disease indications.

FDA, 2007. Guidance for industry: considerations for plasmid DNA vaccines for infectious disease indications.

FDA, 2010. Guidance for industry: characterization and qualification of cell substrates and other biological materials used in the production of viral vaccines for infectious disease indications.

FDA, 2011. Guidance for industry: clinical considerations for therapeutic cancer vaccines.

FDA, 2013. Bioanalytical method validation: draft guidance for industry.

FEAVERS I, WALKER B, 2010. Functional antibody assays. Methods in Molecular Biology, 626: 199 - 211.

FLACH TL, NG G, HARI A, et al., 2011. Alum interaction with dendritic cell membrane lipids is essential for its adjuvanticity. Nature Medicine, 17(4): 479 - 487.

FOURATI S, CRISTESCU R, LOBODA A, et al., 2016. Pre-vaccination inflammation and B-cell signalling predict age-related hyporesponse to hepatitis B vaccination. Nature Communications, 7: 10369.

FRANCHI L, NÚÑEZ G, 2008. The Nlrp3 inflammasome is critical for aluminum hydroxide-mediated IL - 1beta secretion but dispensable for adjuvant activity. European Journal of Immunology, 38 (8): 2085 - 2089.

FRIEDE M, PALKONYAY L, ALFONSO C, et al., 2011. WHO initiative to increase global and equitable access to influenza vaccine in the event of a pandemic: supporting developing country production capacity through technology transfer. Vaccine, 29(Suppl 1): A2 - A7.

GARÇON N, SEGAL L, TAVARES F, et al., 2011. The safety evaluation of adjuvants during vaccine development: the AS04 experience. Vaccine, 29(27): 4453 - 4459.

GHIMIRE TR, 2015. The mechanisms of action of vaccines containing aluminum adjuvants: an *in vitro* vs *in vivo* paradigm. SpringerPlus, 4: 181.

GIANNINI SL, HANON E, MORIS P, et al., 2006. Enhanced humoral and memory B cellular immunity using HPV16/18 L1 VLP vaccine formulated with the MPL/aluminium salt combination (AS04) compared to aluminium salt only. Vaccine, 24(33 - 34): 5937 - 5949.

GOLDBLATT D, ASHTON L, ZHANG Y, et al., 2011. Comparison of a new multiplex binding assay versus the enzyme-linked immunosorbent assay for measurement of serotype-specific pneumococcal capsular polysaccharide IgG. Clinical Vaccine Immunology, 18(10): 1744 - 1751.

GREEN MD, 2015. Acute phase responses to novel, investigational vaccines in toxicology studies: the relationship between C-reactive protein and other acute phase proteins. International Journal of Toxicology, 34(5): 379 - 383.

HERBERTS C, MELGERT B, VAN DER LAAN JW, et al., 2010. New adjuvanted vaccines in pregnancy: what is known about their safety? Expert Review of Vaccines, 9(12): 1411 - 1422.

HOGENESCH H, 2013. Mechanism of immunopotentiation and safety of aluminum adjuvants. Frontiers in Immunology, 3: 406.

ICH, 1997. ICH topic S6: preclinical safety evaluation of biotechnology-derived pharmaceuticals.

ICH, 2000. ICH Topic S7A: safety pharmacology studies for human pharmaceuticals: S7A.

ICH, 2009. ICH topic M3 (R2): guidance on nonclinical safety studies for the conduct of human clinical trials and marketing authorization for pharmaceuticals.

ICH, 2011a. ICH Topic S2 (R1): Guidance on genotoxicity testing and data interpretation for pharmaceuticals intended for human use: S2(R1).

ICH, 2011. ICH topic S6 (R1): addendum to ICH S6 preclinical safety evaluation of biotechnology-derived pharmaceuticals.

KOFF WC, GUST ID, PLOTKIN SA, 2014. Toward a human vaccines project. Nature Immunology, 15(7): 589 - 592.

KOOL M, FIERENS K, LAMBRECHT BN, 2012. Alum adjuvant: some of the tricks of the oldest adjuvant. Journal of Medical Microbiology, 61(Pt 7): 927 - 934.

KOOL M, PÉTRILLI V, DE SMEDT T, et al., 2008. Cutting edge: alum adjuvant stimulates inflammatory dendritic cells through activation of the NALP3 inflammasome. Journal of Immunology, 181(6): 3755 - 3759.

KRUIT WH, VAN OJIK HH, BRICHARD VG, et al., 2005. Phase 1/2 study of subcutaneous and intradermal immunization with a recombinant MAGE - 3 protein in patients with detectable metastatic melanoma. International Journal of Cancer, 117(4): 596 - 604.

LABABIDI S, SUTHERLAND A, KRASNICKA B, et al., 2015. Overall conceptual framework for studying the genetics of autoimmune diseases following vaccination: a regulatory perspective. Biomarkers in Medicine, 9(11): 1107 - 1120.

LEWIS DJ, LYTHGOE MP, 2015. Application of systems vaccinology to evaluate inflammation and reactogenicity of adjuvanted preventative vaccines. Journal of Immunology Research, 2015: 909406.

MA Y, POISSON L, SANCHEZ-SCHMITZ G, et al., 2010. Assessing the immunopotency of Toll-like receptor agonists in an *in vitro* tissueengineered immunological model. Immunology, 130 (3): 374 - 387.

MHLW, 2010. Guideline for non-clinical studies of vaccines for preventing infectious diseases.

MOISE L, BESEME S, TASSONE R, et al., 2016. T Cell epitope redundancy: cross-conservation of the TCR face between pathogens and self and its implications for vaccines and auto-immunity. Expert Review of Vaccines, 15(5): 607 - 617.

NORHEIM G, SANDERS H, MELLESDAL JW, et al., 2015. An OMV vaccine derived from a capsular group B meningococcus with constitutive FetA expression: preclinical evaluation of immunogenicity and toxicity. PLoS ONE, 10(9): e0134353.

ODEGARD JM, FLYNN PA, CAMPBELL DJ, et al., 2016. A novel HSV - 2 subunit vaccine induces GLA-dependent CD4 and CD8 T cell responses and protective immunity in mice and guinea pigs. Vaccine, 34(1): 101 - 109.

PELLEGRINI M, NICOLAY U, LINDERT K, et al., 2009. MF59 - adjuvanted versus non-adjuvanted influenza vaccines: integrated analysis from a large safety database. Vaccine, 27 (49): 6959 - 6965.

REED SG, ORR MT, FOX CB, 2013. Key roles of adjuvants in modern vaccines. Nature Medicine, 19(12): 1597 - 1608.

RIEDE O, SEIFERT K, OSWALD D, et al., 2015. Preclinical safety and tolerability of a repeatedly administered human leishmaniasis DNA vaccine. Gene Therapy, 22(8): 628 - 635.

RININSLAND FH, HELMS T, ASAAD RJ, et al., 2000. Granzyme B ELISPOT assay for *ex vivo* measurements of T cell immunity. Journal of Immunological Methods, 240(1 - 2): 143 - 155.

RUSSEK-COHEN E, RUBIN D, PRICE D, et al., 2016. A US Food and Drug Administration perspective on evaluating medical products for Ebola. Clinical Trials, 13(1): 105 - 109.

SCHENKELBERG T, KIENY MP, BIANCO AE, et al., 2015. Building the Human Vaccines Project: strategic management recommendations and summary report of the 15 - 16 July 2014 business workshop. Expert Review of Vaccines, 14(5): 629 - 636.

SEGAL L, WILBY OK, WILLOUGHBY CR, et al., 2011. Evaluation of the intramuscular administration of Cervarix™ vaccine on fertility, pre- and post-natal development in rats. Reproductive Toxicology, 31(1): 111 - 120.

SFDA, 2010. Technical guidelines for preclinical research on preventive vaccines.

SHURTLEFF AC, WARREN TK, BAVARI S, 2011. Nonhuman primates as models for the discovery and development of ebolavirus therapeutics. Expert Opinion in Drug Discovery, 6(3): 233 - 250.

SINCOCK SA, HALL ER, WOODS CM, et al., 2013. Immunogenicity of a prototype enterotoxigenic Escherichia coli adhesin vaccine in mice and nonhuman primates. Vaccine, 34(2): 284 - 291.

STREECK H, FRAHM N, WALKER BD, 2009. The role of IFN-gamma Elispot assay in HIV vaccine research. Nature Protocols, 4(4): 461 - 469.

TAYLOR DN, TREANOR JJ, SHELDON EA, et al., 2012. Development of VAX128, a recombinant hemagglutinin (HA) influenza-flagellin fusion vaccine with improved safety and immune response. Vaccine, 30(39): 5761 - 5769.

TAYLOR DN, TREANOR JJ, STROUT C, et al., 2011. Induction of a potent immune response in the elderly using the TLR－5 agonist, flagellin, with a recombinant hemagglutinin influenza-flagellin fusion vaccine (VAX125, STF2.HA1 SI). Vaccine, 29(31): 4897－4902.

VAN GAGELDONK PG, VAN SCHAIJK FG, VAN DER KLIS FR, et al., 2008. Development and validation of a multiplex immunoassay for the simultaneous determination of serum antibodies to Bordetella pertussis, diphtheria and tetanus. Journal of Immunological Methods, 335(1－2): 79－89.

VERDIJK P, ROTS NY, BAKKER WA, 2011. Clinical development of a novel inactivated poliomyelitis vaccine based on attenuated Sabin poliovirus strains. Expert Review of Vaccines, 10(5): 635－644.

WHO, 2003. Guidelines on nonclinical evaluation of vaccines.

WHO, 2005. Guidelines for assuring the quality and nonclinical safety evaluation of DNA vaccines.

WHO, 2012. Global advisory committee on vaccine safety. Weekly Epidemiological Record.

WHO, 2013. Guidelines on the nonclinical evaluation of vaccine adjuvants and adjuvanted vaccines.

WISE LD, WOLF JJ, KAPLANSKI CV, et al., 2008. Lack of effects on fertility and developmental toxicity of a quadrivalent HPV vaccine in sprague-dawley rats. Birth Defects Research (Part B), 83(6): 561－572.

WRAITH DC, GOLDMAN M, LAMBERT PH, 2003. Vaccination and autoimmune disease: what is the evidence? Lancet, 362(9396): 1659－1666.

ZUBER B, LEVITSKY V, JÖNSSON G, et al., 2005. Detection of human perforin by ELISpot and ELISA: *ex vivo* identification of virus-specific cells. Journal of Immunological Methods, 302(1－2), 13－25.

（杨淋清,赵静）

第 9 章
毒理基因组学在免疫毒理学中的应用

9.1 引　　言

我国免疫毒理学研究始于 20 世纪 70 年代中后期,传统的免疫毒理学体内评价是采用分层检测,包括标准的毒理学检测、特异免疫细胞亚群特征分析、功能性参数检测、宿主抵抗力检测及探讨作用机制的相关测试等。目前很多组织机构针对化学品、杀虫剂和药物的使用公布了指南和建议,这些组织机构包括 WHO/IPCS,欧洲药品专卖委员会,人用药品技术要求国际协调理事会 (The International Council for Harmonisation of Technical Requirements for Pharmaceuticals for Human Use,简称 ICH) ,EPA,FDA,OECD。免疫毒理学第一层评价包括血液学毒性参数、免疫器官重量、组织病理学变化等,其他额外的毒理学分子标志物和功能性参数检测与第一层评价有些区别,包括 T 细胞依赖性抗体应答、淋巴细胞增殖、NK 细胞活性、血清免疫球蛋白水平及淋巴细胞亚群数量。如果第一层评价结果阳性,则需要进行第二层评价,主要包括功能参数检测、免疫器官对感染性疾病或肿瘤细胞的反应及深入的机制研究,可依据公布的标准方法对引起免疫反应的化学品或药物进行评价而获得这些数据。

免疫毒理学评价除传统的体内测试外,体外检测也发挥一定作用,虽然体外检测不能完全替代动物试验来判定免疫毒性,但国际监管机构仍推荐使用体外免疫毒性检测方法作为体内免疫毒性研究的替代方法。在 2003 年欧洲替代方法验证中心召开的最新开发的免疫毒理学体外评估方法研讨会上,指出国际上已经开展免疫毒性体外评估体系的预验证,并已根据特定的检测方法对许多已知的免疫毒物和阴性对照物进行了正确分类。目前欧洲替代方法验证中心专家组正在对免疫毒性体外替代评价策略进行深入开发和验证,并重点关注化学致敏,主要是因为 76/768/EEC 的实施禁止使用整体动物进行化学品皮肤致敏特性测试。2003 年替代方法验证中心的研讨会回顾了基因组学技术在毒性检测、风险评估和监管决策中的应用,并提出了两点重要建议:① 将毒理基因组技术和常规毒理学技术获得的数据进行比较,为毒理基因组技术替代常规毒理学技术提供支持;② 用较短时间探索和确定毒理技术平台(如基因芯片)以分析免疫毒性生物标志,而用较长时间探索和确定毒理路径分析的生物标志物。

9.2　毒理基因组学

毒理基因组学是利用 DNA 微阵列技术,研究化学物作用于机体后的基因变化,将组学技术与传统毒理学及组织病理学相结合,评价和预测化学物毒性的一门学科。毒理基因组学能够反映细胞、组织或机体暴露于不同环境时的基因组变化,能为阐明化学物毒作用分子机制提供重要信息。毒理基因组学分析的基本流程是将经处理的样品和未处理的样品平行进行基因芯片分析和比较,然后使用 RT - PCR 等其他定量分析方法进行验证。特定暴露引起的基因表达谱改变可用于未知物质及其毒性的分类。基因组学结合其他组学技术如蛋白质组学技术和代谢组学技术,为化学物毒作用机制的研究提供了便利。由美国 EPA、ILSI/健康和环境科学研究所(ILSI/Health and Environmental Sciences Institute, ILSI/HESI)、美国陶氏化学公司、杜邦公司、NTP/国立环境健康科学研究所、NIOSH、美国疾病控制与预防中心以及毒理学会共同组建的毒理基因组学研究团队就基因组学技术在免疫毒性评价中的理论和实际应用进行考查,提出了三个目标:① 替代或补充现行的免疫毒理学检测程序;② 深入探讨潜在的作用模式或机制;③ 提供适用于免疫毒理学危害识别或风险评估的数据。十余年来,基因组学分析已经非常普遍和实用,并成功应用于多个靶器官的毒性特征描述。这些数据结合路径分析和免疫功能分析数据储存于公共或私营数据库中,为交叉研究、危害识别及分子机制探讨提供了便利。

目前已开发不少基因本体(gene ontology)分析和路径分析(pathway analysis)工具:基因本体分析工具是根据细胞组分、分子功能和生物学特性将基因进行分类,基因本体协会启动了基因本体项目,以开发结构化且具有受控词汇的公开分析软件;路径分析工具利用已知的代谢途径和信号通路进行基因富集分析,并根据多物种基因组中已知的或推测的转录因子结合位点对基因进行分类,路径分析是将基因一个个具体放到代谢网络中的指定位置。采用不同的路径映射策略、统计学检验和生物信息数据库可以探讨免疫毒性化学物的潜在毒作用机制。而这些路径分析工具的主要劣势在于其输出结果依赖于前期的知识和研究,依赖于已有的基因本体(GO)、路径、转录因子数据库,因此它们无法深入探讨新的或描述不够充分的路径和细胞功能及预测的上游转录因子。文本挖掘是一种从非结构化的文本数据中提取信息的技术,文本挖掘工具可以通过搜索数据库来寻找基因对,可以用来识别基因、miRNA、蛋白受体、信号节点、上游转录因子等之间的相互关联。

近年来,组学技术被广泛应用于免疫毒理学领域,对于更好理解免疫毒性化学物的毒作用机制、分析免疫毒性化学物作用后基因表达图谱的变化以及开发和优化传统体内替代分析方法等方面发挥重要作用。本章将重点介绍这些组学技术,包括基因表达谱分析、通路阵列分析等,并通过列举实例阐述这些技术在免疫毒性评价中的应用。

9.2.1 基因表达谱分析

基因芯片技术可用来进行细胞亚群特征分析和胸腺内 T 细胞分化发育过程分析。始祖 T 细胞起源于骨髓,然后迁移到胸腺进行分化,经历正负双向选择,并在发育成熟后从胸腺排出进入循环。适当和精确的细胞凋亡调控是 T 细胞体内平衡及完成选择和发育的重要机制。胸腺内 T 细胞的正负双向选择、抗原提呈或凋亡调控等过程出现异常可能会导致免疫抑制或自身免疫。Stremmel 等利用 DNA 基因芯片检测可发现小鼠 T 细胞功能失常的细微的生物学改变,而传统的方法(流式细胞仪分析、酶联免疫吸附试验、病理组织学分析)则很难发现这些。正负双向选择的基因表达常用于描述转基因小鼠免疫细胞调控的生物学过程。虽然正向选择和负向选择事件中的特定基因会发生改变,但大多数基因参与胸腺 T 细胞发育和成熟过程中的凋亡、转录、翻译、信号转导及细胞通信等功能。Lustig 等对 1 月龄、6 月龄、16 月龄和 24 月龄的小鼠胸腺的基因表达谱进行比较分析发现,多个基因的表达发生显著改变,基因功能主要涉及 TCR 信号、抗原提呈、BCR 信号、PI3K/Akt 信号、凋亡信号及氧化磷酸化通路;且免疫球蛋白基因的表达随着年龄的增加而增加。例如,大龄小鼠胸腺 B 细胞会产生更多的 IgG 和 IgM 抗原,大龄动物胸腺 B 细胞的细胞表面 IgM 也会增多,提示成年动物胸腺细胞具有产生自身抗体的能力。

基因表达谱分析不仅使我们能更加透彻地理解胸腺 T 细胞成熟的过程及其细胞免疫调控,同时也为评价化学物诱导免疫细胞亚群和组织特征改变提供了依据。化学物暴露后胸腺基因组图谱的变化可以用来识别目标免疫路径,获得潜在的作用机制的信息,阐述毒作用相关基因的表达变化。基因表达谱分析除了能阐明免疫毒性机制外,还可以反映研究条件和所用动物模型的不同。Baken 团队研究发现,暴露于有机锡化合物双-(三-N-丁基锡)氧化物(TBTO)的大鼠和小鼠都会出现胸腺萎缩,但基因表达改变的方式却存在明显的种属差异:其中,小鼠胸腺细胞表面抗原决定簇、TCR 链以及细胞增殖相关的基因表达下调,且参与脂质代谢的核受体也受到了影响,这些改变提示胸腺细胞增殖功能受到明显抑制;大鼠胸腺仅见少量的基因表达改变,而绝大多数基因改变发生在肝脏。脾脏中含有来自胸腺、骨髓和淋巴结的免疫细胞,这些免疫细胞也发挥重要的免疫作用,通过脾脏检查可以探明外周血淋巴细胞的变化,该细胞与体内免疫监视系统的发育密切相关,外周血易于从啮齿类动物和人体中获得,因此脾脏检测可用于不同物种间的比较和单个物种不同时间点的比较,目前脾脏 T 细胞依赖性抗体应答检测是预测免疫毒性最有效的方法,准确率可达 78%。

Ezendam 等利用基因芯片分析暴露于六氯苯的棕色挪威大鼠基因表达变化,结果发现脾脏是变化最为显著的器官,说明脾脏是六氯苯的靶器官,该发现与组织病理学发现一致。基因表达谱分析结果显示,粒细胞和巨噬细胞中的基因表达增加、炎症反应相关基因表达增加,同时伴有氧化应激和急性期反应蛋白的改变。Kasten‐Jolly 等对 BALB/C 小鼠进行铅染毒,然后利用基因芯片技术和酶活力检测小鼠发育期(受孕第 8 d 至出生后 21 d)铅暴露所产生的不良影响,结果发现淀粉酶、肽酶和脂肪酶的基因表达水平和酶活性都出现显著增加,且与凋亡、B 细胞分化、Th2 细胞发育以及血红素调节抑制剂(heme regulated inhibitor, HRI)等相关基因也出现表达增加。上述研究结果提示,铅可诱导 Th2 细胞调节的自身抗体生成,并且通过阻断整体 mRNA 转录抑制红细胞产生。

淋巴细胞在自然免疫、获得免疫、细胞免疫及体液免疫中均发挥重要作用,虽然胸腺和脾脏含有丰富的淋巴细胞,但这些细胞在人外周血中更易获得。有机锡化合物 TBTO 暴露最敏感的终点是免疫毒性,TBTO 可导致胸腺萎缩,从而干扰 T 淋巴细胞介导的免疫反应。Baken 等使用微阵列实验研究 TBTO 的免疫抑制作用发现:暴露于最大可耐受剂量的 TBTO 后,小鼠胸腺中可检测到细胞表面决定簇和 T 细胞受体链的表达减少,脂质代谢相关基因表达改变;而大鼠胸腺仅在低剂量 TBTO 作用后可见少量基因的表达改变。

流行病学分析在免疫毒物效应标志物的研究中发挥重要作用。1976 年,意大利塞维索发生的 TCDD 环境污染事件,数以千计的当地居民受到了高剂量 TCDD 的暴露,随后的 20 年里,当地居民造血系统癌症和皮肤性氯痤疮的发病率大大增加。为了明确 TCDD 慢性暴露后基因表达的改变,McHale 等选取了当年污染事件中受累的成年女性作为研究对象,并根据 TCDD 污染剂量将其分成高暴露组和低暴露组,通过队列研究分析事发 20 年后两组外周血单个核细胞的基因表达差异,共发现 135 个差异基因在高暴露组中下调表达,但下调幅度较小,仅 20 个基因的表达改变超过了 1.5 倍,这些差异基因主要参与细胞死亡、细胞增殖及免疫抑制等功能。相比 TCDD 的暴露量,由于这些差异基因表达水平改变不大,所以将其作为慢性 TCDD 暴露的效应标志仍缺乏高敏感性。基因组图谱分析技术进一步推动了基因表达数据的评估,有助于进行免疫细胞亚群及不同发育阶段的特征描述、有助于识别化学物暴露后生物学功能和代谢通路的改变、有利于化学物毒作用机制的理解等。这些技术的发展将在毒物的危害识别及效应标志物研究中发挥日益重要的作用。

9.2.2 通路阵列分析

在进行特定问题分析时,通路阵列(cDNA 和 PCR)与功能性终点相结合可以提供有效的方法对基因表达的改变进行评价。许多研究利用了凋亡通路阵列来识别胸腺在化学物质暴露后发生的凋亡调节相关事件。Do 等发现,经 75 μg/kg 的 β-雌二醇-17 戊酸酯(beta-estradiol-17-valerate)处理 1 d,可以上调死亡受体介导的凋亡相关基因的表达,包括 FasL,caspases,TNF 相关凋亡诱导配体(TNF-related apoptosis-inducing ligand,TRAIL),以及诱导型一氧化氮合酶,但不包括线粒体凋亡通路基因。葡萄球菌肠毒素 A 造成的凋亡和胸腺细胞萎缩可通过膜联蛋白-V 染色、胸腺细胞结构性改变以及 Vbeta3$^+$ T 细胞增殖水平下降进行确认。Fisher 等对 TCDD 诱导的基因表达改变进行了检测,同时对预测的 AHR/ARNT 结合位点(TCDD 反应元件,dioxin reaction element,DRE)进行了启动子区域分析,并利用染色质免疫共沉淀技术(chromatin immunoprecipitation technology,ChIP)确认与 AHR 的结合。结果表明,TCDD 上调的基因与肿瘤坏死因子、肿瘤坏死因子受体 1(tumor necrosis factor receptor 1,TNFR1)及 B 淋巴细胞瘤-2(B-cell lymphoma-2,bcl-2)家族相关,暴露后 3 h 造成的影响最大。其中一些基因(*Fas*、*LIGHT* 和 *CD30*)包含在 T 细胞负向选择中,揭示 TCDD 诱导胸腺萎缩的可能机制。进一步通过 ChIP 分析发现,只有包含完整 DRE 的基因才会对 TCDD 做出反应,说明在 TCDD 诱导的基因表达变化中 DRE 对于 AHR/ARNT-配体/DNA 相互作用的重要性。凋亡通路阵列也可以用来研究围产期己烯雌酚(diethylstilbestrol,

DES)诱导的胸腺萎缩。Brown 等于 C57BL/6 小鼠妊娠第 15 d 和第 16 d 腹膜注射 5 μg/kg DES 后,发现凋亡程度和 caspase 蛋白活性增加,并伴有胸腺细胞数量减少,在妊娠第 17 d 肿瘤坏死因子和肿瘤坏死因子受体家族基因和 *caspase* 基因表达上调,说明在暴露小鼠中 DES 诱导的胸腺萎缩是通过死亡受体调控的凋亡介导的,但在妊娠第 19 d 和出生后第 1 d 时胸腺细胞凋亡、caspase 蛋白活性和基因表达改变有所恢复。Hassuneh 等评估了百草枯在 BALB/C 小鼠中的急性免疫毒性,并考察了其对细胞因子基因表达谱的影响,发现 2.4 mg/kg 和 20 mg/kg 的单次亚毒性口服剂量显著抑制了体外有丝分裂原诱导的 T 细胞和 B 细胞增殖;在 2.0 μg/mL 和 0.006 μg/mL 浓度下评估百草枯对体外植物凝集素激活的脾细胞的细胞因子基因表达的影响,RT - PCR 阵列分析发现,百草枯在两种浓度下均显著提高几种促炎细胞因子的 mRNA 表达,而 0.006 μg/mL 百草枯可诱导 IL-17 细胞因子家族的显著上调,IL-17 细胞因子家族包括 IL-17B、IL-17C、IL-17E 和 IL-17F;此外,百草枯还上调了 T(H)-17 促进细胞因子 IL-9 和 T(H)-21 的 mRNA 表达。

9.2.3 免疫毒物比较分析

由于基因和蛋白在免疫功能中发挥核心作用,已有多项研究采用基因组学方法对免疫毒物进行比较评估,以确定造成相同有害效应的不同化学物质的转录组相似性,识别特异性变化的基因,理解潜在的作用机制,为早期鉴别免疫毒性提供生物标志物和监测策略。Nohara 等采用了毒理基因组学方法来确定介导亚砷酸盐诱导的胸腺萎缩的途径,分析 TCDD、地塞米松、雌二醇(E2)在胸腺萎缩过程中的基因表达变化,以确定亚砷酸盐是否通过激活亚砷酸特异性途径或与其他化学物质相同的途径诱导萎缩,并通过使用微阵列和 RT - PCR 分析给药后 24 h 胸腺中的基因表达变化。微阵列分析显示,亚砷酸盐特异性下调了参与细胞周期进展的多种 E2F 转录因子靶基因;当小鼠 B 细胞淋巴瘤 A20 细胞暴露于亚砷酸盐时,相同的基因也被下调。亚砷酸盐暴露于 A20 细胞可诱导细胞周期停滞,主要在 G_1 期,细胞数量也减少;G_1 期的细胞周期阻滞也被证实发生在暴露于亚砷酸盐的小鼠的胸腺细胞中。以上研究结果显示,亚砷酸盐通过 E2F 依赖性细胞周期阻滞诱导胸腺萎缩。这项研究也表明,分析胸腺中的基因表达是一种有用的方法,可以获得诱导萎缩化学物质作用途径的线索。

因为脾脏是重要的免疫器官,Baken 等对暴露于 TBTO、环孢素、苯并芘或对乙酰氨基酚的 C57BL/6 小鼠脾脏所发生的差异基因进行了检测,为监测策略提供早期免疫毒性标志物。研究者采用通用的基因芯片技术,然后利用广泛聚类分析、基因本体及多种生物信息学工具进行通路分析,发现这四种化学物质最重要的共性在于它们下调的基因都与细胞分裂相关,这与免疫抑制相符合,也为利用淋巴细胞增殖作为基因组学研究的显性标志提供了依据。淋巴细胞和其他高增殖率细胞对于这一类基因的功能或表达改变非常敏感,但还不能确定这四种化合物的靶标是否是同一种类型的细胞或脾脏中同一细胞亚型。TBTO 的特异性在于其能破坏细胞呼吸作用。环孢素特异性上调与器官形态形成相关基因有关,苯并芘下调与 DNA 损伤相关基因有关,对乙酰氨基酚上调与细胞分化相关基因有关。这些数据说明分组通路分析对精确转录效应的确定有较高价值,也对研究脾脏在免疫毒性中的基因组效应起到促进作用。

地塞米松、DES、环磷酰胺和 TCDD 能够诱导胸腺萎缩和凋亡,但它们的作用机制以及细胞靶标不同。Frawley 等利用免疫相关基因芯片对地塞米松、DES、环磷酰胺和 TCDD 暴露导致免疫状态改变的典型通路中基因组的变化进行了检测,以确定可能与显性表象相关的共性和差异性基因,同时检测了一些免疫相关参数。结果发现四种化学物质都能诱导胸腺萎缩,也能改变胸腺 T 细胞亚型之间数量的比例;地塞米松、DES 和环磷酰胺能改变脾脏细胞群落,抑制由 CD3 和同种异体白细胞刺激导致的脾脏 T 细胞增殖;在胸腺中,这四种化学物质调节了一组 17 个基因的表达,这组基因与 T 细胞增殖和分化、细胞内平衡、凋亡和细胞周期调控相关,是负向选择和胸腺细胞发育的关键元件;地塞米松、DES 和环磷酰胺能够下调 TCR 复合物以及 TCR 和 CD28 信号通路相关基因的表达。这些发现说明一个共同的作用机制在 T 细胞谱系定向发育中发挥关键作用,TCDD、地塞米松和 DES 均能上调与抗原提呈、树突状细胞成熟途径以及正向负向选择相关基因的表达,在脾脏中,各个化学物质导致的基因表达变化各有不同,DES 改变与 T 细胞及 B 细胞、免疫细胞信号和抗原提呈相关通路的基因表达有关;而地塞米松调节与 Th 细胞分化,树突状细胞成熟,BCR、NF-κB、NK 细胞以及自然和适应性免疫细胞信号相关基因的表达有关;环磷酰胺改变与 Th 细胞分化、树突状细胞成熟、NF-κB 以及自然和适应性免疫细胞信号通路相关的不同基因表达有关。TCDD 对脾脏中的基因表达影响非常小。而胸腺细胞表达谱重要的变化是 TCR 复合物相关通路基因表达的下调,人白细胞抗原以及相关通路基因表达的上调;脾脏细胞表达谱的变化则不一致。例如,在胸腺中 DES 暴露导致 TCR 通路的 15 个基因表达下调,而脾脏中 TCR 通路的 10 个基因表达下调,6 个基因表达上调。DES

对胸腺中的 BCR 和 NK 细胞信号的影响较小,对脾脏中的这些信号的影响较大。虽然调控 T 细胞成熟的基因或基因集到底有多少尚不清楚,但是这些发现说明地塞米松、DES 和环磷酰胺直接作用于发育中的 T 细胞,而 TCDD 是通过其他机制产生影响。

McMillan 等研究发现,受 TCDD 影响的信号通路可通过锌指转录因子 KLF2 和其目标基因阻止胸腺细胞的发育。TCDD 暴露会导致发育中的胸腺细胞的 KLF2 表达水平下调,以及在 TCDD 暴露 48 h 后 CD4$^-$/CD8$^-$/CD3$^-$ 和 CD4$^+$/CD8$^+$ 细胞群减少。这些研究说明,虽然胸腺常常是免疫毒物的靶器官,但是脾脏作为免疫细胞群的一员,具有体液和细胞调节免疫功能,是多种外源化合物的靶标,对其进行基因组序分析同样也可提供重要的信息。

9.2.4　miRNA 和 siRNA,基因表达调控子

Jetten 等在健康志愿者人群中评估了对乙酰氨基酚口服急性毒性(1 ~ 25 h)作用对转录组、miRNA 组和代谢组的影响,该项研究鉴定了与对乙酰氨基酚暴露正相关和负相关的 89 个 mRNA 靶标,基因本体分析表明对乙酰氨基酚上调了与免疫系统激活相关的基因,这一发现似乎与药理学效应以及啮齿类动物研究关于对乙酰氨基酚免疫抑制效应的结果不相符。Ghisi 等和 Belkaya 等分别对小鼠和人胸腺进行的 miRNA 芯片检测发现胸腺细胞群(CD4$^+$CD8$^+$,CD4$^+$CD8$^-$,CD4$^-$CD8$^+$)的 miRNA 谱各不相同,这些研究确定了应对应激因素表达下调的 miRNA 家族,包括 miR-150 和 miR-181,地塞米松和脂多糖处理可诱导鼠胸腺 miR-150 表达水平上升,脂多糖处理也能上调 CD4$^-$CD8$^-$ 和 CD4$^+$CD8$^-$ 胸腺细胞群的 miR-150 表达水平,miR-150 其中一个 mRNA 靶标是 NOTCH3,NOTCH 家族的受体在 T 细胞分化过程中发挥重要作用,在 T 细胞成熟过程中,miR-150 表达增加导致 NOTCH3 RNA 和蛋白水平降低,说明 NOTCH3 诱导可以改变 T 细胞的发育,miR-181a 在正常 CD4$^+$ CD8$^+$胸腺细胞中表达含量很高,该 miRNA 的靶标基因与 TCR 信号调节以及 T 细胞对自身抗原抵抗性相关,miR-181a 减少可能导致自身反应性 T 细胞数量的增加。Ebert 等发现,在添加了 miR-181a 抑制剂的复合胎儿胸腺器官培养基中生长的 CD4$^+$CD8$^-$ T 细胞遇到经过辐射的同源脾细胞时会产生炎症反应,说明一部分成熟 T 细胞在 miR-181a 缺少的情况下会产生自身反应性。与 miR-150 相反,当鼠胸腺细胞经过脂多糖或地塞米松处理后,miR-181a、miR-181b 和 miR-181d 的表达水平下降。转基因 miR-181a/b1$^{-/-}$ C57BL/6J 小鼠的 CD4$^+$ CD8$^+$胸腺细胞的 TCR 信号减弱、TCR 功能发生改变、凋亡程

度增加、外周造血细胞群发生变化、磷酸酶和张力蛋白表达水平上升。Henao-Mejia 等推测 miR-181a/b1 的敲除导致磷酸酶和张力蛋白增加,进而导致 PI3K 信号下调,造成 T 细胞发育在 CD4$^+$CD8$^+$ 阶段终止以及代谢调控的改变。在相同的条件下,与地塞米松作用相反,TCDD 暴露导致胚胎胸腺细胞 miR-181a 表达水平上升;在该研究中,TCDD 下调了 78 个 miRNA,这些 miRNA 与凋亡、细胞增殖、细胞死亡、细胞周期及炎症疾病等相关;与 Fisher 等的早期研究结果一致,TCDD 还下调 5 个调控 Fas 表达的 miRNA。目前,并无 TCDD 对胸腺 TCR 通路相关基因以及 T 细胞发育产生直接影响的证据,而其对 T 细胞信号、死亡受体介导的凋亡相关 miRNA 的改变可以作为 TCDD 对胸腺毒作用的机制。

为了评价哮喘中 Th2 的应激反应以及地塞米松的抗炎症机制,Feng 等使用 BALB/C 小鼠通过腹腔内致敏以及竞争性吸入式导入卵清蛋白诱导肺部炎症对鼠脾脏 CD4$^+$T 细胞的 miRNA 进行了检测。研究发现地塞米松前期竞争性处理降低了肺部炎症细胞的数量,减少了 Th2 细胞因子 IL-4 的分泌(但统计学上没有显著性差异)。地塞米松处理后,miR-181a、miR-146b、miR-150 和 miR-155 表达上调,但是各处理组间并没有差异。相对于对照和卵清蛋白单独处理组,地塞米松处理的脾脏 CD4$^+$ T 细胞 miR-146a 表达水平降低,说明地塞米松可能参与抗炎机制。上述研究表明,可利用多种基因组手段研究特定 miRNA 在各种机制中作用的有效性,如研究 miR-181、miR-150 和 miR-146 在基因表达和蛋白合成、T 细胞发育和功能、体内平衡、代谢、毒物对生理系统的效应等。这些策略可以更深入研究各种分子机制,如 T 细胞成熟、正向/负向选择及胸腺自身反应性 T 细胞释放等。

9.2.5　mRNA 剪接分析

核内 mRNA 剪接是另一种基因表达调控机制。在转录准备过程中内含子切除以及外显子剪接,通常会形成多种不同的 mRNA 同源体。RNA 测序技术的进步使得对于剪切体的研究变为可能,在免疫反应调节过程中 mRNA 剪接的作用从而变得清晰。有证据表明免疫毒性化合物可以改变 RNA 剪接。例如,Osman 等利用蛋白质组学技术检测有机锡化合物 TBTO 对鼠 T 细胞系的毒性效应,发现两个与前体 mRNA 剪接相关的蛋白表达降低。尽管 TBTO 对这两种蛋白(精氨酸/丝氨酸/精氢酸富集剪接因子-2 和染色质域解旋酶 DNA 结合蛋白-4)的调节并不能作为 TBTO 特意改变 RNA 剪接的证据,但是这一现象提示了化学物诱导免疫毒性的一类潜在靶标。

9.2.6　转录组测序

转录组测序即 RNA 测序(RNAsequencing, RNA - Seq),是大规模 RNA 转录组测序技术,该技术极大增加了我们对于基因表达调控的认识。与传统的利用荧光低聚物分子杂交捕获感兴趣的转录分子不同,RNA - Seq 通过对来源于片段 RNA 的 cDNA 库进行直接测序以捕获整个转录组水平。通过将转录本序列与参考基因组比对,然后对这些转录序列进行计数以评价基因表达水平。RNA - Seq 可以同时定量转录组和 miRNA 组,而 DNA 阵列只能分开来检测。RNA - Seq 还可以对序列提供直接评价,而且外显子之间的连接可以在没有事先了解基因结构的情况下进行分析。RNA 编辑和剪接可以被检测到,而多态性知识可以为等位基因特异性表达提供直接的测量,单个转录异构体也可以被定量。最近,RNA - Seq 数据揭示人类转录组的广泛 RNA 编辑,而 RNA 编辑在疾病发展过程中发挥了重要的作用。

9.2.7　蛋白质组学

蛋白质组学和磷酸化蛋白质组学将质谱分析与传统分析技术结合起来,如免疫沉淀或双相电泳技术等,以达到更深层次检测毒理和疾病的信号和转录后事件。基因转录物的编码和表达并不一定与蛋白合成或活性相关。miRNA、siRNA 和其他转录后调控分子可以减少转录和翻译,很多蛋白的活性与其转录后修饰紧密相关。蛋白质组学评价为蛋白质合成提供了直接的测量手段,包括同种异构型和修饰型。因为许多外源性物质针对的目标是细胞因子、趋化因子及其他免疫调控蛋白,所以这些技术常常被用来研究免疫毒性机制。

对于 1 型糖尿病,自身反应 T 细胞会破坏胰腺分泌胰岛素的胰岛 B 细胞。由 TCR 导致的下游信号通路紊乱可能对 T 细胞活性的改变有重要影响。对非肥胖性糖尿病(non - obese diabetic, NOD)小鼠和糖尿病抗性 B6g7 小鼠皮下淋巴结进行磷酸化蛋白质组分析,采用同位素标志相对和绝对定量(iTRAQ)技术,对磷酸化肽进行质谱分析,能够对原代 CD4$^+$ T 细胞的蛋白酪氨酸磷酸化进行鉴定。有研究发现,酪氨酸蛋白激酶(tyrosine protein kinase, TXK)特异性地在三个位点发生磷酸化;TXK 突变会降低 TCR 信号,改变淋巴细胞发育以及 T 细胞分化和发挥功能,因此可以推测,T 细胞信号网络的高活性会下调 TCR 反应并促进过度反应。Iwai 等发现一些重要的蛋白能够降低 NOD 小鼠磷酸化,包括 TCR 信号链关键分子 Zap - 70 以及受体蛋白 DOCK2

和 SLAP - 130。对免疫介导的哮喘小鼠模型开展引流淋巴结的蛋白质组分析,能够对疾病致敏期蛋白质调节异常进行早期鉴定。Haenen 等利用双相差异凝胶电泳、质谱分析,在模型小鼠经皮给予甲苯 2,4 -二异氰酸酯(TDI)后,出现呼吸道刺激症状之前,对耳(颈)淋巴结进行检测发现蛋白质组改变要先于哮喘发作,特别是淋巴细胞特异性蛋白-1(中性粒细胞趋化性调控因子)以及冠蛋白- 1a(T 细胞活性相关钙释放调节因子)合成的变化。

Osman 等利用蛋白质组学研究发现,TBTO 可下调维持细胞骨架的结构和完整性以及 RNA 剪接、蛋白翻译及细胞增殖相关蛋白的表达;磷酸化蛋白质组学研究发现,TBTO 可改变能量平衡和蛋白翻译相关磷酸化多肽水平,以及下调调控细胞周期的磷酸化多肽。将蛋白质组学和磷酸化蛋白质组学发现的差异蛋白进行功能比较,发现 TBTO 引起的细胞增殖抑制和蛋白翻译抑制有重叠。相反,能量平衡调控似乎选择性被去磷酸化作用所控制,而细胞骨架蛋白却是在磷酸化状态没有改变的情况下选择性下调。将此研究结果与 van Kol 的体外转录组学研究(2012 年)进行比较发现,TBTO 对细胞周期有显著影响。在基因组学研究中,TBTO 诱导的基因包括钙信号和 CHOP 调节的内质网应激反应,可导致 T 细胞激活,随后出现凋亡。同时,TBTO 可特异性下调氧化磷酸化水平,说明 TBTO 是线粒体活性的特异抑制剂。随后,相同条件下的转录组学研究证实 TBTO 可以诱导氧化应激以及内质网应激、活化钙信号通路。这些结果也与 Baken 的研究发现一致,他们观察到 TBTO 可下调鼠胸腺中与细胞分化相关基因的表达。因此,蛋白质组学为深入探讨特定细胞功能和信号网络在转录翻译后水平的变化提供了平台,这些研究与疾病易感性和进程相关,可为确定早期诊断标志物和潜在治疗靶标提供思路。

9.2.8　分子基因组学

飞速发展的分子或遗传基因组学将基因表达阵列的广谱筛查与深层次的染色体图谱分析及遗传学分析技术结合起来,以达到寻找对疾病和毒物敏感的内在遗传因素以及调控方式。遗传研究的一个关键要素是开发和培育对特定疾病或毒物敏感或耐受的实验动物模型,疾病易感或疾病耐受动物模型在某种抗原暴露后检查其基因表达和基因图谱可以揭示与特定疾病易感性、发展过程、严重程度以及遗传性相关的等位基因、染色体区域以及数量性状基因座(quantitative trait locus, QTL)。在免疫学中,遗传基因策略已被用来评价影响动脉粥样硬化的 Th1 应答和 Th2 应答、评价脂多糖诱导呼吸道疾病产生 TNF - α 和多形核白细胞的水平、评价炭疽毒素暴露后 Ltxs1/Kif1c、Ltsx2 和

Ltxs3 的活性、评价自身免疫病的诱导进程和严重性、评价抗原刺激后免疫反应的个体差异。

呼吸道是人体抵抗空气中污染物和病原体的第一道防线，机体依赖于强健的免疫系统以保护肺部。炎症是许多呼吸道疾病的决定性因素。Bauer 和 Kleeberger，Cho 和 Kleeberge 回顾了普通空气污染物诱导炎症的机制及敏感性，尤其是臭氧导致不良反应相关的染色体位点。通过对炎症敏感 C57BL/6J 小鼠以及炎症耐受 C3H/HeJ 小鼠进行的 F2 杂交队列进行基因分型和连锁分析，发现了臭氧连续暴露导致中性粒细胞渗透表型相关的两个 QTL，即炎症反应因子 1（Inf 1）和因子 2（Inf 2），分别位于 11 号染色体和 17 号染色体上，其中 17 号染色体基因座含有多种基因，包括 TNF－α、淋巴毒素-α 及多个组织相容性基因。TNF－α 蛋白的抗体中和作用可保护臭氧暴露的易感小鼠。臭氧导致的高渗透性表型与中性粒细胞渗透表型不同，在此表型中发现三个相关的 QTL，分别位于 3 号染色体、4 号染色体和 11 号染色体上。染色体 4 基因座上含有 Tlr4 基因。C3H/HeJ 小鼠在暴露于臭氧 72 h 之后其 Tlr4 基因表达下调，但是在 Tlr4 信号缺失的 C3H/HeOuJ 小鼠中该基因表达上调。QTL 的识别与特异性臭氧诱导呼吸道炎症及高渗透性相关，而对相关区域基因的评价可以为臭氧诱导毒性和疾病不同敏感度相关遗传因素提供有价值的参考。鉴定出的 QTL 与其他炎症模型相关基因座有所重叠，说明外源化合物诱导的炎症在基因层面有共通性。Gould 等利用相同的策略对由雌激素化合物 DES 诱导的胸腺萎缩的基因决定因素进行了评价。棕色挪威大鼠（BN）在 DES 暴露后出现胸腺萎缩，而 ACI（August Copenhagen Irish）大鼠却未见此改变。一组 F2 代交叉队列根据胸腺和垂体重量进行基因分型和分组，以此评价可能的易感性标志物以及其与垂体和胸腺受损之间的联系。区间定位法鉴定了 3 个与诱导胸腺萎缩相关的 QTL，但是这些基因座对诱导垂体肿瘤发生或生长抑制并无影响，说明是不同的遗传因素调控了 DES 诱导的胸腺萎缩、垂体大小和重量。Esta1 基因座位于大鼠 10 号染色体上，而 Esta2 基因座和 Esta3 基因座位于大鼠 2 号染色体上。这些 QTL 与其他免疫疾病敏感的 QTL 有重叠，如辐射诱导的胸腺凋亡、变应性脑炎、胶原诱导性关节炎及血管球性肾炎。这些研究说明，不同的和相同的基因决定因素与特异外源化合物诱导的免疫疾病敏感性相关。

工业用油降植烷（pristane）诱导啮齿动物发生的自身免疫性关节炎，与人类的类风湿关节炎类似，这些动物模型中的关节炎调控 QTL 主要存在于 17 号常染色体上。溶质载体 Slcllal 可能在人类类风湿关节炎致敏中发挥作用，而该载体与急性炎症相关 QTL 处在同一个基因座上。Peters 等采用异源性的最大化急性炎症反应(AIR_{max})小鼠和最小化急性炎症反应(AIR_{min})小鼠进行选择性基因型交叉杂交,产生了 4 种新的维持其异源性遗传背景的品系:AIR_{max} RR(易感,R-allele)、AIR_{max} SS(易感,S-allele)、AIR_{min} RR(耐受,R-allele)、AIR_{min} SS(耐受,S-allele),但是 *Slc11a1* 基因的一个等位基因是同源的。降植烷诱导 29% AIR_{max} RR 小鼠,70% AIR_{max} SS 小鼠,0% AIR_{min} RR 小鼠和 13% AIR_{min} SS 小鼠出现关节炎,各品系小鼠关节炎的严重程度与疾病发生率基本一致。通过对这些小鼠的脾脏细胞进行蛋白组分析筛选出炎症相关的四个细胞因子(IL-4、IL-6、IL-12、IFN-γ),其中 AIR_{max} SS 小鼠的 IL-4 与 IFN-γ 占比是其他品系小鼠的 2 倍以上,说明 Th0/Th2 被激活;AIR_{max} RR 和 AIR_{max} SS 小鼠的 IL-6 与 IL-12 含量较高于其他品系小鼠。这些数据说明 *Slc11a1* 基因是 QTL 调控急性炎症和降植烷诱导关节炎的一个关键点。Yu 等鉴定了 Lewis(LEW,易感型)和 Wistar Kyoto(WKY,耐受型)大鼠在暴露结核杆菌抗原并诱发关节炎之后淋巴结细胞的基因表达谱,发现这些品系大鼠都有相同的 MHC 单体型,可以用以研究非 MHC 基因的特异性。基因表达谱显示,LEW 大鼠和 WKY 大鼠分别有 50% 和 55% 差异表达基因。虽然诱发因素对外源化合物诱导的免疫性疾病有一定影响,但上述研究结果对于染色体易感基因簇区域、外显率以及基因 基因相互作用的深入理解有重要意义。

9.2.9 表型锚定、剂量反应、时间进程

不考虑特定的组学检测技术,将分子表达数据与经验证的生物学终点结合起来,即表型锚定,其对于有意义的生物学分析非常必要。应激源剂量、暴露时间间隔和细胞发育阶段是决定外源化学物活性的重要因素。剂量效应和时间进程数据有助于区别适应性反应和显著细胞损伤的毒理学机制。将剂量反应、时间进程及表型锚定应用到基因芯片数据中可为在临床症状或病理表现出现前筛选诊断标志物提供方便。Hochstenbach 等对挪威母婴队列研究子队列(涉及疫苗注射后抗体反应)的 111 个新生儿开展调查研究,并分析其脐带血单个核细胞转录组水平。早期队列研究根据有效的食物频率问卷调查,发现母体暴露于多氯联苯和 TCDD 与婴儿 1 年后患传染病的概率增加以及 3 岁时降低麻疹疫苗接种反应相关,特定基因的 mRNA 水平与多氯联苯和 TCDD 暴露水平密切相关,而与产生麻疹疫苗接种反应抗体水平正相关的基因与多氯联苯和 TCDD 暴露水平呈负相关;反之亦然。总之,这些发现说明那些与接种疫苗改变抗体水平相关的基因可以作为新生儿脐带血免疫功能的标

志物。后续的验证性研究需要确定这些基因对其他疫苗或免疫反应措施的预测价值。同时，也需要研究明确多氯联苯、TCDD 和麻疹疫苗诱导的基因表达改变是否存在性别差异。

9.3　生物信息学和数据分析

生物信息学是一门交叉科学，是通过开发和利用统计学和分析软件工具从而对生物数据进行评估、存储和加工分析。在毒理基因组学研究中，生物信息学主要应用于鉴定有效的标志物，以及在共同基因标志的基础上阐明毒理学机制。在对扫描图像进行质量控制如背景探针强度、非特异性结合、标志物差异或检测效率等之后，要对数据进行标准化处理以去除技术波动性。处理数据的方法和公式被用来决定相对于对照或参照样本差异基因的显著性，以挖掘潜在的有效标志物和改变的通路。1995 年本杰明（Benjamini）和霍赫贝格（Hochberg）首次提出了错误发现率（false discovery rate，FDR）的概念，FDR方法提供了一种有效的多重比较校正方法，减少了伴随多种高容量数据检测中存在的 I 型假阳性错误的随机因素。主成分分析和分层聚类分析是在研究变量（剂量、时间、组织、发展阶段等）和基因芯片中成百上千基因数据或 RNA测序样本中有效鉴别和观测异常样品的策略。最简单的，对于效应标志物的挖掘可以看成是对特定差异基因的确定，这些基因在暴露于化学、物理或生物的应激之后其表达会发生显著性改变。另外，通路映射工具也应用于寻找特定暴露的潜在上游靶标。

利用特定数据分析算法，已在体内和体外鉴定出免疫毒性相关的 miRNA效应标志物。支持向量机（support vector machine，SVM）和监督式学习模型已应用于毒理基因组学领域，用以挖掘可以区分两类化合物的标志物，或鉴定毒性或疾病的早期标志物。当这些类型的分析方法鉴定出了某个或多个特定毒物相关的备选效应标志物，需要采用一些合适的定量技术对这些基因进行验证，如 qRT - PCR、深度测序或专用微阵列分析。此外，外部的验证性研究也是必要的，即先通过特定数据库获得生物标志物，然后通过使机体暴露于可能有类似毒作用机制或生物学效应的化合物或外部刺激，从而对该标志物的预测价值进行验证，以确保生物标志物的有效性。建立在单个分子终点基础上的生物标志物，如 miRNA 表达改变的预测性有限，尤其当化合物有相同的靶器官毒性却具有不同作用模式或分子靶标时，如 miRNA 或蛋白。目前有许多策略可以攻克这个问题,并且可以增加潜在生物标志物的预测价值。这些策略包括:① 将不同来源的数据库进行整合,如 mRNA、miRNA 和蛋白的相关数据库。② 将硅芯片数据与定量结构活性关系(QSAR)模型结合。这些策略对于寻找人类复杂疾病,如糖尿病肾病、三阴乳腺癌(是指三种常见的标志物,即雌激素受体、孕激素受体和人类表皮生长因子受体-2 均缺失)及精神疾病的靶点有促进作用。建立在自动化、标准化多数据源基础上,并用来鉴定生物标志物的这些工具可将多数据源的毒理基因组学数据整合起来,包括 miRNA 组、转录组、表观遗传组、蛋白质组和磷酸化蛋白质组。

9.4 多组学分析方法

9.4.1 多组学方法在免疫抑制化合物评价中的作用

毒理基因组学被应用于多种体内、外免疫细胞试验,用以评价在化学暴露后细胞的改变,以及继发性外源抗原或促有丝分裂物质刺激的效应。Shao 等通过体内试验检测了多种直接免疫毒物对人 T 细胞转录组的影响,包括不同结构类型的免疫毒性化合物和免疫抑制药物,以确定由不同结构免疫毒物改变的转录途径和方式。他们发现了多个直接免疫毒物转录调控的细胞应激反应通路,这些通路可以直接介导体内 T 细胞免疫毒性。如前文所述,多组学技术被应用于研究 TBTO、TCDD 和雌激素化合物的分子机制和免疫靶标。这些基因组学、蛋白质组学和生物信息学技术结合起来可以获取毒物干扰免疫功能分子层面上的完整信息。例如,基因表达谱结果显示 TBTO 改变了细胞周期调控如细胞分裂、增殖和凋亡的途径;钙离子信号、应激反应、氧化磷酸化、细胞呼吸相关基因表达;线粒体功能。蛋白质组学分析结果显示 TBTO 能特异性改变与细胞周期调控和能量平衡相关磷酸化多肽的水平。

脱氧雪腐镰刀菌烯醇(deoxynivalenol,DON)是一种主要在谷类食品中的镰刀菌分泌的霉菌毒素,已有研究应用基因组学和蛋白质组学技术探讨其体内、外免疫毒作用分子机制。例如,Katika 等利用 DNA 微阵列技术检测人 T 淋巴母细胞(Jurkat 细胞系)和人外周血单核细胞暴露于霉菌毒素 DON 后的基因表达变化,发现 DON 诱导的基因组学改变在 Jurkat 细胞系和人外周血单核细胞中情况相似,DON 能上调参与核糖体结构和功能、RNA/蛋白质合成和加工、内质网应激、钙介导的信号转导、线粒体功能、氧化应激、NFAT 和 NF-κB/TNF－α 途径、T 细胞活化和凋亡等基因的表达。在体内和体外试验中，DON 均改变了凋亡、内质网应激和 T 细胞活化等基因的表达，其中涉及 T 细胞活化的基因属于 CD40 和趋化因子信号通路的一部分。Nogueira 等应用磷酸化蛋白质组学技术分析 DON 作用于人 B 细胞和 T 细胞的分子机制发现，DON 下调了信号转导和蛋白质折叠相关蛋白的磷酸化修饰水平，上调代谢调控和转录翻译相关蛋白的磷酸化修饰水平。这些研究发现为阐明 DON 暴露如何影响人类免疫功能提供了依据，同时这些差异表达的蛋白和基因均可能成为 DON 暴露的早期效应标志物。

Van－Kol 等利用全基因组表达微阵列分析和一系列生物信息学工具评价了小鼠经 5 mg/kg 体重、10 mg/kg 体重和 25 mg/kg 体重的 DON 处理 3 h、6 h 和 24 h 后，其胸腺基因表达谱的改变，发现 5 mg/kg 体重和 10 mg/kg 体重的 DON 暴露所造成的效应是可逆的，而 25 mg/kg 体重 DON 的作用效应在 24 h 内是不可逆的。路径分析结合分层聚类法确定了多个受 DON 影响的免疫信号和细胞周期调控通路。基因集富集分析（Gene set enrichment analysis，GSEA）和分子概念图谱被用来确定一组先验定义的基因集是否在两种生物状态之间显示出统计学上显著的、一致的差异，使用该分析策略发现 DON 暴露上调了参与淋巴细胞激活、炎症反应、血细胞浸润、前体 T 细胞分化、细胞黏附与细胞骨架相关的基因集，下调了与线粒体、核糖体、细胞质、细胞核、早期的前体 T 细胞等相关的基因集。基因组学研究还发现 CD4$^+$ CD8$^+$ T 细胞是 DON 诱导活性中最敏感的细胞之一。

将蛋白质组学引入传统转录组学分析中可以为特异性翻译后事件提供更深入的评价。Zhou 等研究发现，DON 暴露可诱导核糖体毒性应激反应（ribotoxic stress response，RSR）、MAPK、JNK1/2、ERK1/2 和 p38 的快速磷酸化，调控转录因子 AP－1、CCAAT/增强子结合蛋白（C/EBP）、cAMP 反应元件结合蛋白（cAMP response element binding protein，CREB）和 NF－κB 的结合活性。脾脏在 DON 暴露后发生的基因组改变包括即时早期细胞因子、趋化因子、转录因子、信号转导、水解酶（包括 MPK1）及磷酸酶基因的改变。这些基因与炎症、白细胞功能及趋化性有关。Pan 等采用基于稳定同位素二甲基标记的蛋白质组学与二氧化钛色谱相结合的方法，定量分析了口服 5 mg/kg 体重 DON 的小鼠脾脏（≤30 min）磷酸化蛋白质组的变化，结果发现，DON 影响不同免疫细胞群中蛋白质的磷酸化，这些细胞群包括单核细胞、巨噬细胞、T 细胞、B 细胞、树突状细胞和肥大细胞，DON 可调控与 MAPK 和 PI3K/AKT 信号通路相关的一系列磷酸化事件。综上所述，体外试验、胸腺和脾脏基因组学数据、蛋白质组学数据和免疫细胞学数据展示了一系列细胞核分子学事件,包括 T 细胞激活反应诱导,内质网和内质网应激中的钙释放,NFAT、MAPK 和 PI3K/AKT 信号改变,胸腺细胞负向选择及凋亡。这些事件在 DON 免疫毒性机制中发挥了重要的作用。

9.4.2　多组学方法在超敏研究中的作用

变应性接触性皮炎是人体免疫毒性最常见的一种表现形式。变应性接触性皮炎占所有职业性疾病的 10%~15%,可以由多种环境因素、化学品和药品致敏所产生。基因组和蛋白质组学方法被用来研究致敏反应的分子过程,以更好理解这种反应的分子机制以及确定潜在的效应标志物。耳(颈)淋巴结在暴露于化学致敏物之后的基因表达和路径分析表明,上调基因的通路和功能与细胞增长和增殖、细胞周期调控、DNA 复制、免疫反应、细胞因子及免疫球蛋白活性相关。一般来说,致敏物和刺激物产生的基因表达谱的改变十分相似。尽管没有单一的标志物可以用来有效区分这两类反应,但是有研究已经确定了一组有效区分这两类反应的标志性基因。Ku 等对三种致敏物(2,4-二硝基氯苯,2-苯基-4-乙氧亚甲基 5-噁唑酮和 TDI)和一种刺激物(巴豆油)进行了评估,小鼠连续经皮暴露于这些物质 3 d 后,通过对耳部皮肤的检测发现,致敏物上调了基因 *Oasl2*、*Zbp1*、*Cxcl9* 和 *Cxcl10*,同时上调的基因还包括 *Ifi27*、*Il12rb1*、*Ifng*、*Zbp1* 和 *Ccl21c*,这些基因都与炎症反应和 T 细胞激活相关。但是,Boverhof 等报道,通过利用基因组学技术计算诱导阈值阳性反应所需的估计浓度来测定化学物质的增敏效力,结果显示该计算法并没有筛选出比传统局部淋巴结试验更高敏感度的标志物。随后的研究将基因芯片、qRT-PCR、路径分析、生物信息学和机器学习分析法结合起来,开发出一种新的方案,其优于局部淋巴结试验,提高了检测的特异性及可预测性。

Adenuga 等采用了传统的局部淋巴结试验设计对接触敏化剂、呼吸敏化剂和非敏化刺激物进行毒理基因组学分析,并选用标准的致敏终点(耳肿胀和淋巴结细胞增殖)进行基因表型关联分析。虽局部淋巴结试验是 OECD、ICCVAM 和 ECVAM 认可的化学致敏的检测方法,但该方法仍会出现假阳性结果。通过建立能将致敏物和非致敏物区分的基因表达谱,以提高经典局部淋巴结试验的特异性和预测性,因此在化学物作用小鼠第 4 d 和 6 d 利用全基因组微阵列芯片分析耳淋巴结的基因表达变化,通过 84 种统计分类方法的交叉验证模型比较,对各时间点不同化学物质(致敏物和假阳性化学物)作用的基因表达谱进行分析。朴素贝叶斯监督学习模型(naive Bayesian supervised learning model)是根据已知类别的训练集数据,建立分类模型,并利用该分类模型预测未知类别数据对象所属的类别。以致敏物和假阳性物作用第 6 d 的结果作为训练集,利用五重交叉验证对建立的模型进行训练,然后用该模型对测试材料进行检测发现,该模型可准确预测 83% 的受试化合物。致敏物作用第 4 d,T 细胞的早期发育和介导的免疫反应通路被调控;致敏物作用第 6 d,T 细胞的成熟、树突状细胞的成熟及其介导免疫反应通路被调控;而假阳性化学物可调控非特异性炎症反应通路,并活化巨噬细胞和中性粒细胞。该研究展示了将微阵列芯片技术应用于改善传统免疫毒性测试策略以降低假阳性结果出现的概率,同时通过对基因表达谱检测分析明确致敏物和假阳性化学物的作用通路,加深了对这两类物质的作用机制的理解。

为了遵循动物实验的 3R 原则,开发了体外细胞测试方法用于评价特异性免疫特性的替代指标,大量基因和蛋白标志物被确定,这些标志物与树突状细胞暴露于过敏原发生显性改变特异相关,可以用来区分致敏物和非致敏物。Dos Santos 等回顾了基于人树突状细胞测试和致敏物的生物标志物的发现,提出了一项层级结构分析,在该结构分析中生物标志物首先由基因芯片在较少数的一组化学物质鉴定出来,然后对一组化学物质利用 RT - PCR 进行验证,并进一步在蛋白质水平评价。Hulette 等在暴露于致敏物二硝基苯磺酸之后鉴定出一组被转录调控的基因,包括与细胞因子和趋化因子分泌、抗原摄取、共刺激分子表达及小分子转运等相关的基因。Gildea 等进一步利用 RT - PCR 对一组由 11 种致敏物和 5 种刺激物组成的测试组在 3 个不同浓度时改变的基因进行验证,发现对致敏物最具选择性、特异性和可重复性的标志物基因是 *ABCA6*、*AKR1C2*、*ARHGDBIB*、*BLNK*、*CCL23*、*CCL4*、*CYP27A1*、*MHL2*、*NOTCH3* 和 *SLAM*。这些转录子与增殖、分化、凋亡、成熟、BCR 相关激酶信号转运以及炎症相关。人和鼠类角化细胞系也被用来对化学致敏物潜在的作用机制进行评价。人 HaCaT 细胞在分别暴露于致敏物、非致敏物以及刺激物之后采用基因表达谱结合 SVM、随机森林算法和 GSEA 鉴定的基因集,通过交叉验证对受试化合物进行分类,其精确度达到 62%～73%。接触致敏物诱导发生改变最显著是氧化应激、Nrf2 信号及 TLR 信号通路。对暴露于致敏物 2,4 -二硝基氯苯的野生型和 Nrf2 缺陷型小鼠进行的局部淋巴结试验发现,在 Nrf2 缺陷型小鼠的淋巴结出现更明显细胞增殖反应,说明该通路参与皮肤致敏,支持体外的试验结果。Son 等将经过 16 种致敏物或 6 种刺激物分别处理后的鼠 HEL - 30 角质细胞的培养上清液进行细胞因子成分分析,以鉴定致敏物的蛋白质标志物。研究发现 IL - 1α 和 MIP - 2 是最有效的区分致敏物和刺激物的蛋白。除了基因/蛋白表达分析,IC_{20}(造成20%细胞损伤的化合物浓度)为区分致敏物提供了另一层面的数据。计算IC_{20}的目的是为应用于传统局部淋巴结试验的EC3值的推测提供辅助手段。尽管大量研究评价了致敏物暴露的体外模型的基因表达水平变化,但是在最佳的筛选致敏物的基因集方面还未达成共识。今后的大数据研究有必要集中在那些可以代表普通致敏物的生物标志物,以及可以反映特定化学物质或暴露条件的生物标志物。目前,基因组技术结合其他的体外模型已为确定新的生物标志物提供了更多的可能。

Husain等将肠系膜淋巴结暴露于普通食品过敏原后进行了不同基因表达谱的分析,该过敏原作用表现为暴露部位水肿、血清免疫球蛋白浓度以及血浆组胺浓度的改变。淋巴结暴露于过敏原2 d后,进行24 h基因表达谱分析以便监测到早期过敏原性的标志物,发现β-乳球蛋白、卵清蛋白及花生凝集素共同调控一组基因,基因功能与Th2反应、急性炎症反应、体液免疫应答、免疫球蛋白介导的免疫应答的调节、B细胞介导的免疫调节以及钙离子结合等相关。该基因表达谱虽不能对过敏原的效能进行分类,但增加了对致敏物作用机制的理解、对食品过敏原潜在早期标志物的确定以及对食品蛋白质致敏性检测敏感动物模型的建立都具有一定的价值。

9.5　小　　结

对啮齿类动物的体内毒理基因组学研究增加了人们对免疫毒性多个终点机制的理解,但无法明确有效的免疫毒性标志物,由于存在种属敏感性、暴露剂量、代谢途径等差异,这些研究结果很难解释人体实际情况,仍需要进一步研究阐明直接免疫毒物的作用模式,以及这些毒物经环境、食品、临床治疗和职业暴露时潜在的健康风险。

毒理基因组学在体外试验的应用有助于寻找免疫毒物的效应标志物,以及一些与直接免疫毒性机制潜在相关的信号通路。这些效应标志物可用来在体外试验、实验动物研究和人群研究时进行危害评估。体外毒理基因组学研究为解答免疫细胞对毒物敏感的原因提供了有用线索,需要进一步研究推进这些发现,并根据不同的上游信号转导通路对不同的功能类别进行描述。这些类型的数据也可以用来选择路径相关步骤的功能标志物集,这些标志物可为未来开展免疫毒性体外监测提供依据。

miRNA和mRNA剪接分析为化学物质转录调控潜在机制的探索提供了

可能,而传统 RNA 分析无法实现。蛋白质组学的发展为蛋白合成、蛋白异构体以及转录后修饰的检测提供了方便,基因组和蛋白质组学方法的结合可更广泛地评价毒物接触后从基因转录水平到蛋白质功能水平的影响,而目前主要应用于研究疾病易感性和疾病进程,RNA - Seq、新一代 DNA 测序、分子基因组学和表观遗传学为个体反应、基因型表型关联性、多目标治疗策略与 T 细胞和 B 细胞的定义提供了更深入的理解。多组学策略和完善的生物信息学分析可为发展更完整的化学物质谱图提供可能,该谱图有助于了解毒物接触和免疫毒性中的分子事件进行危险评价,从而针对性地采取风险预防和控制措施。

参考文献

ADENUGA D, WOOLHISER MR, GOLLAPUDI BB, et al., 2012. Differential gene expression responses distinguish contact and respiratory sensitizers and nonsensitizing irritants in the local lymph node assay. Toxicol Sci, 126(2): 413 - 425.

AGARWAL A, KOPPSTEIN D, ROZOWSKY J, et al., 2010. Comparison and calibration of transcriptome data from RNA-Seq and tiling arrays. BMC Genomics, 11: 383.

ANDERSON SE, SHANE HL, 2018. Investigative immunotoxicology. Methods Mol Biol, 1803: 27 - 46.

BAKEN KA, PENNINGS JL, DE VRIES A, et al., 2006. Gene expression profiling of bis(tri-n-butyltin)oxide (TBTO)-induced immunotoxicity in mice and rats. J Immunotoxicol, 3(4): 227 - 244.

BAKEN KA, PENNINGS JL, JONKER MJ, et al., 2008. Overlapping gene expression profiles of model compounds provide opportunities for immunotoxicity screening. Toxicol Appl Pharmacol, 226(1): 46 - 59.

BAUER AK, KLEEBERGER SR, 2010. Genetic mechanisms of susceptibility to ozone-induced lung disease. Ann N Y Acad Sci, 1203: 113 - 119.

BELKAYA S, SILGE RL, HOOVER AR, et al., 2011. Dynamic modulation of thymic microRNAs in response to stress. PLoS One, 6(11): e27580.

BOVERHOF DR, GOLLAPUDI BB, HOTCHKISS JA, et al., 2009. Evaluation of a toxicogenomic approach to the local lymph node assay (LLNA). Toxicol Sci, 107(2): 427 - 439.

BROWN N, NAGARKATTI M, NAGARKATTI PS, 2006. Induction ofapoptosis in murine fetal thymocytes following perinatal exposure to cytes following perinatal exposure to diethylstilbestrol. Int J Toxicol, 25(1): 9 - 15.

CHEN K, KOLLS JK, 2013. T cell-mediated host immune defenses in mediated host immune defenses in the lung. Annu Rev Immunol, 31: 605 - 633.

CHO HY, KLEEBERGER SR, 2007. Genetic mechanisms of susceptibility to oxidative lung injury in mice. Free Radic Biol Med, 42(4): 433 – 445.

CORVI R, AHR HJ, ALBERTINI S, et al., 2006. Meeting report: validation of toxicogenomics-based test systems: ECVAM-ICCVAM/NICEATM considerations for regulatory use. Environ Health Perspect, 114(3): 420 – 429.

CRESPO-LOPEZ ME, 2022. Toxicogenomics and Molecular Markers in Pollution. Int J Mol Sci, 23 (15): 8280.

DAVIS AP, GRONDIN CJ, JOHNSON RJ, et al., 2021. Comparative Toxicogenomics Database (CTD): update 2021. Nucleic Acids Res, 49(D1): D1138 – D1143.

DERYCKERE D, MANN DL, DEGREGORI J, 2003. Characterization of transcriptional regulation during negative selection *in vivo*. J Immunol, 171(2): 802 – 811.

DOS SANTOS GG, RINDERS J, OUWEHAND K, et al., 2009. Progress on the development of human *in vitro* dendritic cell based assays for assessment of the sensitizing potential of a compound. Toxicol Appl Phamacol, 236(3): 372 – 382.

DO Y, RYU S, NAGARKATTI M, et al., 2002. Role of death receptor pathway in estradiol-induced T-cell apoptosis *in vivo*. Toxicol Sci, 70(1): 63 – 72.

EBERT PJ, JIANG S, XIE J, et al., 2009. An endogenous positively selecting peptide enhances mature T cell responses and becomes an autoantigen in the absence of microRNA miR – 181a. Nat Immunol, 10(11): 1162 – 1169.

EZENDAM J, STAEDTLER F, PENNINGS J, et al., 2004. Toxicogenomics of subchronic hexachlorobenzene exposure in Brown Norway rats. Environ Health Perspect, 112(7): 782 – 791.

FDA, 2002. Guidance for industry — immunotoxicology evaluation of investigational new drugs. Center for drug evaluation and research, department of health and human services.

FDA, 2006. Guidance for industry — nonclinical safety evaluation of pediatric drug products. Office of training and communication, division of drug information, center for drug evaluation and research, department of health and human services.

FENG MJ, SHI F, QIU C, et al., 2012. MicroRNA – 181a, – 146a, and – 146b in spleen CD4[+] T lymphocytes play proinflammatory roles in a murine model of asthma. Int Immunopharmacol, 13 (3): 347 – 353.

FISHER MT, NAGARKATTI M, NAGARKATTI PS, 2004. Combined screening of thymocytes using apoptosis-specific cDNA array and promoter analysis yields novel gene targets mediating TCDD-induced toxicity. Toxicol Sci, 78(1): 116 – 124.

FRAWLEY R, WHITE K JR, BROWN R, et al., 2011. Gene expression alterations in immune system pathways in the thymus after exposure to immunosuppressive chemicals. Environ Health Perspect, 119(3): 371 – 376.

GERMOLEC D, LUEBKE R, ROONEY A, SHIPKOWSKI K, et al., 2017. Immunotoxicology: a brief history, current status and strategies for future immunotoxicity assessment. Curr Opin Toxicol, 5: 55 – 59.

GHISI M, CORRADIN A, BASSO K, et al., 2011. Modulation of microRNA expression in human T-cell development: targeting of NOTCH3 by miR - 150. Blood, 117(26): 7053 - 7062.

GIANNAKOU C, PARK MVDZ, BOSSELAERS IEM, et al., 2020. Nonclinical regulatory immunotoxicity testing of nanomedicinal products: proposed strategy and possible pitfalls. Wiley Interdiscip Rev Nanomed Nanobiotechnol, 12(5): e1633.

GILDEA LA, RYAN CA, FOERTSCH LM, et al., 2006. Identification of gene expression changes induced by chemical allergens in dendritic cells: opportunities for skin sensitization testing. J Invest Dermatol, 126(8): 1813 - 1822.

GOULD KA, STRECKER TE, HANSEN KK, et al., 2006. Genetic mapping of loci controlling diethylstilbestrol- induced thymic atrophy in the Brown induced thymic atrophy in the Br Norway rat. Mamm Genome, 17(5): 451 - 464.

HAENEN S, CLYNEN E, DE VOOGHT V, et al., 2012. Proteome changes in auricular lymph nodes and serum after dermal sensitization to toluene diisocyanate in mice. Proteomics, 12(23 - 24): 3548 - 3558.

HASSUNEH MR, ALBINI MA, TALIB WH, 2012. Immunotoxicity induced by acute subtoxic doses of paraquat herbicide: implication of shifting cytokine gene expression toward T-helper [T(H)]- 17 phenotype. Chem Res Toxicol, 25(10): 2112 - 2116.

HASTINGS KL, 2018. Immunotoxicology: a brief history. Methods Mol Biol, 1803: 3 - 13.

HENAO-MEJIA J, WILLIAMS A, GOFF LA, et al., 2013. The microRNA miR - 181 is a critical cellular metabolic rheostat essential for NKT cell ontogenesis and lymphocyte development and homeostasis. Immunity, 38(5): 984 - 997.

HOCHSTENBACH K, VAN LEEUWEN DM, GMUENDER H, et al., 2012. Toxicogenomic profiles in relation to maternal immunotoxic exposure and immune functionality in newborns. Toxicol Sci, 129(2): 315 - 324.

HULETTE BC, RYAN CA, GILDEA LA, et al., 2005. Relationship of CD86 surface marker expression and cytotoxicity on dendritic cells exposed to chemical allergen. Toxicol Appl Pharmacol, 209(2): 159 - 166.

HUSAIN M, BOERMANS HJ, KARROW NA, 2011. Mesenteric lymph node transcriptome profiles in BALB/c mice sensitized to three common food allergens. BMC Genomics, 12: 12.

ICH, 2006. Immunotoxicity studies for human pharmaceutical.

IWAI LK, BENOIST C, MATHIS D, et al., 2010. Quantitative phosphoproteomic analysis of T cell receptor signaling in diabetes prone and resistant mice. J Proteome Res, 9(6): 3135 - 3145.

JETTEN MJ, GAJ S, RUIZ-ARACAMA A, et al., 2012. 'Omics analysis of low dose acetaminophen intake demonstrates novel response pathways in humans. Toxicol Appl Pharmacol, 259(3): 320 - 328.

KARMAUS PWF, KARMAUS AL, 2018. Challenges for integrating immunotoxicology into the twenty-first-century toxicology testing paradigm. Methods Mol Biol, 1803: 385 - 396.

KASTEN-JOLLY J, HEO Y, LAWRENCE DA, 2010. Impact of developmental lead exposure on splenic factors. Toxicol Appl Pharmacol, 247(2): 105 - 115.

KATIKA MR, HENDRIKSEN PJ, SHAO J, et al., 2012. Transcriptome analysis of the human T lymphocyte cell line Jurkat and human peripheral blood mononuclear cells exposed to deoxynivalenol (DON): new mechanistic insights. Toxicol Appl Pharmacol, 264(1): 51 – 64.

KINARET PAS, NDIKA J, ILVES M, et al., 2021. Toxicogenomic profiling of 28 nanomaterials in mouse airways. Adv Sci (Weinh), 8(10): 2004588.

KLEEBERGER SR, LEVITT RC, ZHANG LY, et al., 1997. Linkage analysis of susceptibility to ozone-induced lung inflammation in inbred mice. Nat Genet, 17(4): 475 – 478.

KLEEBERGER SR, REDDY S, ZHANG LY, et al., 2000. Genetic susceptibility to ozone-induced lung hyperpermeability. Roll of Toll-like receptor 4. Am J Respir Cell Mol Biol, 22(5): 620 – 627.

KU HO, JEONG SH, KANG HG, et al., 2011. Pathway analysis of gene expression in local lymph nodes draining skin exposed to three different sensitizers. J Appl Toxicol, 31(5): 455 – 462.

LUSTER MI, MUNSON AE, THOMAS PT, et al., 1988. Development of a testing battery to assess chemical-induced immunotoxicity: national toxicology program's guidelines for immunotoxicity evaluation in mice. Fundam Appl Toxicol, 10(1): 2 – 19.

LUSTIG A, CARTER A, BERTAK D, et al., 2009. Transcriptome analysis of murine thymocytes reveals age-associated changes in thymic gene expression. Int J Med Sci, 6(1): 51 – 64.

MAGALHÃES DA, MACEDO C, JUNTA CM, et al., 2005. Hybridization signatures during thymus ontogeny reveals modulation of genes codeing for T-cell signaling proteins. Mol Immunol, 42 (9): 1043 – 1048.

MCHALE CM, ZHANG L, HUBBARD AE, et al., 2007. Microarray analysis of gene expression in peripheral blood mononuclear cells from dioxin-exposed human subjects. Toxicology, 229(1 – 2): 101 – 113.

MCMILLAN BJ, MCMILLAN SN, GLOVER E, et al., 2007. 2, 3, 7, 8-Tetrachlorodibenzo-p-dioxin induces premature activation of the KLF2 regulon during thymocyte development. J Biol Chem, 282(17): 12590 – 12597.

MICK VE, STARR TK, MCCAUGHTRY TM, et al., 2004. The regulated expression of a diverse set of genes during thymocyte positive selection in vivo. J Immunol, 173(9): 5434 – 5444.

NOGUEIRA DA COSTA A, KEEN JN, WILD CP, et al., 2011. An analysis of the phosphoproteome of immune cell lines exposed to the immunomodulatory mycotoxin deoxynivalenol. Biochim Biophys Acta, 1814(7): 850 – 857.

NOHARA K, AO K, MIYAMOTO Y, et al., 2008. Arsenite-induced thymus atrophy is mediated by cell cycle arrest: a characteristic downregulation of E2F-related genes revealed by a microarray approach. Toxicol Sci, 101(2): 226 – 238.

OECD, 2010. OECD guideline for the testing of chemicals — extended one generation reproductive toxicity study.

OECD, 2017. OECD guidelines for testing of chemicals full list of test guidelines.

OSMAN AM, VAN KOL S, PEIJNENBURG A, et al., 2009. Proteomic analysis of mouse thymoma EL4 cells treated with bis(tri-n-butyltin)oxide (TBTO). J Immunotoxicol, 6(3): 174 – 183.

PAN X, WHITTEN DA, WU M, et al., 2013. Early phosphoproteomic changes in the mouse spleen during deoxynivalenol-induced ribotoxic stress. Toxicol Sci,135(1): 129 - 143.

PAUELS HG, TAYLOR J, 2010. Pharmaceutical Sciences Encyclopedia. New Jersey: John Wiley & Sons.

PETERS LC, JENSEN JR, BORREGO A, et al., 2007. Slc1a1 (formerly NRAMP1) gene modulates both acute inflammatory reactions and pristane-induced arthritis in mice. Genes Immun, 8(1): 51 - 56.

PORTUGAL J, MANSILLA S, PIÑA B, 2022. Perspectives on the use of toxicogenomics to assess environmental risk. Front Biosci (Landmark Ed), 27(10): 294.

SCHMITZ I, CLAYTON LK, REINHERZ EL, 2003. Gene expression analysis of thymocyte selection *in vivo*. Int Immunol, 15(10): 1237 - 1248.

SHAO J, KATIKA MR, SCHMEITS PC, et al., 2013. Toxicogenomics-based identification of mechanisms for direct immunotoxicity. Toxicol Sci, 135(2): 328 - 346.

SINGH AV, CHANDRASEKAR V, PAUDEL N, et al., 2023. Integrative toxicogenomics: advancing precision medicine and toxicology through artificial intelligence and OMICs technology. Biomed Pharmacother, 163: 114784.

SON D, NA Y, CHO WS, et al., 2013. Differentiation of skin sensitizers from irritant chemicals by interleukin - 1α and macrophage inflammatory protein - 2 in murine keratinocytes. Toxicol Lett, 216(1): 65 - 71.

STREMMEL C, SIEBENHAAR R, CRONER R, et al., 2005. Characterization of gene expression profiles of T cells during anti-tumor response. Int J Colorectal Dis, 20(6): 485 - 493.

VAN KOL SW, HENDRIKSEN PJ, VAN LOVEREN H, et al., 2011. The effects of deoxynivalenol on gene expression in the murine thymus. Toxicol Appl Pharmacol, 250(3): 299 - 311.

VAN KOL SW, HENDRIKSEN PJ, VAN LOVEREN H, et al., 2012. Transcriptomics analysis of primary mouse thymocytes exposed to bis(tri-n-butyltin) dioxide (TBTO). Toxicology, 296(1 - 3): 37 - 47.

WELSS T, BASKETTER DA, SCHRÖDER KR, 2004. *In vitro* skin irritation: facts and future. State of the art review of mechanisms and models. Toxicol In Vitro, 18(3): 231 - 243.

World Health Oraganization, 2012. Guidance for immunotoxicity risk assessment for chemicals.

YU H, LU C, TAN MT, et al., 2013. Comparative antigen-induced gene expression profiles unveil novel aspects of susceptibility/resistance to adjuvant arthritis in rats. Mol Immunol, 56(4): 531 -539.

ZHOU HR, LAU AS, PESTKA JJ, 2003. Role of double-stranded RNA-activated protein kinase R (PKR) in deoxynivalenol-induced ribotoxic stress response. Toxicol Sci, 74(2): 335 - 344.

（庄志雄，高钰杰）